药学理论与临床应用

主编◎姚　敏　孔　露　李　娟
孔凡存　王　轩　孙　晴

天津出版传媒集团
天津科技翻译出版有限公司

图书在版编目(CIP)数据

药学理论与临床应用 / 姚敏等主编 . -- 天津 : 天津科技翻译出版有限公司 , 2025. 7. -- ISBN 978-7-5433-4753-3

Ⅰ. R285.6

中国国家版本馆 CIP 数据核字第 2025Z1M019 号

药学理论与临床应用

YAOXUE LILUN YU LINCHUANG YINGYONG

出　　版：天津科技翻译出版有限公司
出 版 人：方艳
地　　址：天津市和平区西康路35号
邮政编码：300051
电　　话：(022)87894896(发行科) (022)87895660(营销部)
网　　址：www.tsttpc.com
印　　刷：固安兰星球彩色印刷有限公司
经　　销：新华书店
版本记录：787 mm ×1092 mm　16 开本　20 印张　343 千字
2025 年 7 月第 1 版　2025 年 7 月第 1 次印刷
定价：98.00 元

编 者 名 单

主　编：姚　敏　枣庄市妇幼保健院
孔　露　枣庄市立医院
李　娟　枣庄市立医院
孔凡存　枣庄市精神卫生中心
王　轩　枣庄市立医院
孙　晴　枣庄市峄城区疾病预防控制中心

副主编：张　超　滕州市中心人民医院
陈　洁　枣庄市峄城区医疗保障局
吴军华　北京中医药大学东方医院枣庄医院
张文靓　枣庄市妇幼保健院

前　言

药学理论是药物临床应用的根基，而临床实践又为药学理论的发展提供了鲜活养分。二者的深度融合，是实现合理用药、提升治疗效果、保障患者安全的核心所在。随着医药科技的飞速发展，新理论、新药物、新疗法不断涌现，对药学理论与临床应用的系统性整合提出了更高要求，亟需一部兼具科学性与实用性的著作搭建桥梁。

本书分为三篇，第一篇夯实药学理论基础，涵盖绪论、药物化学、药剂学、药理学核心内容，解析药物化学结构与性质、制剂工艺、及作用机制；第二篇聚焦药物临床应用，详述感染性疾病，心血管、呼吸、消化等多系统疾病，以及妇产科、儿科疾病的药物治疗，包括病因分析、药物选择、治疗方案、不良反应等；第三篇阐述中药学理论与临床应用，含药性、配伍理论，各类中药应用、选药、禁忌及现代研究与剂型发展。

本书成稿离不开药物化学、临床药学等多学科专家把关，凝聚了编写团队对理论与数据的研磨，也得益于一线药师、医师的实践分享及基层工作者的案例支持。恳请同仁与读者赐教，助本书精进。

编者

2025年7月

目　录

第一篇　基础篇

第二篇　药物临床应用篇

第一篇　基础篇

第一章　绪论

第一节　药学理论与临床应用的学科范畴与重要性

一、药学理论基础

药学作为一门综合性学科，涵盖了药物化学、药理学、药剂学、药物分析学等多个重要分支，各分支学科相互关联、协同发展，共同为药学实践提供坚实的理论支撑。

药物化学专注于药物的分子结构、性质及其合成方法的研究。从天然药物中提取有效成分，到人工合成新型药物，药物化学家们致力于揭示药物的化学本质，阐明化学结构与药理活性之间的构效关系。例如，青蒿素的发现与结构优化，不仅为疟疾治疗带来了革命性突破，更推动了药物化学在抗疟领域的深入探索，衍生出一系列高效低毒的青蒿素类衍生物。通过对药物分子的修饰与改造，药物化学家能够精准调控药物的活性、选择性及药代动力学特性，为新药研发奠定基石。

药理学则聚焦于药物对机体的作用机制、药效学及毒理学研究。它深入探究药物如何与机体细胞、组织、器官相互作用，从受体结合、信号传导到生理功能的调控，全方位解析药物的治疗效应与潜在毒性。在心血管药物研发中，药理学研究揭示了各类降压药、降脂药的作用靶点及作用方式，指导临床合理用药，确保药物在发挥降压、降脂功效的同时，最大限度减少不良反应，保障患者用药安全。

药剂学着眼于药物制剂的研发与制备工艺，致力于将药物活性成分转化为适宜的剂型，以满足临床治疗需求。从传统的片剂、胶囊剂到现代的控释、缓释制剂，以及靶向给药系统，药剂学不断创新剂型设计，优化药物的释放与吸收特性。以胰岛素制剂为例，从短效胰岛素到长效胰岛素类似物，再到胰岛素泵的应用，药剂学的进步使得胰岛素给药更加精准、便捷，极大提高了糖尿病患者的生活质量，彰显了剂型优化对药物疗效提升的关键作用。

药物分析学为药品质量的精准把控提供了技术保障。它运用先进的化学、物理及生物学方法，对药物的纯度、杂质、含量等进行严格检测与分析，贯穿药物研发、生产、流通及使用的全过程。在新药审批环节，药物分析学的检测数据是评判药物质量是否合格、疗效是否稳定的关键依据；在药品日常监管中，它可确保市售药品符合质量标准，有效杜绝假药、劣药流入市场，守护公众用药安全。

药物化学的创新成果为药理学研究提供了新的工具与研究对象；药理学揭示的药物作用机制为药剂学的剂型设计指明方向；药剂学的剂型优化又依赖药物分析学的质量检测保障；而药物分析学的数据反馈进一步推动药物化学的结构优化。如此循环往复，形成了药学理论不断演进、创新的生态系统，为药学应用的蓬勃发展注入源源不断的动力。

二、临床应用的多元维度

在临床实践中，药物的应用贯穿于疾病诊断、治疗及预防的各个环节，药师作为医疗团队中的关键成员，肩负着保障合理用药、优化治疗效果的重任。

在疾病诊断领域，药物发挥着不可或缺的辅助作用。对比剂在影像学检查中的广泛应用，如碘对比剂用于增强CT、血管造影等检查，能够清晰勾勒出人体内部组织结构与血管形态，助力医生精准识别病变部位、范围及性质，为疾病的早期诊断提供关键线索。此外，药物激发试验通过特定药物激发机体的生理反应，辅助诊断诸如支气管哮喘、心律失常等功能性疾病，帮助医生明确诊断，制订针对性的治疗方案。

药物治疗是临床应用的核心环节。针对不同疾病类型，药物的选择与使用策略各异。在感染性疾病治疗中，抗生素依据病原菌的种类、药物敏感试验（简称"药敏试验"）结果精准选用，从青霉素类到头孢菌素类，再到碳青霉烯类抗生素，不同抗菌谱、不同代际的抗生素各显神通，有效遏制细菌感染，挽救无数生命；在肿瘤治疗领域，化疗药物、靶向药物及免疫治疗药物多管齐下，依据肿瘤的病理类型、基因特征制订个性化治疗方案，如针对非小细胞肺癌的EGFR靶向抑制剂、乳腺癌的HER2靶向单抗，显著延长患者生存期，改善生活质量；对于心血管疾病，降压药、降脂药、抗血小板药物协同作战，控制血压、血脂，预防血栓形成，降低心血管事件风险。

预防医学领域同样离不开药物的保驾护航。疫苗作为预防传染病的有力武器，通过模拟病原体感染，激发机体免疫系统产生特异性抗体，构筑免疫防线。从麻疹、风疹、腮腺炎疫苗到新冠疫苗，疫苗接种在全球范围内成功控制了众多烈性传染病的传播，为公共卫生事业立下汗马功劳。此外，在慢性病预防中，药物干预同样至关重要。阿司匹林用于心血管疾病一级预防，可通过抑制血小板聚集，降低高危人群的心肌梗死、脑卒中等发病风险；叶酸补充剂在备孕及孕期服用，可有效预防胎儿神经管畸形，为母婴健康撑起保护伞。

药师在临床实践中的参与度日益加深。他们不仅负责药品的调配、发放，更深入临床一线，参与查房、会诊，与医生、护士并肩作战。在药物治疗方案制订阶段，药师凭借深厚的药学知识，从药物相互作用、配伍禁忌、患者个体差异等多维度考量，为医生提供专业建议，优化用药方案；在治疗过程中，药师密切监测药物疗效与不良反应，及时调整用药剂量、更换药物品种，确保治疗安全有效；同时，药师还承担着用药教育的重任，向患者详细讲解药物的使用方法、注意事项、不良反应应对措施，提高患者用药依从性，保障治疗效果落地。

三、药学理论与临床应用协同的意义

药学理论与临床应用的紧密结合，犹如车之两轮、鸟之双翼，对现代医疗体系的高效运行、患者的健康福祉具有不可估量的价值，切实体现在提升治疗效果、保障用药安全、控制医疗成本等诸多方面。

在提升治疗效果层面，二者协同发力成果斐然。以精准医疗为例，随着药物基因组学、蛋白组学等前沿药学理论的蓬勃发展，临床实践得以依据患者的基因特征、生物标志物精准筛选药物、确定剂量。在抗癌治疗中，通过检测肿瘤组织的基因突变位点，为患者匹配最适宜的靶向药物，避免了传统化疗的盲目性，显著提高治疗响应率，延长患者无进展生存期。同时，临床反馈促使药学研究聚焦于老药新用、联合用药等创新策略。如阿司匹林与他汀类药物联合用于心血管疾病二级预防，基于两者在抗感染、降脂、抗血小板聚集等多靶点协同作用的理论基础，大量临床研究证实该联合方案能进一步降低心血管事件复发风险，为患者带来更大生存获益。

用药安全是医疗的生命线，药学理论与临床应用的融合为其筑牢根基。药师依据药理学、药物分析学知识，严格审核医嘱，及时发现潜在风险。例如，当患者同时服用多种经肝药酶代谢的药物时，药师能够预判可能出现的药物相互作用，调整用药间隔或更换药物，防范因血药浓度异常升高导致的不良反应。临床实践中收集的不良反应案例又反哺药学研究，推动药物安全性评价体系的完善，促使药品说明书的更新，如某些抗生素增加罕见不良反应警示，为全球用药安全提供参考，形成理论与实践相互促进的良性循环。

控制医疗成本是当今医疗体系面临的紧迫课题，两者协同亦能发挥关键作用。合理用药是降低成本的核心环节，药师参与临床决策，依据药物经济学原理，权衡药物的疗效、安全性与成本效益。在选择抗生素治疗感染时，摒弃高价广谱抗生素的滥用，代之以精准的窄谱抗生素，在确保疗效的同时大幅削减药品费用。此外，药学理论指导下的仿制药研发与应用，为降低药价提供了有力支撑。临床实践验证了仿制药在质量、疗效上与原研药的等效性后，大规模推广使用，极大减轻患者与医保支付压力，提升了医疗资源的可及性，使有限的医疗投入产出最大化效益。

第二节　发展历程与现状概述

一、药学发展的历史溯源

药学的发展源远流长，历经数千年的沧桑变迁，从古老的经验摸索到现代的精准创新，每一个阶段都镌刻着人类智慧与探索的印记，为守护健康、对抗病魔铺就坚实之路。

在古代经验药学阶段，人类凭借本能与实践开启了药物探索之旅。原始社会，人们在与自然的紧密相依中，逐渐发现某些植物、动物及矿物具有缓解病痛、治愈伤病的神奇功效。古埃及的纸草书、中国的《神农本草经》等古籍，便是这一时期用药经验的珍贵汇集。中医药学在此期间蓬勃发展，以阴阳五行、脏腑经络为理论基石，强调整体观念与辨证论治，通过炮制、配伍等精妙技艺，将天然药物转化为治病良方；西方古典药学则以四体说等为依据，探索药物对机体的直接作用。尽管此时的药学知识多源于直观体验，夹杂着巫术与迷信，但这些朴素积累为后世药学发展筑牢根基，犹如点点星火，开启了药学启蒙之光。

步入近代实验药学阶段，科学方法的引入为药学注入强大动力，推动其快速蜕变。19世纪工业革命的浪潮席卷而来，为药学研究搭建起全新舞台，化学、生物学等基础学科的迅猛发展更是为药学腾飞插上双翼。Paul Ehrlich提出“魔术子弹”理论，开创化学治疗新纪元，引领靶向药物研发方向；Alexander Fleming发现青霉素，开启抗生素时代，挽救无数生命于危难；药物合成技术不断革新，阿司匹林等经典药物相继问世，批量生产走向临床。药理学、药物化学等学科逐渐独立成型，研究人员借助实验手段，深入探究药物的作用机制、构效关系，开启了药学发展的理性探索之门，让药学从经验的朦胧走向科学的明晰。

现代药学阶段，多学科融合成为创新发展的核心驱动力。基因工程、细胞工程、纳米技术等前沿科技与药学深度交织，催生了一系列革命性突破。从基因层面解析药物作用靶点，靶向抗癌药物精准狙击癌细胞，极大降低对正常细胞的损伤；在细胞治疗领域,CAR–T疗法为血液肿瘤患者带来新生希望，免疫细胞经改造后成为抗癌利剑；纳米技术助力药物递送，纳米粒、脂质体等新型载体宛如精准导航的“快递小哥”，将药物高效递送至病灶部位，提升疗效、减少毒性反应。临床药学蓬勃兴起，药师深度嵌入医疗团队，依据药物基因组学、血药浓度监测等技术，为患者量身制订个体化用药方案，确保药物治疗精准、安全、有效，全方位守护人类健康。

二、当代药学发展的全景洞察

当今时代，药学领域正以前所未有的速度蓬勃发展，在新药研发、精准医疗、人工智能与大数据应用等诸多前沿阵地多点开花，既为健康事业注入强大动力，也在个性化、智能化、全球化的浪潮中迎接全新挑战。

新药研发领域堪称创新的富矿，但开采之路荆棘密布。一方面，生物技术的日新月异让新靶点、新机制药物研发曙光初现。基因疗法直击致病基因，有望根治病根；RNA干扰技术精准调控基因表达，为攻克疑难杂症开辟蹊径。小分子靶向药物、单抗类生物药持续推陈出新，对抗肿瘤、自身免疫疾病疗效斐然。另一方面，研发成本的飙升、临床试验的严苛、审批流程的漫长，宛如重重关卡，考验着全球药企的智慧与韧性。从实验室到临床应用，平均耗时十余年、花费数十亿美金，无数候选药物折戟沉沙，仅有少数能成功突围，走向市场，为患者带来希望之光。

精准医疗与个体化用药是当下药学发展的璀璨明珠，基因测序技术的普及为其照亮前行之路。通过解析个体基因组信息，医生得以洞察患者的遗传特质，预测药物疗效与不良反应，从而为每位患者量身打造专属治疗方案。在肿瘤治疗中，依据肿瘤组织的基因突变图谱，筛选匹配的靶向药物或免疫治疗药物，显著提升治疗响应率，延长患者生存期；心血管疾病领域，药物基因组学指导抗血小板、降脂药物的精准选用，避免无效用药与不良反应。个体化用药不仅是医疗模式的革新，更承载着患者对精准、高效治疗的殷切期盼。

人工智能与大数据技术的深度渗透，正重塑药学研究与临床实践的全新生态。在药物研发前端，人工智能凭借超强算力与深度学习算法，对海量化合物进行虚拟筛选，精准预测药物活性、毒性与成药性，大幅缩短研发周期、降低成本。临床实践中，大数据技术挖掘电子病历、医疗影像等多源数据，为疾病诊断、治疗决策提供智能辅助。智能用药提醒、依从性监测系统则成为患者身边的贴心“药管家”，实时守护用药安全。然而，数据隐私保护、算法可解释性等问题亟待解决，以保障技术行稳致远，助力药学迈向智能化未来。

第二章　药物化学基础理论

在药物学领域中，药物的化学结构与性质是至关重要的基础内容。药物化学结构决定着其后续在机体内所展现出的各类性质及所能发挥的作用。了解药物的化学结构，学者能够知晓其包含哪些官能团、呈现何种立体异构现象等。而这些结构特点又直接关联着药物的溶解性、酸碱性、稳定性等诸多性质，进而影响药物的吸收、分布、代谢和排泄过程，以及最终的药效发挥。对药物化学结构与性质进行深入剖析，是认识药物、研发药物及合理应用药物的必经之路，也是后续展开更深入药物学研究和实践的重要前提，以下将对此展开详细阐述。

第一节　药物的化学结构与性质

一、药物化学结构基础

（一）有机药物的母核结构

有机药物的基本母核大致分为烃环和杂环两种。完全由碳碳原子环合而成，仅含有碳原子和氢原子组成的结构，称为烃环；若在碳氢结构基础的环上含有杂原子，如氧、氮、硫等，则称为杂环。

烃环中，依据碳链间结合方式的差异，又可细分。脂肪环依靠碳碳单键连接，其命名依成环碳原子个数，遵循"甲乙丙丁戊己庚辛壬癸"的十天干数，如环丙烷、环己烷等。芳烃环则靠碳碳双键连接，其中，连接成一个六元环的是苯，两个六元苯环稠合为萘，三个六元苯环稠合形成蒽。这些烃环母核各具特性，脂肪环相对较为灵活，芳烃环因共轭双键体系具有特殊的电子云分布，影响药物的反应活性与稳定性。

杂环的世界更为丰富多彩。五元杂环若仅连接一个杂原子，依杂原子种类命名：含一个氮为吡咯，含一个氧是呋喃，含一个硫即噻吩。当连接两个或更多杂原子且含氮时，命名规则为有氮有氧称噁唑，有氮有硫叫噻唑；若含多个氮，两个氮比邻是吡唑，氮在间位则为咪唑。六元杂环常见命名多含啶或嗪，仅含一个氮原子时，氮为吡啶，氧则为吡喃；含两个氮原子，对位为吡嗪，间位是嘧啶，含一个氮一个氧对位分布称为噻嗪。还有多环稠合的特殊命名，像苯并吡咯构成吲哚，苯并吡啶形成喹啉，噻嗪并两个苯环化作吩噻嗪，这些结构常出现在各类药物中，如吲哚美辛、喹啉类抗疟药、吩噻嗪类抗精神病药。母核结构不仅是药物分类的重要依据，更从根本上决定了药物的基本理化性质，如溶解性、酸碱性等，为后续药物研发与性质探究筑牢根基。

（二）官能团的关键作用

官能团是决定药物理化性质与生物活性的关键因素。药物结构中不同的官能团的转变可使整个分子的理化性质、电荷密度等发生变化，进而转变或影响药物与受体的结合，影响药物在体内的汲取和转运，最终影响药物的药效，有时还会产生毒性作用。

羟基（–OH）作为常见的极性官能团，一方面，它能够参与氢键的形成，显著增强分子的亲水性，使得药物在水性环境中的溶解度增加，利于药物的吸收与传输；另一方面，羟基取代位置不同，药效大相径庭。取代在脂肪链上，常使活性和毒性下降；取代在芳环上，则易于和受体的碱性基团结合，活性与毒性均可能增强。当羟基酰化成酯或烃化成醚，药物活性度降低，如某些甾体药物羟基酯化后，脂溶性改变，作用时间延长但活性有所调整。

羧基（–COOH）赋予药物酸性特质，其水溶性及解离度虽比磺酸小，但羧酸成盐后，水溶性大幅跃升，这一特性常被用于药物制剂的开发，使难溶性药物以盐的形式更好地溶解与吸收。此外，羧酸可与受体的碱性基团结合，为增强药物活性“添砖加瓦”；羧酸成酯则是前药设计的常用策略，降低酸性，减少对胃肠道刺激的同时增大脂溶性，促进吸收，待进入体内后再经酯酶水解释放活性成分，像阿司匹林便是水杨酸的乙酰化产物，通过这种方式优化了药效与药代动力学特性。

氨基（$-NH_2$）是典型的碱性官能团，药物分子中的氨基官能团可以参与氢键的形成，连接药物与靶点，影响药物的溶解度和药效活性。其氮原子上含有未共用的电子对，一方面显示碱性，易与核酸或蛋白质的酸性基团成盐，促进药物与生物大分子的相互作用；另一方面又是较好的氢键接受体，能与多种受体结合，增强亲和性。一般而言，伯胺活性较高，仲胺次之，叔胺最低，季铵易电离成稳定的铵离子，作用较为特殊，在药物与受体的静电结合过程中发挥独特功效，如某些局部麻醉（简称“局麻”）药物凭借氨基的特性与神经细胞膜上的靶点作用。

此外，醚键（–O–）和硫醚键（–S–）、卤素原子（–F、–Cl、–Br、–I）、羰基（C=O）、磺酰基（$–SO_3H$）、酰胺键（–CONH–）等官能团也各怀“绝技”。醚类化合物因醚中的氧原子有孤对电子能吸引质子，兼具亲水性与亲脂性，利于在生物膜的脂–水交界处定向排布，为药物穿透生物膜助力；硫醚可氧化成亚砜或砜，极性改变，与受体结合能力及作用强度随之变化，在一些氧化还原调控的药物作用机制中有重要意义。卤素是强吸电子基，可影响分子间的电荷分布和脂溶性及药物作用时间，如氟原子引入药物分子，常能调节药物的代谢稳定性与活性，部分含氟药物在体内的作用时长、靶向性得到优化。羰基参与酰基转移反应，在药物设计中，羰基官能团的选择和位置对药物的活性和药代动力学性质有重要影响，影响药物分子的电子云分布与反应活性中心。磺酰基通常能够增强药物分子的亲水性，提高药物的溶解度和稳定性，还能与受体形成离子键发挥生物活性作用。酰胺类药物易与生物大分子形成氢键，凭借这一特性，酰胺键在构成受体或酶的蛋白质和多肽结构中大量存在，药物与之结合时，亲和力增强，药效得以精准发挥。总之，官能团相互配合、协同作用，书写着药物分子丰富多彩的功能篇章，为新药研发、老药改良提供了无尽的创新空间。

二、药物化学结构与性质的关联

（一）溶解性与化学结构

药物的溶解性与药物化学结构紧密交织。药物分子结构中的极性官能团提升水溶性。羟基（–OH），其电负性较大的氧原子能够与水分子形成氢键，让药物分子更容易融入水性环境中。以葡萄糖为例，多个羟基使其在水中具有良好的溶解性，能够快速被机体吸收利用，为机体供能。羧基（–COOH）同样具有较强极性，在水中可部分解离成羧酸根负离子与氢离子，凭借离子–偶极作用与水分子结合，许多含有羧基的小分子有机酸，如乙酸、乳酸等，在水中有一定溶解度，利于药物在体内的传输。

氨基（$–NH_2$）虽整体呈碱性，但氮原子上的孤对电子可与水分子形成氢键，增强水溶性，一些含氨基的药物如氨基比林，水溶性因氨基的存在得到保障，能在体内顺利发挥解热镇痛作用。不仅如此，药物分子中极性官能团的数量、位置也对溶解性有着精细的调节作用。当分子中极性官能团增多，与水分子的结合位点增加，水溶性往往随之上升；若极性官能团被非极性基团“包围”，其与水的接触受阻，溶解性会受影响。

与之相对，非极性结构则是药物脂溶性的。烃基是常见的非极性结构，由碳氢原子组成，电子云分布均匀，与脂质环境亲和力强。当药物分子引入长链烃基，脂溶性显著提升，如一些局麻药，在分子结构中引入烃基后，更易穿透神经细胞膜的脂质双分子层，抵达作用位点发挥麻醉功效。此外，药物分子的整体形状、构象也关乎溶解性，紧凑、对称的结构利于在脂质中“穿梭”，提升脂溶性；而庞大、不规则的结构可能产生空间位阻，改变溶解性。掌握溶解性与化学结构的关联，为药物剂型设计、给药途径选择提供科学依据，确保药物能精准、高效地发挥治疗作用。

（二）酸碱性与化学结构

药物的酸碱性犹如其在体内环境的“化学指南针”，指引着药物的吸收、分布、代谢与排泄路径，而这一特性与药物分子的化学结构息息相关。诸多药物分子含有酸性或碱性官能团，赋予其酸碱特质。酸性药物通常携带羧基（–COOH）或酚羟基（–OH直接连于苯环上）。羧基在水溶液中可解离出质子（H^+），呈酸性，像阿司匹林（乙酰水杨酸），其羧基在体内环境因pH值不同，解离程度各异，影响药物的存在形式与活性。酚羟基受苯环吸电子效应影响，酸性较醇羟基强，如对乙酰氨基酚，酚羟基参与药物与受体的结合、代谢过程，酸碱特性左右药效发挥。

碱性药物多含氨基（$-NH_2$），氮原子上的孤对电子能接受质子，呈碱性。常见的生物碱类药物，如吗啡，分子中的氨基使其呈碱性，在体内与酸性物质成盐，改变溶解性与跨膜转运能力，影响药物在体内的“旅程”。药物的酸碱性还深刻影响其在不同pH值环境下的解离状态，进而左右药物的吸收与排泄。人体各部位pH值不同，胃部呈酸性（pH 值1.5～3.5），肠道偏碱性（pH值 5.5～8.0）。弱酸性药物在胃中，因酸性环境抑制其解离，分子型占比高，脂溶性强，易透过胃黏膜被吸收；进入肠道碱性环境，解离度增加，水溶性增大，利于进一步分布。相反，弱碱性药物在肠道碱性条件下解离少，吸收佳，到酸性的肾脏排泄部位，解离增多，促进排泄。这种酸碱特性与体内环境的巧妙互动，是药物发挥疗效的关键环节，为合理用药、药物研发提供核心理论支撑。

（三）稳定性与化学结构

药物的稳定性保障其质量与疗效，而化学结构中的特定官能团决定其稳固程度。

部分药物结构中的不饱和键，如碳-碳双键（C=C）、碳-氮双键（C=N）等，具有较高的反应活性，易受外界因素“攻击”。空气中的氧气如同“潜伏的猎手”，能与含不饱和键的药物发生氧化反应，使药物分子结构改变，药效降低甚至丧失。维生素A分子含多个双键，在光照、氧气作用下，双键氧化断裂，活性锐减，所以维生素A制剂常采用避光、密封包装保存。

酯键（-COO-）也是药物稳定性的薄弱环节。酯键在有水环境下，易受亲核试剂（如水分子）进攻，发生水解反应，断裂成羧酸与醇（或酚）。阿司匹林便是典型例子，其分子中的酯键在潮湿环境或体内水解，生成水杨酸与乙酸，水杨酸的刺激性强于阿司匹林，不仅影响药效，还可能引发不良反应，故阿司匹林制剂需严格控制水分。此外，酰胺键（-CONH-）、糖苷键等官能团在特定条件下也会面临水解风险。在药物制剂研发过程中，针对这些不稳定因素，采用多种应对策略。制成前药，将易氧化、水解的基团暂时修饰，待进入体内特定部位再经酶或其他条件触发释放活性药物；加入抗氧剂，如维生素E、亚硫酸钠等，阻止氧气对含不饱和键药物的氧化；调节pH值，利用酸碱环境抑制酯键、酰胺键等的水解，确保药物在储存、使用过程中稳定可靠，持续为患者健康“护航”。

三、药物化学结构的立体异构现象

（一）几何异构体的差异

几何异构现象由双键或环等刚性、半刚性结构限制分子内旋转所引发。这种分子排列的微妙差异，使得几何异构体的理化性质，如溶解度、分配系数、pKa等大相径庭，进而在药物的吸收、分布、代谢、排泄等药代动力学环节表现各异。

以顺铂和反铂为例，两者均为铂类抗癌药物，中心铂原子与两个氨分子和两个氯离子配位，只因配位基团的空间排列不同形成几何异构。顺铂中，相同基团处于相邻位置，分子极性相对较大，在水中溶解度略高，更易进入细胞内；反铂则相反，相同基团处于对角位置，脂溶性稍强。在抗癌活性方面，顺铂与肿瘤细胞DNA的结合能力更强，能有效形成交联，抑制肿瘤细胞的DNA复制，发挥显著抗癌功效；反铂活性较低，与DNA结合不稳定，疗效欠佳。这充分表明，几何异构体凭借独特的理化性质，书写着不同的药代动力学与药效学“篇章”，为药物研发、临床精准用药提供关键启示。

（二）光学异构体的特性

光学异构体因分子中手性中心的存在，彼此互为实物与镜像，除旋光度这一特性外，其他物理性质近乎相同。在生物体内，它们于吸收、分布、代谢、排泄过程中展现出独特的立体选择性。

氨甲环酸是典型代表，其分子含手性中心，存在两种光学异构体。反式异构体中，氨基与羧基的空间距离恰好与纤溶酶原激活因子的活性位点互补，两者结合紧密，如“精准匹配的钥匙与锁”，能高效抑制纤维蛋白溶解，发挥强大止血作用；顺式异构体的氨基与羧基距离较近，与受体互补性差，如同“错配的钥匙”，难以契合活性位点，止血效果大打折扣。

在药物研发领域，深入探究光学异构体的特性意义非凡。对于一些手性药物，若能精准分离出活性高、毒性低的单一异构体，制成单一对映体药物，可大幅提升疗效、降低不良反应。如左氧氟沙星，作为氧氟沙星的左旋异构体，抗菌活性是消旋体的两倍，不良反应显著减少，在临床抗感染治疗中优势尽显，为患者带来更多福祉。

四、各类药物的化学结构与性质实例剖析

（一）抗生素

抗生素种类较多，β-内酰胺类抗生素是其重要部分之一，涵盖青霉素类与头孢菌素类。青霉素类以青霉素G为例，其化学结构中，β-内酰胺环与五元噻唑环骈合，6位侧链上连接苄基。这一结构决定其抗菌活性靶向革兰氏阳性菌，凭借对细菌细胞壁黏肽合成酶的抑制，阻碍细胞壁合成，使细菌在渗透压作用下破裂死亡。但因其β-内酰胺环稳定性欠佳，在酸性环境下易开环水解，口服时胃酸会破坏其结构，导致生物利用度极低，故多采用注射给药。且细菌产生的β-内酰胺酶能识别并攻击β-内酰胺环，使青霉素类药物失活，引发耐药问题。

头孢菌素类则在头孢氨苄身上展现出独特结构魅力，其母核为7-氨基头孢烷酸（7-ACA），β-内酰胺环与六元噻嗪环骈合，3位和7位有不同取代基。相较于青霉素类，头孢菌素类的β-内酰胺环旁多了一个双键，电子云密度重新分布，稳定性显著提升，对酸、碱及β-内酰胺酶的耐受性增强，可口服给药，抗菌谱也更广，对革兰氏阴性菌的作用大幅提升。不同代头孢菌素因结构差异，抗菌活性、药代动力学特性各异，从第一代到第四代，对革兰氏阴性菌的抗菌能力逐渐增强，对β-内酰胺酶的稳定性越来越好，肾毒性逐渐降低。

大环内酯类抗生素，如红霉素，拥有14元大环内酯环，环上连接多个羟基、甲基等取代基，以及糖基。这种结构使其呈弱碱性，在胃酸中稳定性差，常制成肠溶制剂。其抗菌机制独特，通过与细菌核糖体50S亚基结合，抑制蛋白质合成，对革兰氏阳性菌、部分革兰氏阴性菌及支原体、衣原体等非典型病原体有效。但由于其结构中多个羟基易形成氢键，脂溶性欠佳，限制了组织穿透性，难以抵达某些感染深部。

阿奇霉素作为新一代大环内酯类药物，在红霉素结构基础上优化，对大环内酯环进行修饰，引入氮杂环，碱性增强，提高了在酸性环境下的稳定性，可空腹口服。同时，亲脂性改善，组织渗透性优异，能在吞噬细胞内富集，随吞噬细胞迁移至感染部位释放，延长抗菌时效，对呼吸道感染疗效显著，且可减少给药频次，为患者带来便利。

（二）合成抗菌药

喹诺酮类合成抗菌药以氧氟沙星为例，其化学结构基于喹啉羧酸母核，6位引入氟原子，7位连接哌嗪环。氟原子强吸电子效应增加分子酸性，提升在酸性环境下的稳定性，增强对细菌DNA回旋酶的亲和力；哌嗪环增大分子极性，利于穿透细菌细胞膜，提升抗菌活性。喹诺酮类药物通过嵌入细菌DNA双链，抑制DNA回旋酶活性，阻碍DNA复制，对革兰氏阴性菌作用突出，部分品种对革兰氏阳性菌、支原体、衣原体等也有良效。不过，长期使用易引发细菌耐药，主要源于细菌DNA回旋酶基因突变或细胞膜通透性改变，减少药物摄取。

磺胺类药物中的磺胺嘧啶，化学结构含对氨基苯磺酰胺母核，苯环对位为嘧啶基。其抗菌机制是竞争性抑制细菌二氢叶酸合成酶，阻止细菌叶酸合成，进而影响核酸合成。磺胺嘧啶水溶性低，在酸性尿液中易析出结晶，损伤泌尿系统，故需同服等量碳酸氢钠碱化尿液，提高溶解度。而且，人体细胞能直接利用外源性叶酸，磺胺类药物对人体二氢叶酸合成酶亲和力低，因而选择性作用于细菌，毒性相对较小，但过敏反应较常见，使用时需谨慎。

（三）抗病毒药

阿昔洛韦作为抗病毒常用药物，是开环的鸟苷类似物，化学结构含嘌呤碱基与戊糖，无糖环结构。它能在病毒感染细胞内，经病毒编码的胸苷激酶磷酸化，转化为三磷酸阿昔洛韦，后者与病毒DNA聚合酶特异性结合，插入DNA链，终止链延伸，抑制病毒DNA复制。阿昔洛韦对疱疹病毒科病毒，如单纯疱疹病毒、水痘-带状疱疹病毒等有特效，口服吸收差，多制成钠盐供静脉注射，在体内分布广泛，可透过血-脑屏障，在脑脊液中达有效浓度。其化学结构稳定性一般，在潮湿环境或碱性条件下易分解，需妥善储存。

利巴韦林是广谱抗病毒药，化学结构为1-β-D-呋喃核糖基-1H-1，2，4-三氮唑-3-羧酰胺，属核苷类化合物。它能抑制多种RNA和DNA病毒复制，作用机制复杂，一方面干扰病毒mRNA合成，另一方面抑制病毒依赖RNA聚合酶或DNA聚合酶活性。利巴韦林水溶性良好，口服或注射给药均可，体内分布广，但易在红细胞内蓄积，长时间或大剂量使用可能引发溶血性贫血等不良反应，临床使用时需严密监测血常规。

（四）抗真菌药

抗真菌药在对抗真菌感染中发挥关键作用，以氟康唑为代表的三唑类抗真菌药，化学结构含1，2，4-三唑环与氟苯基，通过氮原子与真菌细胞色素P-450酶的血红素铁结合，高度选择性抑制真菌细胞膜麦角固醇合成，破坏细胞膜完整性，致真菌细胞内容物外漏死亡。氟康唑水溶性较好，口服吸收佳，生物利用度高，能穿透血-脑屏障，广泛用于治疗念珠菌病、隐球菌病等深部真菌感染，且不良反应相对较少，患者耐受性良好。

伊曲康唑化学结构类似氟康唑，在三唑环侧链有差异，脂溶性更强。它同样抑制真菌细胞色素P-450酶，干扰麦角固醇合成，抗菌谱广，对曲霉属真菌有特效，常用于治疗侵袭性曲霉病。但因其脂溶性高，口服吸收受食物影响大，制剂多采用胶囊形式，在体内代谢过程复杂，药物相互作用较多，与某些经肝药酶代谢的药物合用时，需调整剂量，以防不良反应发生或疗效改变。

第二节 构效关系及药物设计原理

一、构效关系（SAR）详析

（一）定义与内涵

构效关系（SAR），作为药物化学领域的核心概念，精准地阐释了药物化学结构与生理活性之间千丝万缕的联系。药物分子化学结构中的每一个原子、官能团及它们的排列组合方式，都决定了药物能否精准插入生物体内特定靶点，进而开启或阻断特定的生理反应，发挥治疗疾病的功效。

以常见的解热镇痛药阿司匹林为例，其化学结构中的乙酰基对于抑制体内环氧化酶（COX）的活性起着关键作用。当乙酰基与COX酶的活性位点特异性结合后，便能有效阻断花生四烯酸转化为前列腺素等致热、致痛物质的合成路径，从而达到解热镇痛的效果。若对阿司匹林的化学结构进行微小调整，如改变乙酰基的位置或替换为其他基团，药物与COX酶的结合能力将会大打折扣，药效也会随之显著下降。这充分彰显了SAR的精妙之处，即药物化学结构的细微变化，都可能如同蝴蝶扇动翅膀，在生物活性的“湖面”上掀起巨大的波澜。深入探究SAR，如同掌握了一把开启药物研发宝藏的密码锁，能够帮助科研人员理解药物作用的内在机制，为设计研发更高效、更安全的新药提供坚实的理论支撑。

（二）分类探究

1.二维构效关系（2D–QSAR）

二维构效关系（2D–QSAR）是药物化学领域中一种经典且应用广泛的研究方法，它以直观、传统的视角聚焦于药物分子的平面结构，致力于剖析药物结构中的各个组成部分，如官能团、取代基等，与药物活性之间的内在关联。这种方法主要依托于对大量具有相似结构的化合物系列进行深入研究，通过精心测定它们的生物活性，并结合化学结构中的关键参数，运用数理统计手段，挖掘出隐藏在结构与活性之间的规律。

在磺胺类药物的研发历程中，2D–QSAR发挥了举足轻重的作用。早期的磺胺药物虽具有一定的抗菌活性，但也存在诸如抗菌谱窄、不良反应大等诸多缺陷。科研人员运用2D–QSAR方法，对磺胺类药物分子结构中的芳香氨基、磺酰胺基等官能团进行了系统的修饰与改造。他们发现，通过调整磺酰胺基上氮原子的取代基种类和位置，能够显著改变药物的电子云分布、亲水性等理化性质，进而对药物与细菌体内二氢叶酸合成酶的结合能力产生深远影响。例如，引入一些具有特定电子效应的取代基，如吸电子基团或供电子基团，可以优化药物与酶活性位点的相互作用，使药物的抗菌活性大幅提升，同时降低对人体正常细胞的毒性。众多类似的成功案例表明，2D–QSAR凭借其简洁高效的特点，在药物先导化合物的优化过程中能够快速提供结构改造的方向，为新药研发奠定了坚实基础。尽管它相对忽略了药物分子的立体结构信息，但在药物研发的初期阶段，对于快速筛选和优化潜在药物分子具有不可替代的作用，极大地提高了研发效率，推动着新药研发的车轮滚滚向前。

2.三维构效关系（3D-QSAR）

三维构效关系（3D-QSAR）在药物研发领域掀起了一场技术革命，它借助计算机模拟技术，突破了二维平面的限制，将目光投向药物分子在三维空间中的精妙结构，深入探究其与生物活性之间的紧密联系。在3D-QSAR的研究框架中，药物分子不再是简单的平面图形，而是具有丰富空间信息的立体结构，其原子的排列、构象的变化及与周围环境的相互作用都被纳入考量范围。

受体理论是3D-QSAR的重要基石之一。受体作为生物体内药物作用的靶标，具有高度特异性的三维结构。药物分子只有以特定的空间取向、互补的形状与受体结合，才能触发后续的生理效应。以抗艾滋病药物的研发为例，HIV-1反转录酶是抗艾滋病药物的关键靶点之一。科研人员运用X射线晶体学等先进技术，精准解析了HIV-1反转录酶的三维结构，包括其活性位点的氨基酸组成、空间形状，以及电荷分布等关键信息。随后，基于这些结构数据，利用分子模拟软件构建了一系列潜在药物分子的三维模型，并通过比较分子力场分析（CoMFA）、比较分子相似性指数分析（CoMSIA）等3D-QSAR方法，系统研究药物分子与反转录酶活性位点在三维空间中的相互作用。他们发现，药物分子某些区域的立体形状、静电势分布与反转录酶活性位点的契合程度，直接决定了药物的抑制活性。通过对药物分子的结构进行针对性优化，如调整特定原子或基团的位置、改变分子的柔性与刚性等，使其与反转录酶的结合更加紧密、特异性更强，从而成功研发出一批高效低毒的抗艾滋病药物。

分子模拟方法在3D-QSAR研究中扮演着至关重要的角色。它能够在计算机虚拟环境中，快速、低成本地模拟药物分子与受体的结合过程，预测不同结构药物分子的活性大小，为药物设计提供海量的虚拟筛选数据。这不仅大幅缩短了新药研发的周期，降低了研发成本，还为攻克一些复杂疾病的药物研发难题开辟了新的道路。如今，3D-QSAR已成为现代药物研发不可或缺的核心技术之一，持续推动着医药领域向更高峰攀登。

3.定量构效关系（QSAR）

定量构效关系运用严谨的数学模型，将药物分子的化学结构特征以量化的形式呈现出来，并与药物的生物活性建立起精准的函数关系。它致力于从海量的数据中抽丝剥茧，揭示药物结构中诸多因素，如原子类型、化学键性质、分子拓扑结构等，对活性影响的量变规律，为药物研发提供具有高度预测性的理论指导。

Hansch分析是QSAR领域的经典方法之一，它以药物分子的疏水性（通常用logP表示，即化合物在正辛醇与水两相体系中的分配系数的对数）、电性（如哈密顿电性参数σ，反映取代基的电子效应），以及立体参数（如塔夫托立体参数Es，衡量取代基的空间位阻效应）等物理化学性质为基础，构建线性回归方程来描述药物结构与活性之间的定量关系。以一系列苯丙酸类非甾体抗炎药为例，研究人员通过测定不同化合物的抗炎活性，同时运用实验或计算方法获取其logP、σ、Es等参数，进行多元回归分析后得到Hansch方程。结果表明，药物分子的疏水性在一定范围内与抗炎活性呈正相关，即适度增加分子的脂溶性有助于药物穿透生物膜，更好地与靶点结合；而取代基的电子效应和立体位阻效应则对活性有着复杂的调节作用，某些吸电子基团的引入可能增强药物与靶点关键氨基酸残基的静电相互作用，提高活性，但过大的立体位阻可能阻碍药物与靶点的有效结合。基于这些定量关系，科研人员能够精准预测新设计的苯丙酸类衍生物的抗炎活性，有针对性地合成高活性化合物，大大提高了研发效率。

Free-Wilson法也是QSAR研究中的常用手段，它侧重于从分子结构中的取代基贡献角度出发，假设药物分子由基本骨架和若干取代基组成，通过分析一系列具有相同基本骨架、不同取代基的化合物的活性数据，计算出每个取代基对活性的贡献值。在抗高血压药物的研发中，对于某一类以特定杂环为核心骨架的药物系列，科研人员运用Free-Wilson法，系统研究了不同位置上的取代基，如烷基、芳基、卤素等，对药物降压活性的影响。他们发现，在杂环的特定位置引入体积较小的烷基取代基，能够显著增强药物与血管紧张肽受体的亲和力，从而提升降压效果；而某些芳基取代基虽然在一定程度上增加了分子的稳定性，但空间位阻或电子效应的不利影响，可导致活性有所下降。通过这些定量分析，研究人员能够像搭积木一样，根据活性贡献值有针对性地组合取代基，设计出活性更高、不良反应更小的抗高血压新药。

QSAR方法的广泛应用，使得药物研发从传统的经验式探索逐渐迈向基于数据驱动的理性设计阶段。它不仅能够在药物研发的前期，帮助科研人员快速筛选出具有潜力的先导化合物，预测其活性大小，还能在后续的结构优化过程中，为每一步的结构调整提供精准的理论依据，避免盲目合成与实验，极大地节省了研发资源，加速了新药走向临床的步伐。

二、药物设计原理

（一）药物设计的目标与流程

药物设计宛如一场精密且复杂的系统工程，其核心目标是匠心独运地打造出安全可靠、疗效卓越、毒性低微的药物分子，为人类健康保驾护航。这一宏伟目标的实现，需步步为营，依循一套严谨科学的流程稳步推进。

在药物设计的初始阶段，对疾病病理展开深入探究是重中之重。科研人员需运用前沿的生物学、医学技术，全方位剖析疾病发生发展的内在机制，精准锁定关键环节与致病因素，进而锚定药物作用的潜在靶点。以癌症治疗领域为例，随着基因组学、蛋白质组学等技术的迅猛发展，研究人员惊喜地发现了众多与癌细胞增生、转移、耐药性相关的特异性分子靶点，如表皮生长因子受体（EGFR）、血管内皮生长因子（VEGF）等，这些靶点的发现为抗癌药物研发开辟了崭新路径。

靶标确定后，先导化合物的发现成为关键环节。先导化合物是药物研发的重要起点。其来源广泛多样，既可以来自大自然馈赠的天然产物宝库，如从传统中药青蒿中提取的青蒿素；也可借助高通量筛选技术，在海量化合物库中大海捞针，快速锁定潜在活性分子；还能通过基于结构的药物设计，依据靶标分子的三维结构特征，运用计算机模拟技术进行理性设计，量身定制与之契合的先导化合物。

一旦寻得先导化合物，优化过程便紧锣密鼓地开启。科研人员运用化学修饰、生物电子等排等精妙策略，对先导化合物的化学结构进行精雕细琢，全方位优化其药理活性、选择性、药代动力学性质及安全性。在抗高血压药物研发中，通过对先导化合物的结构进行微调，巧妙调整其与血管紧张素受体的结合亲和力、优化在体内的吸收、分布、代谢和排泄过程，成功研制出一代又一代高效降压、不良反应极小的药物精品。

整个药物设计流程恰似一条环环相扣的精密链条，各环节紧密协作、相互反馈。从疾病病理研究到靶标确定，从先导化合物发现到优化，每一步都需科研人员凭借深厚的专业知识、精湛的技术手段及勇于创新的精神去精心打磨。只有如此，方能设计出优质药物，为患者点亮希望之光，助力他们战胜病魔，重获健康。

（二）关键要素剖析

1.靶标识别与验证

靶标识别作为药物设计的关键基石，在现代医药研发领域正以前沿科技为引领，实现跨越式发展。基因组学与蛋白质组学精准剖析疾病发生发展过程中的基因表达异常、蛋白质功能紊乱等微观变化，为靶标挖掘提供了海量线索。

借助全基因组关联研究（GWAS），科研人员能够在浩瀚的人类基因组中，精准定位与特定疾病紧密关联的基因位点，进而顺藤摸瓜，锁定相应的蛋白质靶标。在阿尔茨海默病的研究中，GWAS发现了多个与疾病发病风险显著相关的基因变异，这些基因所编码的蛋白质，如淀粉样前体蛋白（APP）、tau蛋白等，迅速成为药物研发的热门靶点。通过对这些靶标的深入研究，有望开发出直击疾病根源、延缓甚至逆转病情进展的创新药物。

蛋白质组学技术则聚焦于细胞、组织或生物体在特定生理病理状态下的蛋白质表达全貌，运用双向电泳、质谱分析等先进手段，精准鉴定出差异表达的蛋白质，为靶标筛选提供高可信度的候选名单。在肿瘤研究领域，通过对比肿瘤组织与正常组织的蛋白质组图谱，科研人员发现了一系列在肿瘤细胞中高表达或特异性激活的蛋白质，如癌基因产物、信号通路关键节点蛋白等，这些蛋白质作为潜在靶标，为抗癌药物研发注入了新的活力。

靶标验证确保所选定的靶标精准可靠，能够切实引领后续药物研发走向成功彼岸。细胞水平的功能验证是常用手段之一，科研人员将靶标基因进行过表达或敲低操作，观察细胞表型变化，如增生、凋亡、迁移能力的改变，以此判断靶标与疾病相关生物学过程的关联性。动物模型实验则更进一步，将靶标相关的药物或干预措施应用于模拟人类疾病的动物模型体内，观察疾病症状改善情况、生存期延长效果等，综合评估靶标的有效性与成药性。

以靶向人表皮生长因子受体2（HER2）的乳腺癌治疗为例，科研人员首先在细胞实验中发现，HER2基因过表达的乳腺癌细胞具有更强的增生能力与侵袭性，而抑制HER2活性能够显著遏制癌细胞生长。随后，在HER2阳性乳腺癌小鼠模型中，使用抗HER2单克隆抗体药物进行治疗，惊喜地发现肿瘤体积明显缩小，小鼠生存期大幅延长。这些扎实的验证结果，为抗HER2靶向药物的成功研发与临床应用奠定了坚实基础，开启了乳腺癌精准治疗的新纪元，让无数患者受益。

2.先导化合物的发掘与优化

先导化合物的发掘恰似一场寻宝之旅，多元且充满惊喜。天然产物凭借大自然亿万年的进化智慧，蕴藏着结构独特、活性多样的化学分子，成为药物研发的富矿。从传统中药中提取的小檗碱，对肠道菌群具有显著调节作用，为肠道疾病治疗提供了新思路；源自海洋生物的芋螺毒素，凭借其精准靶向离子通道的特性，有望开发成新型镇痛药物。

高通量筛选技术借助自动化实验平台与灵敏检测手段，能够在短时间内对数以万计乃至百万计的化合物库进行活性筛选，极大提高了先导化合物的发现效率。基于片段的药物设计则另辟蹊径，将药物分子拆分为较小的片段，针对靶标活性位点的关键区域进行片段筛选与拼接，逐步构建出高活性先导化合物。在激酶抑制剂研发中，科研人员运用基于片段的方法，筛选出与激酶活性位点具有特异性结合的小分子片段，通过化学合成将这些片段巧妙组合、优化，成功开发出多款高选择性、低毒性的激酶抑制剂，为肿瘤等疾病治疗带来了新希望。

先导化合物优化环节更是一场精雕细琢的艺术创作，旨在全方位提升化合物的成药性。化学修饰通过引入不同官能团、改变分子骨架结构，调整化合物的理化性质与生物活性。在抗生素研发领域，对先导化合物的化学结构进行修饰，优化其亲水性、渗透性，增强与细菌靶点的结合力，有效克服了细菌耐药性难题，延长了抗生素的临床使用寿命。

生物电子等排原理将分子中的某些原子或基团替换为具有相似电子云分布、理化性质的等排体，在保持或微调生物活性的同时，改善药物的药代动力学特性、降低毒性。例如，在抗精神病药物研发中，运用生物电子等排原理，将传统药物中的氯原子替换为氟原子，成功提升了药物的脑内渗透性与代谢稳定性，显著增强了疗效，减少了不良反应，为患者带来了更好的治疗体验。通过这些优化策略的巧妙运用，先导化合物逐步成长为临床可用的优质药物。

三、前沿技术与创新应用

（一）计算机辅助药物设计（CADD）

在当今药物研发的前沿领域，计算机辅助药物设计（CADD）正以其强大的创新力量重塑着药物研发的格局。CADD巧妙地借助计算机强大的模拟、计算能力，深度融合化学、生物学、物理学等多学科知识，为药物研发开辟了一条高效、精准的全新路径，极大地加速了新药从实验室走向临床的进程。

虚拟筛选技术作为CADD的核心利器之一，能够在浩如烟海的化合物数据库中，以超高速筛选出潜在的活性分子。它依据药物与靶点之间的相互作用原理，运用分子对接算法，将海量小分子化合物逐一与靶标蛋白的活性位点进行虚拟对接，通过评估结合亲和力、空间互补性等关键指标，快速锁定与靶标具有高度结合潜力的化合物，为后续实验验证提供了极具价值的先导化合物线索。

分子对接技术专注于探究小分子药物与生物大分子靶标之间的微观结合模式。它精确模拟药物分子在靶标蛋白活性口袋中的取向、构象，细致分析两者之间的氢键、疏水作用、静电相互作用等非共价键相互作用，揭示药物作用的分子机制，为药物设计的优化提供直观、精准的结构信息。科研人员借此能够有针对性地对药物分子进行修饰，进一步增强其与靶标的结合强度与特异性，提升药效。

分子动力学模拟更是为我们打开了一扇洞察药物分子与靶标在原子水平动态行为的窗口。它将药物-靶标复合物置于模拟的生理环境中，实时追踪分子间的动态变化，观察药物分子的结合稳定性、解离过程，以及靶标蛋白的构象变化响应。这不仅有助于深入理解药物作用的动态过程，还能为药物设计提供诸如优化药物分子的柔性区域、调整结合位点周围氨基酸残基等创新性策略，有效提高药物的成药性。

在抗流感病毒药物研发领域，CADD技术大放异彩。研究人员针对流感病毒的关键酶——神经氨酸酶，运用分子对接技术精确解析了其活性位点的结构特征，随后通过虚拟筛选，从庞大的化合物库中筛选出一系列潜在抑制剂。接着，利用分子动力学模拟深入研究这些抑制剂与神经氨酸酶的动态结合过程，优化抑制剂的化学结构，最终成功研发出高效、低毒的抗流感病毒药物，为全球公共卫生事业立下汗马功劳。CADD技术的广泛应用，让药物研发从传统的经验式摸索逐步迈向基于理性设计的精准创新时代，为攻克各类疑难病症带来了前所未有的希望曙光。

（二）人工智能（AI）与机器学习在药物研发中的应用

近年来，人工智能（AI）与机器学习技术席卷了药物研发的各个环节，为这一传统领域注入了磅礴的创新活力，开启了药物研发智能化、高效化的全新篇章。

在药物活性预测方面，AI和机器学习凭借其对海量数据的深度挖掘与学习能力，能够构建高度精准的预测模型。通过整合化合物的化学结构、理化性质、生物活性数据，以及与之相关的蛋白质靶点信息等多源数据，这些模型可以准确预测新化合物对特定靶点的活性强度，大大提高了先导化合物筛选的成功率。例如，在激酶抑制剂的研发中，研究人员利用机器学习算法分析了数以万计的激酶-抑制剂复合物数据，成功构建出预测模型，快速识别出对特定激酶具有高抑制活性的新型化合物，加速了抗癌药物的研发进程。

毒性预测是药物研发过程中的关键关卡，关乎新药能否顺利走向临床。AI技术在此展现出强大的优势，它能够综合分析药物分子的结构特征、代谢途径、细胞毒性数据，以及动物实验结果等复杂信息，提前预测药物在人体中的潜在毒性风险，如肝毒性、心脏毒性等。这使得研发人员能够在早期阶段对有潜在毒性问题的化合物进行优化或淘汰，避免资源浪费，提高研发效率，保障患者用药安全。

药物设计优化环节基于强化学习、生成对抗网络等前沿技术，它们能够自动探索药物分子结构的巨大化学空间，生成具有新颖结构和优良性质的潜在药物分子。通过这些智能算法可以依据预设的药效、药代动力学、毒性等优化目标，反复迭代优化药物分子结构，实现多参数的协同优化，设计出更具成药性的候选药物。

然而，AI与机器学习在药物研发中的应用之路并非一帆风顺。数据质量参差不齐、数据量不足、模型的可解释性差及监管政策的适配性问题等诸多挑战，如荆棘般横亘在前。但随着技术的持续进步、跨学科合作的不断深化，以及监管政策的逐步完善，AI与机器学习必将在药物研发领域释放出更为巨大的潜力，引领药物研发走向更加光明的未来，为人类健康铸就坚实护盾。

综上所述，药物的化学结构与性质有着紧密且复杂的内在联系，两者相互作用并共同影响着药物在体内外的表现。明晰药物化学结构，能让相关从业人员准确把握其具备的各种性质特点，无论是从药物研发角度去设计更优化、高效且安全的药物，还是在临床应用中为患者选择合适的药物、把控用药剂量及给药途径等，都有着不可或缺的指导意义。掌握好这部分内容，能够助力药学工作者更好地服务于医药事业，推动药物合理使用及药物科学不断向前发展。

第三章　药剂学基本原理

药物剂型，作为药物应用的具体形式，紧密连接着药物活性成分与临床治疗效果。它绝非仅仅是药物的外在包装，而是在药物的疗效发挥、安全性保障、稳定性维持，以及患者依从性提升等诸多方面，扮演着举足轻重的角色。深入探究药物剂型的分类与特点，对于药学领域的科研工作者、药品研发人员、医护人员乃至患者而言，都具有不可估量的意义。药物制剂作为医药领域的关键一环，直接关乎药品的安全性与有效性，承载着将药物活性成分精准递送至作用部位的重任。药物的释放与吸收机制是药剂学领域的核心研究内容，其对于药物研发、制剂设计，以及临床疗效的实现有着举足轻重的作用。药物进入机体后，需经历释放、吸收等关键过程，才能在作用部位达到有效的药物浓度，进而发挥治疗疾病的功效。深入探究药物的释放与吸收机制，有助于科研人员优化药物制剂，提高药物的生物利用度，减少不良反应的发生，为临床合理用药提供坚实的理论依据。

第一节　药物剂型的分类与特点

一、药物剂型的分类方法

（一）按给药途径分类

这是一种与临床用药紧密相连的分类方式，它依据药物进入机体的途径，将剂型分为经胃肠道给药剂型和非经胃肠道给药剂型两大类。

经胃肠道给药剂型，主要涵盖口服给药的各类剂型，如散剂、片剂、颗粒剂、胶囊剂、溶液剂、乳剂、混悬剂等。此类剂型的优势在于用药便捷，患者适应性高，无须借助专业医护人员即可自行服用，适合慢性疾病的长期治疗，以及日常预防性用药。例如，常见的感冒清热冲剂，以颗粒剂形式存在，患者只需用温水冲服，便能轻松缓解感冒初期的不适症状；阿司匹林肠溶片，通过特殊的片剂包衣工艺，使其在肠道内溶解吸收，既能有效发挥解热、镇痛、抗感染作用，又减少了对胃黏膜的直接刺激。然而，这类剂型也存在一定局限性，胃肠道内的酸性环境、消化酶等因素可能破坏部分药物的活性，导致药物生物利用度降低。同时，药物的吸收还受到胃肠道蠕动、食物摄入等多种因素干扰，起效相对较慢。

非经胃肠道给药剂型囊括了除口服之外的其他给药途径剂型，它们各具特色，为不同病情的治疗提供了多样化选择。

注射给药剂型，包括静脉注射、肌内注射、皮下注射、皮内注射及腔内注射等多种形式。静脉注射能使药物迅速、直接地进入血液循环，瞬间达到有效血药浓度，在急救场景中发挥着无可替代的作用，如用于心肺复苏的肾上腺素注射液、纠正低血糖的葡萄糖注射液等；肌内注射适用于一些不宜口服或静脉注射的药物，药物通过肌肉组织缓慢吸收，既能保证一定的起效速度，又相对安全、便捷，像青霉素类抗生素的肌内注射剂型，常用于治疗敏感菌感染；皮下注射常用于胰岛素等需要缓慢、持续释放的药物，以及一些疫苗接种，可使药物在皮下组织形成贮库，缓慢吸收进入血液循环。

呼吸道给药剂型，如喷雾剂、气雾剂、粉雾剂等，借助呼吸道黏膜丰富的毛细血管和巨大的表面积，药物能够快速被吸收，直接进入血液循环，避开了首过效应，起效迅速。沙丁胺醇气雾剂，是哮喘患者急性发作时的救命稻草，只需轻轻一喷，药物便能直达肺部支气管平滑肌，迅速舒张气道，缓解呼吸困难症状。

皮肤给药剂型，像外用溶液剂、洗剂、搽剂、软膏剂、硬膏剂、糊剂、贴剂等，主要用于皮肤局部疾病的治疗，如抗感染、止痒、抗菌等。复方醋酸地塞米松乳膏，可有效缓解皮炎、湿疹等皮肤瘙痒、红肿问题；而透皮贴剂则能实现药物的缓慢、持续释放，通过皮肤渗透进入血液循环，发挥全身作用，如用于缓解疼痛的芬太尼透皮贴剂，为癌症患者提供了持续、稳定的镇痛效果。

黏膜给药剂型，涵盖滴眼剂、滴鼻剂、眼用软膏剂、含漱剂、舌下片剂、粘贴片及贴膜剂等。滴眼剂能使药物直接作用于眼部病变部位，治疗结膜炎、青光眼等眼部疾病；舌下片剂则利用舌下黏膜丰富的血管，使药物迅速吸收进入血液循环，避免首过效应，硝酸甘油舌下片是治疗心绞痛急性发作的经典药物，能在短时间内扩张冠状动脉，缓解胸痛症状。

腔道给药剂型，如栓剂、气雾剂、泡腾片、滴剂及滴丸剂等，常用于直肠、阴道、尿道、鼻腔、耳道等腔道疾病的治疗。栓剂既能在腔道内发挥局部治疗作用，如治疗痔疮的栓剂；又能通过腔道黏膜吸收，产生全身作用，如用于解热镇痛的吲哚美辛栓，对于一些不能口服给药的患者，提供了有效的给药途径。

（二）按分散系统分类

这种分类方法借助物理化学原理，深入剖析药物剂型的内在本质，将剂型依据药物的分散状态分为不同类别。

真溶液类剂型，药物以分子或离子状态（质点的直径小于1nm）均匀分散于分散介质中，形成透明、均一的体系，如芳香水剂、溶液剂、糖浆剂、甘油剂、醑剂、注射剂等。这类剂型具有药物分散度高、吸收快、起效迅速的特点，且溶液外观澄清，易于分剂量和服用。但同时，由于药物分散度大，其化学稳定性相对较差，易受外界因素，如光、热、pH值等影响，导致药物降解失效。

胶体溶液类剂型，主要以高分子（质点的直径在1～100nm）分散在分散介质中，形成均一、稳定的胶体分散体系，也称高分子溶液，如胶浆剂、火棉胶剂、涂膜剂等。胶体溶液兼具黏性和稳定性，可在局部形成保护膜，延长药物作用时间，对黏膜具有良好的黏附性，有利于药物在局部发挥作用。然而，其制备过程相对复杂，对高分子材料的选择和用量要求较高，且胶体溶液的稳定性受温度、电解质等因素影响较大。

乳液类剂型，油类药物或药物油溶液以液滴状态分散在分散介质中，形成非均匀分散体系，如口服乳剂、静脉注射乳剂、部分搽剂等。乳剂能够改善药物的口感，提高药物的稳定性，尤其是对于一些难溶性药物，制成乳剂后可增加药物的溶解度，促进吸收。同时，还可通过调整乳滴的大小、表面性质等，实现药物的靶向投递。但乳剂存在物理稳定性问题，如乳滴的聚结、分层等，制备过程需要加入适当的乳化剂，并严格控制工艺条件。

混悬液类剂型，固体药物以微粒状态分散在分散介质中，形成非均匀分散体系，如合剂、洗剂、混悬剂等。混悬剂适用于难溶性药物，能够增加药物的溶解度，使药物以微粒形式存在，便于服用和分剂量。不过，混悬剂同样面临物理稳定性挑战，如微粒的沉降、结块等，需要加入助悬剂来维持体系的稳定性，且在使用前需摇匀，以确保药物均匀分散。

气体分散体类剂型，药物以气体状态分散在分散介质中，典型代表如气雾剂。气雾剂具有给药剂量准确、起效迅速、使用方便等优点，能使药物直接到达作用部位，尤其适用于呼吸道疾病的治疗。但气雾剂的包装成本较高，对耐压容器、阀门系统等要求严格，且受喷射剂的限制，其环保问题日益受到关注。

固体分散体类剂型，药物以分子、微晶或无定形状态分散在固体载体材料中，形成固体分散体系，如片剂、胶囊剂、丸剂等。固体剂型具有物理、化学稳定性好，便于贮存、运输和携带的优势，且生产工艺成熟，适合大规模工业化生产。然而，固体剂型的药物溶出速度相对较慢，可能影响药物的吸收起效，因此在制剂设计时，常需考虑加入崩解剂、润滑剂等辅料，以改善药物的溶出特性。

这种按分散系统分类的方法，能够精准地反映药剂的均匀性、稳定性，以及制法要求，为药剂学的研究和制剂开发提供了坚实的理论基础，有助于科研人员从微观层面深入理解剂型的特性，优化制剂工艺。

（三）按形态分类

依据药物剂型的外观形态，可将其分为液体剂型、固体剂型、半固体剂型和气体剂型。

液体剂型，如溶液剂、注射剂、洗剂、搽剂等，具有药物分散度大、吸收快、能深入腔道用药等优点。但液体剂型的化学稳定性欠佳，易受光、热、pH值影响，且体积较大，携带、运输不便，水性液体制剂还易霉变，常需添加防腐剂。

固体剂型，包括散剂、丸剂、片剂、胶囊剂等，物理、化学稳定性良好，便于贮存、运输和携带，生产工艺成熟，剂量准确。不过，固体剂型的药物溶出速度相对缓慢，可能影响药物的吸收速度和生物利用度，尤其是一些难溶性药物制成的固体剂型，需采取特殊工艺提高药物溶出。

半固体剂型，像软膏剂、栓剂、凝胶剂等，质地柔软，对皮肤、黏膜具有良好的黏附性，能在局部缓慢释放药物，延长药物作用时间，适用于皮肤、黏膜疾病的治疗。但其制备工艺相对复杂，对辅料的要求较高，且贮存过程中可能出现失水、干涸或霉变等问题。

气体剂型，典型代表为气雾剂、喷雾剂等，给药便捷，能迅速到达作用部位，起效快，且药物剂量准确，可避免胃肠道首过效应。然而，气体剂型的包装成本高，对容器和阀门系统要求严格，且受抛射剂限制，存在一定的环保压力。

按形态分类，为药物剂型的制备、贮存、运输等环节提供了直观、实用的指导意义，同时，形态相同的剂型在制备工艺、辅料选用等方面往往具有一定的共性，便于药剂学研究人员总结规律，优化生产流程。

（四）按制法分类

按制法分类主要包括浸出制剂和无菌制剂。浸出制剂是运用浸出方法，将药材中的有效成分提取出来制成的剂型，如汤剂、合剂、酊剂、流浸膏剂等，充分保留了药材的天然活性成分，体现了中医药的特色，但制备过程受药材质量、提取工艺等因素影响较大，质量控制难度相对较高；无菌制剂则是采用灭菌方法或无菌技术制备的剂型，用于注射给药、眼部给药等对无菌要求极高的场合，如注射剂、滴眼剂等，确保了用药的安全性，但生产成本较高，生产环境和设备要求严格。

然而，这种分类方法存在一定的局限性，它无法涵盖所有的药物剂型，且未能充分体现用药部位与用药方法对剂型的特殊要求，在实际应用中，不能全面、系统地反映剂型的特点，因而较少单独使用，多作为其他分类方法的补充，辅助药剂学研究与教学。

二、各类药物剂型特点

（一）散剂

散剂，作为古老而经典的固体剂型之一，通常是将一种或数种药物与适宜的辅料均匀混合后，粉碎制成的干燥粉末状制剂。它具有诸多独特优势，首先，散剂的药物粒径小，比表面积大，这使得药物颗粒极易分散，在接触到机体的吸收部位时，能够迅速溶解，进而快速起效。特别是在应对一些急性病症时，散剂的这一特性可为患者赢得宝贵的治疗时间，如解热镇痛药制成散剂，口服后能迅速被胃肠道吸收，使发热、疼痛症状得以快速缓解。其次，外用散剂在皮肤或黏膜表面能够形成大面积的覆盖，发挥保护创面、减少刺激、促进愈合的作用，同时还可利用药物的收敛特性，减少渗出，常用于皮肤破损、溃疡、烫伤等局部病症的治疗，像炉甘石洗剂中的炉甘石成分，以散剂形式存在，外用时可有效止痒、收敛皮疹。再次，散剂的制备工艺相对简洁，无须复杂的设备与严苛的工艺条件，易于操作，成本低廉。而且，在剂量控制方面，散剂能够精准调配，无论是单剂量包装还是多剂量分取，都能确保患者用药剂量的准确性，这对于婴幼儿、老人等特殊群体尤为重要，他们往往吞咽困难，散剂可以方便地溶解后服用，或与适量的食物混合喂服，极大地提高了用药的便利性与顺应性。此外，散剂在贮存、运输方面表现出色，其物理稳定性良好，不易受外界压力、温度等因素影响，包装简易，占用空间小，能够适应各种复杂的储存与运输环境。无论是在偏远地区的药品配送，还是医疗机构的药品储备，散剂都展现出了极高的适应性。

（二）颗粒剂

颗粒剂是在散剂的基础上发展而来的，它是将药物与适宜的辅料混合制成具有一定粒度的干燥颗粒状制剂。相较于散剂，颗粒剂的颗粒较大，这使得它在飞散性、附着性、团聚性，以及吸湿性等方面表现更为优异，有效减少了药物在生产、贮存、运输过程中的损耗与质量风险。

在多成分混合的情况下，颗粒剂通过黏合剂将药物成分黏聚成颗粒，有力地防止了成分的离析，确保每一份剂量中药物成分的均匀性，从而保证药效的稳定发挥。例如，一些复方感冒颗粒剂，其中含有解热、镇痛、止咳、祛痰等多种成分，制成颗粒剂后，患者每次冲服的剂量都能保证各种成分的准确摄入，协同发挥治疗作用。

贮存与运输方面，颗粒剂同样具有优势，它既保留了固体剂型稳定性好的特点，又克服了散剂易散落的缺点，包装形式多样，便于储存与搬运，无论是在药店的货架陈列，还是家庭药箱的存放，都能轻松应对。同时，颗粒剂的服用方式较为灵活，一般用温水冲服即可，对于一些不便于吞咽片剂、胶囊剂的患者，尤其是儿童，颗粒剂以其甜润的口感、便捷的服用方式，深受欢迎，极大地提高了患者的用药依从性。以常见的感冒清热颗粒为例，它以颗粒剂型呈现，患者只需将其倒入杯中，用适量温水冲化后饮用，既能快速缓解感冒症状，又易于接受，已成为家庭常备药品之一。

（三）片剂

片剂作为现代药物制剂中应用最为广泛的剂型之一，是将药物与适宜的辅料均匀混合后，通过压制工艺制成的片状固体制剂。片剂的类型丰富多样，常见的有普通片、咀嚼片、泡腾片、分散片、缓释片、控释片等，每种类型都有其独特的应用场景与优势。

普通片是最为常见的片剂形式，它剂量准确，药物在片内均匀分布，含量差异极小，这得益于现代化的制片工艺与严格的质量控制体系，能够确保每一片剂都含有精准剂量的药物，为临床治疗提供了可靠保障。其稳定性良好，在正常的贮存条件下，药物不易受外界环境影响而变质，有效保质期较长，这使得片剂在药品储备、流通环节具有显著优势。服用方便，患者只需用水送服即可，无须特殊的服用技巧，适合大多数患者群体，尤其是成年人。而且，片剂的机械化生产程度高，产量大，成本相对较低，能够满足大规模临床用药需求，在药品市场中占据主导地位。

咀嚼片专为一些不便吞服片剂或胶囊剂的患者设计，如儿童、老人，以及部分吞咽困难的患者。咀嚼片在口中嚼碎后咽下，药物在口腔内即开始崩解，一方面可以增加药物与口腔黏膜的接触面积，促进部分药物的吸收，提高生物利用度；另一方面，通过咀嚼动作，药物能够与唾液充分混合，减轻药物的异味，改善口感，提高患者的用药依从性。例如，维生素C咀嚼片，以水果口味为主，儿童在咀嚼过程中如同食用糖果一般，轻松完成服药过程，同时保证了维生素C的有效摄入。

泡腾片更是独具特色，它含有泡腾崩解剂，通常为有机酸与碳酸氢钠的混合物。当泡腾片放入水中时，崩解剂迅速与水发生反应，产生大量二氧化碳气体，使片剂在瞬间崩解，形成均匀的药物溶液。这种剂型不仅崩解迅速，药物分散度高，能够快速被机体吸收，发挥药效，而且其独特的泡腾现象增加了服药的趣味性，尤其适用于儿童患者。例如，维生素C泡腾片，将其投入一杯水中，瞬间泛起大量气泡，待气泡消失后，一杯酸甜可口的维生素C溶液便制备完成，既方便饮用，又能快速补充维生素C。

然而，片剂也并非十全十美，它存在一个较为突出的问题——崩解迟缓。由于片剂经过高压压制，药物颗粒紧密结合，在进入体内后，需要一定时间才能在胃肠道液体的作用下逐渐崩解，释放出药物。这一过程可能会影响药物的吸收速度，尤其是对于一些难溶性药物，崩解迟缓可能导致药物不能及时溶解、吸收，进而影响疗效。为解决这一问题，药剂学研究者通过优化片剂的处方设计，如添加崩解剂、改进制片工艺、采用新型辅料等手段，加快片剂的崩解速度，提高药物的溶出速率，确保药物能够迅速、有效地发挥治疗作用。

（四）胶囊剂

胶囊剂是将药物或加有辅料的药物填充于空心胶囊或密封于软质囊材中的固体制剂。它巧妙地利用了胶囊的包裹作用，为药物带来了诸多益处。

（1）胶囊剂能够有效地掩盖药物的不良气味，许多药物本身具有苦味、臭味或刺激性气味，这些异味往往会引起患者的恶心、呕吐等不良反应，导致患者服药依从性降低。而胶囊剂将药物包裹其中，患者在服用时基本感受不到药物的异味，可顺利完成服药过程。例如，氯霉素胶囊，氯霉素本身味道极苦，制成胶囊剂后，患者服用时毫无苦涩之感，大大提高了用药的接受度。

（2）胶囊壳为药物提供了一层保护屏障，提高了药物的稳定性。对于一些对光、热、湿敏感的药物，或者容易被胃酸破坏的药物，胶囊能够隔绝外界环境因素的影响，确保药物在到达肠道之前保持完整。例如，双歧杆菌活菌胶囊，双歧杆菌作为肠道有益菌，对胃酸耐受性差，胶囊可使其顺利通过胃酸环境，到达肠道后才释放活菌，发挥调节肠道菌群的作用。

（3）胶囊剂具有定时、定位释放药物的独特优势。通过选用不同类型的胶囊材料，如肠溶胶囊，它在胃内酸性环境中保持完整，不溶解，当进入肠道的碱性环境后，胶囊壳才开始溶解，释放药物，从而实现药物在肠道内的定点释放，避免药物对胃黏膜的刺激，适用于一些在肠道内才能发挥最佳疗效的药物，如胰酶肠溶胶囊，用于补充胰酶，帮助消化，肠溶胶囊确保胰酶在肠道内发挥作用。还有缓释胶囊、控释胶囊，它们能够按照预定的速度缓慢释放药物，使药物在体内长时间维持有效浓度，减少服药次数，提高患者的用药便利性，对于一些需要长期、平稳控制病情的慢性疾病，如高血压、冠心病等，具有重要的临床意义。

三、药物剂型选择的依据

药物剂型的选择绝非随意之举，而是需要综合考量多方面的关键因素，恰似搭建一座精密的桥梁，连接着药物的特性、治疗的需求，以及患者的个体差异，每个环节都不容忽视。只有精准权衡，才能确保药物治疗的安全、有效与便捷。

（一）药物性质

药物的溶解度是影响剂型抉择的关键要素之一。对于那些溶解度欠佳的药物，若强行制成口服溶液剂，药物在胃肠道中的溶解量有限，难以达到有效的血药浓度，进而影响治疗效果。此时，明智的选择是将其制备成固体分散体、微粉化制剂或者采用环糊精包合技术等，以显著增加药物的溶解度，提升其生物利用度。灰黄霉素，作为一种难溶性抗真菌药物，传统片剂口服后吸收缓慢且不完全，而制成微粉化制剂后，药物粒子变小，比表面积增大，溶解度大幅提高，在体内的吸收明显改善，能更有效地治疗真菌感染疾病。

药物的稳定性同样举足轻重。部分药物对光、热、湿极为敏感，或在特定的pH环境下容易降解失效。例如，硝酸甘油遇热、光照易分解，若制成普通片剂，在贮存与运输过程中，药物有效成分会大量损失，无法保证药效。因此，将硝酸甘油制成舌下含片，利用避光、密封的包装，且患者服用时药物能迅速起效，避免了长时间暴露于不利环境，确保了药物的稳定性与疗效。又如，一些蛋白质、多肽类药物，在胃肠道的酸性环境及消化酶作用下极易变性失活，对于这类药物，注射剂、冻干制剂等能有效保护药物活性，使其顺利发挥治疗作用。

药物的刺激性也是剂型选择必须考虑的要点。某些药物对胃肠道黏膜、血管等组织具有较强的刺激性，若剂型选择不当，可能引发严重的不良反应。以阿司匹林为例，普通片剂口服后，药物在胃内溶解，直接接触胃黏膜，易导致胃黏膜损伤，引发胃痛、恶心、出血等症状。而制成肠溶片剂后，药物在胃内保持完整，到达肠道的碱性环境后才开始溶解吸收，巧妙地避开了胃黏膜的刺激，既保障了药物的治疗效果，又降低了胃肠道不良反应的发生风险。

（二）治疗需求

治疗需求是剂型选择的核心导向，不同的疾病状况、治疗阶段对药物剂型有着各异的要求，精准匹配方能实现最佳治疗效果。

在疾病的急性期，尤其是对于心肌梗死、严重创伤、呼吸衰竭等危急重症，时间就是生命，此时急需药物迅速发挥作用，争分夺秒地挽救患者生命。静脉注射剂便成为不二之选，它能够使药物瞬间进入血液循环，快速抵达作用靶点，即刻发挥药效。像用于治疗急性心肌梗死的重组组织型纤溶酶原激活剂（rt–PA），通过静脉注射，药物迅速激活纤溶系统，溶解血栓，恢复心肌供血，为患者赢得宝贵的救治时间。

与之相对，对于高血压、糖尿病、冠心病等慢性疾病，治疗是一场持久战，需要药物持续、平稳地发挥作用，以长期控制病情。缓释制剂、控释制剂则完美契合这一需求，它们能够按照预定的速率缓慢释放药物，使药物在体内长时间维持稳定的血药浓度，避免血药浓度的大幅波动。硝苯地平控释片，每日仅需服用一次，药物在24小时内持续、匀速地释放，平稳降低血压，减少血压波动对心、脑、肾等器官的损害，极大地提高了患者的用药依从性。

靶向制剂的出现，更是为癌症、脑部疾病等复杂疑难病症的治疗带来了革命性的突破。这些疾病往往病变部位特殊，传统剂型的药物难以精准抵达病灶，在杀伤癌细胞或治疗脑部病变的同时，容易对周围正常组织造成严重损伤。脂质体、微球、纳米粒等靶向制剂，能够依据机体的生理病理特性，将药物定向输送至特定的器官、组织甚至细胞内，实现药物的精准投递。阿霉素脂质体，可靶向肿瘤组织，提高肿瘤部位的药物浓度，增强抗癌效果，同时显著降低对心脏、肾脏等正常组织的毒性，为癌症患者的治疗开辟了更为安全、有效的途径。

（三）患者因素

患者作为药物的使用者，其个体差异对剂型选择有着深远影响，充分考虑患者的年龄、性别、生理状况、用药依从性等因素，是实现个体化治疗的关键。

儿童患者，由于其吞咽功能尚未完全发育成熟，吞咽片剂、胶囊剂等固体剂型往往存在困难，且儿童对药物的口感较为敏感，苦涩、异味重的药物容易引起抵触情绪，导致服药依从性差。因此，在为儿童选择药物剂型时，糖浆剂、颗粒剂、口服液等口感良好、易于服用的剂型更为适宜。布洛芬糖浆，以香甜的口味深受儿童喜爱，家长只需按照医嘱准确量取，儿童便能轻松服用，及时缓解发热、疼痛等不适症状。

老年患者通常伴有多种慢性疾病，身体机能衰退，胃肠道消化吸收功能减弱，肝肾功能也有所下降。对于这一群体，选择药物剂型时需格外谨慎，既要考虑药物的有效性，更要注重药物安全性。液体剂型、分散片、咀嚼片等便于吞咽的剂型是首选，同时，应尽量避免使用对肝肾功能负担较重的剂型。此外，老年患者记忆力、认知能力可能有所减退，用药依从性相对较低，一日一次或次数较少的缓释制剂、控释制剂有助于提高其用药的准确性与规律性。

孕期、哺乳期女性由于处于特殊的生理时期，药物的安全性不仅关乎自身健康，更与胎儿、婴儿的生长发育息息相关。在剂型选择上，应优先考虑外用制剂、吸入制剂等局部作用剂型，尽量减少全身吸收，降低对胎儿或婴儿的潜在风险。若必须使用口服或注射剂型，需严格权衡利弊，选择经过充分临床验证、对胎儿或婴儿影响极小的药物与剂型，并在医生的专业指导下密切监测用药过程。

患者的用药依从性是影响治疗效果的重要因素之一。忙碌的上班族、经常出差的人群，由于生活节奏快、作息不规律，往往难以按时服用多次给药的药物，此时，长效制剂、缓释制剂、控释制剂等能够减少服药次数的剂型，更能满足他们的需求，确保药物治疗的连续性。而对于一些文化程度较低、对用药知识了解有限的患者，简单易懂、服用方便的剂型，如片剂、胶囊剂，配合清晰明了的用药指导，有助于提高他们的用药依从性，避免因用药错误导致治疗失败或发生不良反应。

第二节　药物制剂的制备工艺与质量控制

一、药物制剂的制备工艺

（一）原料选择与预处理

原料作为药物制剂的基石，其选择的精准度直接关乎制剂的品质优劣。在遴选原料时，必须全方位考量药物的理化特性，如溶解度、稳定性、酸碱度等。对于易氧化的药物，选取具备抗氧化性能的辅料与之配伍，确保药物在储存与使用过程中的稳定性；若药物溶解性欠佳，则需挑选适宜的增溶剂或助溶剂，以提升其生物利用度。剂型的独特要求也是不容忽视的因素，注射剂对原料的纯度与无菌性要求极高，务必经过严格的精制与灭菌流程；而缓控释制剂则要求原料具备特定的释放特性，以实现药物的精准、持续释放。临床需求更是指引原料选择的航标，针对急性病症，倾向于采用能使药物迅速起效的原料；对于慢性疾病的长期治疗，原料的选择则聚焦于稳定性与长效性。

原料的质量检验如一道严密的防线，不容丝毫懈怠。运用先进的分析技术，如高效液相色谱（HPLC）、质谱（MS）等，对原料的纯度、杂质含量进行精确定量检测，确保其符合严苛的质量标准。同时，对原料的物理性状、化学结构进行细致入微的鉴别，杜绝假冒伪劣原料混入其中。一旦发现原料存在质量瑕疵，必须坚决予以退回，从源头上保障制剂的安全性与有效性。

预处理环节则是为后续制剂成型精心铺垫。粉碎操作可将原料细化，增大其比表面积，促进溶解与吸收；过筛能够精准筛选出符合粒度要求的原料，保证制剂的均一性；混合过程恰似一场精妙的“融合之舞”，使原料与辅料均匀交融，为制剂的稳定成型筑牢根基。以制备片剂为例，将药物原料粉碎至适宜粒度，与填充剂、黏合剂等辅料充分混合，方能确保每一片剂的药物含量均匀一致，为患者带来稳定可靠的治疗效果。

（二）制剂成型工艺

1.剂型选择

剂型选择恰似一场精细的战略布局，需综合权衡多方因素。药物的理化性质首当其冲，溶解性良好的药物适宜制成口服液体制剂，以便快速吸收；而脂溶性药物则更适合制成脂质体或软胶囊，以提升其生物利用度。药代动力学特性同样关键，半衰期短的药物若制成缓释剂型，能够减少服药频次，维持血药浓度的稳定；具有肝脏首过效应的药物，可考虑采用舌下含片或直肠栓剂等非口服剂型，巧妙避开首关代谢，提高药物的生物利用度。临床需求是剂型选择的核心导向，对于儿童、老人或吞咽困难患者，口服液、颗粒剂等易于服用的剂型成为首选；急救场景下，注射剂则以其迅速起效的优势担当重任。生产条件与成本控制亦不可忽视，企业需依据自身的设备、技术水平与成本预算，在保证药物质量的前提下，遴选最为适宜的剂型，实现效益最大化。

常见剂型各有其长，片剂凭借剂量精准、携带便捷、稳定性强等优势，广泛应用于各类疾病的治疗；胶囊剂既能有效掩盖药物的不良气味，又可保护药物免受胃酸破坏，适用于对光、湿敏感或需在特定部位释放的药物；注射剂则以其快速起效的特性，成为急救与不能口服给药时的不二之选；外用制剂专注于局部治疗，为皮肤疾病、创伤修复等提供精准呵护。

2.工艺设计

工艺设计是制剂成型的关键蓝图，需依循剂型特性精心谋划。以片剂制备为例，湿法制粒压片工艺涵盖了药物与辅料混合、制软材、制粒、干燥、整粒、压片等一系列精细工序；而干法制粒压片工艺则省略了制软材与湿颗粒干燥步骤，适用于对湿热敏感的药物。工艺流程中的每一步都紧密相扣，任何细微的疏忽都可能导致产品质量的波动。

设备选型务必契合工艺需求，混合设备需确保物料混合的均匀度，制粒设备要精准控制颗粒的粒度与形状，压片设备则要保证片剂的硬度与重量差异符合标准。工艺参数更是决定制剂质量的密码，如混合时间、制粒转速、干燥温度与时间、压片压力等，均需通过严谨的实验设计与优化，精准确定最佳取值范围，确保每一批次的制剂都能稳定达到高质量标准。

3.过程控制

过程控制对关键工艺参数进行实时、精准监控，是确保产品质量稳定的核心要义。以片剂生产为例，片重差异的控制堪称关键，过大的差异可能导致患者用药剂量不准确，影响治疗效果。通过在线重量检测系统，对每一片剂的重量进行实时监测，一旦发现偏差，即刻调整压片设备参数，确保片重差异控制在极小范围内。

硬度也是衡量片剂质量的重要指标，过硬可能影响药物的崩解与溶出，过软则易在包装、运输过程中受损。运用硬度测定仪定期检测片剂硬度，依据检测结果灵活调整压片压力，保障片剂硬度适宜。崩解时限同样不容忽视，它直接关系到药物在体内的释放速度。严格按照药典标准进行崩解时限测试，若发现崩解迟缓，及时排查处方、工艺等环节的问题，如调整崩解剂的用量或种类，确保片剂能够在规定时间内迅速崩解，为药物的吸收开辟快速通道。通过对这些关键参数的严密把控，为患者呈上质量可靠、疗效稳定的药物制剂。

二、药物制剂的质量控制

（一）质量标准与检测方法

1.质量标准

药物制剂的质量标准宛如一座灯塔，为药品的安全性与有效性指明方向，它是由各国药典与药品监管部门精心制订的准则，涵盖了药物的性状、鉴别、检查、含量测定等多个关键范畴。性状描述包括外观、色泽、嗅味、溶解度等，任何细微的偏差都可能暗示药品质量的异常；鉴别是确认药物身份的“指纹”，运用化学、物理或生物学方法，精准甄别药物的真伪；检查项目针对杂质、水分、粒度、微生物限度等进行严格筛查，确保药品纯净；含量测定精确测定药物活性成分的含量，保障患者用药剂量的精确无误。严格遵循这些质量标准，是药品从研发到上市全过程的关键指引，为公众用药安全筑牢坚实根基。

以阿司匹林肠溶片为例，依据药典标准，其外观应为肠溶衣片，除去包衣后显白色；鉴别可采用红外光谱法，与标准图谱比对，确保成分准确无误；检查项下，游离水杨酸杂质含量不得超过规定限度，以防止不良反应发生；含量测定运用高效液相色谱法，精准测定阿司匹林的含量，确保每一片剂都能稳定发挥解热、镇痛、抗感染的功效，为患者带来可靠的治疗保障。

2.检测方法

现代药物分析领域拥有一系列精密的检测方法。光谱分析法中，紫外–可见分光光度法利用药物分子对特定波长光的吸收特性，精准测定其含量，广泛应用于多种药物的定量分析；红外光谱法则凭借药物分子的红外吸收峰，犹如指纹识别般鉴别药物结构，为药物真伪鉴别提供有力依据。色谱分析法里，高效液相色谱（HPLC）以其高分离效能、高灵敏度，无论是复杂的复方制剂，还是痕量杂质的检测，都能游刃有余；气相色谱（GC）适用于挥发性药物或药物中挥发性杂质的分析，以确保药品的纯度。

此外，质谱（MS）技术可精确测定药物分子的质量与结构信息，为新药研发、杂质鉴定提供深度洞察；微生物检测方法通过严格的无菌检查、微生物限度检查，确保药品不受微生物污染，守护患者用药安全。这些先进检测方法相互配合、协同作战，全方位保障药物制剂的质量稳定，为医药产业的健康发展提供坚实技术支撑。

（二）常见质量问题及原因分析

1.常见问题

药物制剂在生产与储存过程中，面临诸多质量问题的挑战。含量不均是较为常见的隐患之一，可能致使患者用药剂量时高时低，影响治疗效果，甚至引发不良反应。部分片剂因混合不均匀，不同批次间药物含量波动显著，给临床用药带来极大不确定性。杂质超标不仅降低药物纯度，还可能诱发毒性反应，危害患者健康。化学合成药物中残留的原料、中间体，或是药物降解产生的杂质，若超出安全限度，将对人体造成潜在威胁。微生物污染可导致药品变质、药效丧失，引发严重的感染风险，尤其对于注射剂、眼用制剂等无菌制剂，一旦遭受微生物侵袭，后果不堪设想。

2.原因分析

引发药物制剂质量问题的因素错综复杂，原料质量的参差不齐是首要因素，纯度不足、杂质过多的原料，若原料的稳定性欠佳，在储存或生产过程中易发生降解、氧化等反应，直接影响制剂的质量与疗效。工艺过程混合不充分、干燥温度过高或时间过长、制粒粒度不均等，都可能导致药物含量不均、杂质产生或物理性状改变。设备故障或老化也是不容忽视的因素，磨损的混合设备无法保证物料均匀混合，控温不准确的干燥设备可能使药物受热不均、降解变质，为药品质量带来诸多变数。人员操作未严格遵循操作规程、清洁不彻底、记录不准确等，都可能引发交叉污染、剂量差错等质量问题，对药品质量造成直接冲击。此外，储存条件不当，如温度、湿度、光照不符合要求，也会加速药物降解、吸湿、氧化，使药品质量在储存期内大打折扣。

（三）改进措施与优化方案

为攻克药物制剂质量问题的重重难关，一系列改进措施与优化方案应运而生。优化原料采购与检验流程是源头防控的关键举措，与信誉良好的供应商建立长期稳定合作，确保原料来源可靠；加大进厂检验力度，运用先进分析技术，对原料的纯度、杂质、稳定性进行全方位检测，杜绝不合格原料流入生产线。强化工艺过程控制则是保障质量的核心环节，引入自动化、智能化生产设备，实时监控关键工艺参数，确保生产过程精准无误；通过严谨的工艺验证与优化，确定最佳工艺参数，如混合时间、干燥温度与时间、压片压力等，保障每一批次产品质量的高度一致。提升设备维护与管理水平同样不可或缺，定期对设备进行全面检修、保养，及时更换磨损部件，确保设备运行稳定；引入先进的设备管理系统，实时监测设备状态，提前预警故障风险，为生产连续性提供坚实保障。加强人员培训与管理是筑牢质量防线的人文根基，定期组织专业培训，提升员工的操作技能、质量意识与法规依从性；建立完善的人员考核与激励机制，鼓励员工严格遵守操作规程，及时发现并报告质量问题，营造全员参与、共保质量的良好氛围。通过这些多维度、全方位的改进措施，持续提升药物制剂的质量与稳定性，为保障患者的健康贡献坚实力量。

第三节　药物的释放、吸收机制

一、药物的释放机制

药物从给药系统中的释放是一个复杂且精细的过程，涉及多种机制，这些机制与药物制剂的类型、组成及体内环境密切相关。了解药物的释放机制，对于合理设计药物剂型、优化给药方案，以及提高药物疗效具有至关重要的意义。

（一）扩散或沥滤机制

当微囊进入体内后，体液作为溶剂，会向微囊中逐渐渗透。这一过程就如同水慢慢浸润一块干燥的海绵，使得微囊内部的药物逐渐溶解，形成饱和溶液。由于囊壁具有一定的通透性，在浓度差的驱动下，药物分子便会透过囊壁向周围扩散，而囊壁本身并不溶解，整个过程遵循物理扩散原理，符合Fick扩散定律。

在实际情况中，部分药物在初始阶段会呈现出一种特殊的释放现象。那些已经溶解或黏附在囊壁表面的少量药物，会在短时间内发生快速释放，这被形象地称为“突破效应”。例如，一些抗生素微囊制剂，在接触到体内体液的瞬间，囊壁外附着的少量抗生素分子会率先快速进入周围组织，之后囊心物才持续溶解并以相对稳定的速率扩散出微囊。这种“突破效应”在某些需要快速起效的治疗场景中具有重要意义，能够使药物在短时间内达到一定的血药浓度，发挥初步的治疗作用，随后微囊内药物的持续、缓慢释放又可维持药效，确保治疗的持久性与稳定性。

（二）囊壁的破裂或溶解机制

囊壁的破裂或溶解是药物释放的另一重要途径。在体内复杂的生理环境下，囊壁会受到多种外力因素的影响。例如，当微囊制剂通过口服进入胃肠道后，胃肠道的蠕动会产生压力、剪切力，以及磨损作用，这些机械力可能导致囊壁破裂，使得药物瞬间大量释放。又如，在一些局部注射的微囊制剂中，周围组织的运动、挤压也可能促使囊壁破裂，让药物快速作用于局部病灶。

除了物理外力，囊壁材料的性质与体液环境之间的相互作用同样关键。不同的囊材具有各异的理化特性，其破裂或溶解速率主要取决于囊材的化学组成、结晶度、交联程度等内在性质，以及体液的体积、组成（如酸碱度、离子强度）、pH值以及温度等外在因素。以明胶为囊材制成的微囊，在胃液酸性环境下相对稳定，但进入肠道后，随着pH值升高，明胶的溶解性增加，囊壁逐渐溶解，药物随之释放；而乙基纤维素作为囊材时，由于其疏水性较强，在体液中的溶解速度较慢，药物释放也更为平缓，能够实现长效缓释效果。这一过程不涉及酶的催化作用，属于典型的物理化学变化过程。

（三）囊壁的消化降解机制

在生物体内，酶广泛存在且参与众多生理生化过程，对于微囊制剂而言，酶也在药物释放环节扮演着关键角色。当微囊进入体内后，尤其是在胃肠道等富含消化酶的部位，囊壁可在特定酶的作用下发生消化与降解，这是一个生化过程。例如，采用天然高分子材料，如白蛋白、壳聚糖制备的微囊，进入胃部后，胃蛋白酶会识别并作用于这些囊材，将其逐步降解为小分子片段，原本包裹在微囊内的药物便得以释放。

值得注意的是，囊壁消化降解的速率对药物释放速率起着决定性作用。一方面，囊材的选择至关重要，不同来源、结构的囊材对酶的敏感性差异巨大。例如，与白蛋白微囊相比，合成的聚酯类可生物降解聚合物微囊，其降解速率通常较慢，药物释放更为持久，可用于需要长期、平稳药物浓度的慢性病治疗。另一方面，体内酶的浓度、活性及作用时间等因素也会动态影响囊壁的降解过程。在某些疾病状态下，患者胃肠道的消化酶分泌异常，可能会改变微囊药物的释放规律，这就要求在药物研发与临床应用过程中充分考虑个体差异，确保药物疗效的稳定性与可靠性。

二、药物的吸收机制

药物的吸收过程是其发挥药效的起始环节，涉及多种复杂的机制，这些机制与药物的化学结构、理化性质，以及机体的生理状态紧密相关。了解药物的吸收机制，对于优化药物制剂、提高药物疗效及确保用药安全具有至关重要的意义。

（一）被动扩散

被动扩散是药物吸收最为常见的一种方式，尤其适用于脂溶性药物。这类药物能够凭借其脂溶性特质，顺着浓度梯度，从高浓度的胃肠液一侧，自发地透过生物膜，向低浓度的细胞质液及血液一侧扩散，整个过程无须消耗能量。例如，常见的非甾体抗炎药布洛芬，它具有一定的脂溶性，在口服进入胃肠道后，胃肠液中药物浓度相对较高，而细胞内及血液中的药物浓度初始较低，布洛芬分子便会顺着这种浓度差，以被动扩散的形式透过胃肠道上皮细胞的脂质双分子层，进而进入血液循环，被运输至全身各处发挥解热、镇痛与抗感染的功效。

从物理学原理角度剖析，被动扩散遵循Fick第一定律，该定律可用公式$dc/dt = k\triangle c=k(C_1-C_2)$来阐释。其中，$dc/dt$代表药物的扩散速率，也就是单位时间内药物透过生物膜的量；k为比例常数，其涵盖了扩散系数、药物穿透的膜面积，以及生物膜厚度等诸多因素，这些因素相互作用，共同影响着药物扩散的速率常数；C_1和C_2分别表示膜两侧的药物浓度，胃肠液中的药物浓度C_1通常高于细胞质液或血液中的药物浓度C_2，正是这种浓度差成为药物被动扩散的驱动力，促使药物分子持续不断地从胃肠液向血液一侧转移，直至两侧浓度达到动态平衡。

（二）主动转运

在机体的生理活动中，一些对于维持生命活动不可或缺的物质，如单糖、氨基酸等，它们的吸收过程并非依赖简单的被动扩散，而是借助特定载体的协助，以主动转运的方式实现跨膜运输。与被动扩散截然不同，主动转运具有逆浓度梯度的显著特性，即药物分子能够从低浓度区域向高浓度区域逆向转运。这需要消耗能量来克服浓度差带来的阻力，而这些能量主要源自细胞代谢所产生的ATP。

以小肠对葡萄糖的吸收为例，小肠上皮细胞的细胞膜上存在着专门负责转运葡萄糖的载体蛋白。当进食后，肠道内葡萄糖浓度升高，葡萄糖分子便会与这些载体蛋白特异性结合，在载体蛋白的构象发生变化后，将葡萄糖分子转运至细胞内，即便此时细胞内葡萄糖浓度已经高于肠腔，只要有足够的能量供应，以及未达到载体饱和状态，葡萄糖依然能够持续逆浓度梯度被转运进入细胞，并进一步进入血液循环，为机体各组织器官供能。

然而，值得注意的是，主动转运过程中所涉及的载体数量并非无穷无尽，而是存在一定的限度。当吸收部位的药物浓度逐步攀升，达到某一临界浓度时，载体便会趋于饱和状态，此时，即便再大幅增加药物浓度，由于载体已全部被占用，药物的吸收速度也难以进一步加快，呈现出一种平台期的现象。这就如同道路上的运输车辆有限，当货物数量超过车辆的承载上限后，货物的运输效率便无法再提升。对于一些主动吸收的药物而言，这意味着在临床用药时可能存在一个最为适宜的剂量范围，一旦超过这个范围，不仅无法带来更高的治疗效果，反而可能引发不良反应，造成药物资源的浪费，以及潜在的机体负担。

（三）促进扩散

促进扩散作为药物跨膜转运的另一重要途径，为许多非脂溶性或亲水性物质提供了穿越细胞膜的方式。这些物质自身由于脂溶性较差，难以单纯依靠被动扩散透过脂质双分子层构成的细胞膜，因而需要借助细胞膜上特定载体物质的“帮助”，顺着浓度梯度，从高浓度区域向低浓度区域扩散，在此过程中，并不需要消耗额外的能量，能量的消耗主要集中在维持载体蛋白的正常构象与功能方面。

以维生素B_{12}为例，它是一种水溶性维生素，分子结构较大且具有较强的极性，难以直接透过细胞膜。在人体的回肠末端，存在着能够特异性识别并结合维生素B_{12}的载体蛋白，两者结合形成复合物后，载体蛋白发生构象改变，促使维生素B_{12}顺着浓度梯度顺利进入细胞内，进而被吸收进入血液循环，参与机体的多种生理代谢过程，如神经系统的发育与维护、造血功能的正常运行等。

与被动扩散相比，促进扩散虽然同样遵循顺浓度梯度的原则，但由于其依赖载体介导，因而具有一些独特的性质。一方面，促进扩散存在饱和现象，当膜上的载体全部被药物分子占据，达到饱和状态时，药物的扩散速率便不再随浓度差的增加而提升，这与主动转运中的载体饱和机制有相似之处；另一方面，促进扩散还具有竞争抑制特性，即结构相似的物质能够竞争同一载体的结合位点，若同时存在多种结构类似物，它们之间便会相互竞争与载体结合，从而影响药物的扩散速率。例如，某些药物结构与维生素B_{12}相似，当它们同时存在于肠道时，便可能干扰维生素B_{12}的促进扩散过程，降低其吸收效率，进而影响机体对维生素B_{12}的摄取与利用，引发相关的缺乏症状。

（四）膜孔转运

对于一些分子量较小的物质而言，它们能够利用上皮细胞之间存在的细孔，实现跨膜转运与吸收。这些细孔犹如微小的通道，平均半径约为4Å，允许大小与之适配的小分子物质顺利通过。以水、尿素及一些小分子电解质等为例，它们在胃肠道内，能够凭借自身较小的分子尺寸，穿过上皮细胞间的这些充水细孔，直接进入细胞间隙，进而被吸收进入血液循环。

膜孔转运的吸收速度受到多种因素的综合影响。首先，药物分子或离子自身的大小起着关键的决定性作用，若分子直径过大，超过细孔的孔径范围，便无法通过膜孔进行转运，只有那些小于孔径的小分子物质才能通行无阻；其次，药物在胃肠道内的浓度也是重要影响因素之一，浓度越高，单位时间内通过膜孔的药物分子数量相对越多，吸收速度也就越快，这符合一般的扩散原理；此外，胃肠道内水的吸收速度同样不容忽视，由于膜孔中充满了水，水的流动能够带动小分子药物一同通过膜孔，当水的吸收速度加快时，裹挟其中的药物分子也更容易进入细胞，进而加快整体的吸收进程。例如，在口服补液盐的应用过程中，其中所含的氯化钠、氯化钾等小分子电解质，便是通过膜孔转运的方式，随着水分在胃肠道的吸收而同步进入体内，快速补充因腹泻、呕吐等原因丢失的电解质，纠正水电解质紊乱，维持机体的生理平衡。

三、影响药物释放与吸收的因素

药物的释放与吸收过程并非孤立发生，而是受到多种因素的协同影响，这些因素涵盖药物剂型本身的特性，以及机体复杂的生理状态。深入探究这些影响因素，对于精准调控药物疗效、降低不良反应风险，以及优化药物研发与临床应用策略具有至关重要的意义。

（一）药物剂型因素

1.药物的理化性质

药物的溶解度在其释放与吸收进程中扮演着关键角色，尤其是对于难溶性药物而言，溶解度的微小差异可能导致截然不同的吸收效果。难溶性药物由于在胃肠液中溶解速度缓慢，往往成为药物吸收的限速步骤。例如，灰黄霉素在水中的溶解度极低，其口服制剂的吸收很大程度上依赖于药物颗粒在胃肠液中的溶出速率，若溶出不充分，即便药物到达吸收部位，也仅有少量能够进入血液循环，无法迅速达到有效的治疗浓度，致使药物起效延迟。

药物粒度同样不容忽视，粒度大小直接与药物的比表面积相关联，粒度越小，比表面积越大，药物与胃肠液的接触面积也就越广泛，溶出速度随之显著加快，进而促进吸收。以微粉化的药物为例，将药物粉碎至微米甚至纳米级别后，其在体内的吸收效率可大幅提升。如在治疗哮喘的药物研发中，将某些糖皮质激素原料药进行微粉化处理，制成吸入粉雾剂，使得药物颗粒能够更高效地到达肺部作用部位，被肺泡快速吸收，不仅提高了局部药物浓度，增强治疗效果，还减少了药物全身不良反应的发生。

药物晶型对其溶解度和溶出速率有着深远影响。不同晶型的药物，内部晶格排列方式各异，这直接决定了它们在溶剂中的溶解特性。通常情况下，无定形药物由于缺乏规则的晶格结构，分子间作用力较弱，相较于结晶型药物，其溶解度更高，溶出速度更快。例如，在抗真菌药物领域，研究发现同一种抗真菌药的无定形制剂在体外溶出实验中，药物释放速率明显高于结晶型制剂，体内药代动力学研究也证实，无定形制剂能够更快地达到血药峰浓度，为患者带来更迅速地症状缓解，但无定形药物的稳定性相对较差，在储存过程中可能发生晶型转变，这就要求在制剂研发与药品保存环节采取特殊措施，确保药物质量与疗效的稳定性。

2.制剂处方组成

辅料作为药物制剂的重要组成部分，种类繁多且功能各异，其用量与性质对药物释放起着关键的调控作用。在缓释制剂的设计中，常选用一些具有特殊性质的辅料，如亲水性凝胶骨架材料羟丙甲纤维素（HPMC），它能够在遇水后形成凝胶层，药物分子需通过扩散作用缓慢穿透凝胶层，从而实现药物的持续、缓慢释放。当HPMC的用量增加时，凝胶层的厚度与黏度相应增大，药物扩散阻力增强，释放速率随之减缓，如此一来，便可根据临床需求，通过精准调整HPMC的用量，设计出不同释药速率的缓释制剂，满足患者对药物疗效的个性化需求。

除了骨架材料，其他辅料如表面活性剂、崩解剂等也在药物释放过程中发挥独特作用。表面活性剂能够降低药物与溶剂之间的表面张力，增加药物的润湿性，促进药物溶解与释放。以聚山梨酯80为例，在难溶性药物的口服制剂中加入适量聚山梨酯80，可使药物颗粒表面迅速被润湿，加快溶出速度，提高药物的生物利用度；而崩解剂则主要用于加速片剂等固体制剂在体内的崩解过程，使药物更快地分散于胃肠液中，为后续的溶出与吸收创造有利条件，如交联羧甲基纤维素钠，它具有强大的吸水性与膨胀性，遇水后能迅速使片剂崩解成细小颗粒，缩短药物的起效时间。

3.药物的剂型

不同剂型的药物，其释放与吸收特性存在显著差异，这主要源于剂型自身的结构、组成，以及给药途径的不同。以片剂为例，作为最常见的口服剂型之一，片剂在体内需经历崩解、溶出等过程，药物才能被释放并吸收。普通片剂进入胃部后，在胃液的作用下逐渐崩解成小颗粒，药物随之溶解，但整个过程相对较慢，药物的血药浓度上升较为平缓，对于一些需要快速起效的疾病，如急性疼痛、高热等，普通片剂的释药速度可能无法满足临床需求；与之相比，分散片则通过特殊的制备工艺，使药物在水中能够迅速崩解并均匀分散，形成混悬液，大大加快了药物的溶出速度，即便在无水状态下，分散片也可在口腔中借助少量唾液迅速崩解，实现快速吸收，为急症患者提供了更快捷的治疗选择。

胶囊剂由于外壳的包裹作用，具有独特的释药特点。硬胶囊能够保护药物免受胃酸破坏，使药物顺利到达肠道后才开始释放，对于在胃酸环境中不稳定的药物，如某些肠溶胶囊包裹的蛋白质类药物、益生菌制剂等，胶囊外壳如同“保护盾”，确保药物在肠道碱性环境下精准、完整地释放，提高药物的有效性；软胶囊常用于包裹液态药物或油溶性药物，其柔软的囊材不仅能隔绝空气、水分，还可通过调整囊材的组成与厚度，控制药物的释放速率，实现药物地缓控释效果，如维生素E软胶囊，既能保证药物的稳定性，又能使药物在体内缓慢吸收，持续发挥抗氧化作用。

注射剂作为一种直接将药物注入体内的剂型，避开了胃肠道的吸收屏障，药物能够迅速进入血液循环，实现快速起效。静脉注射剂可使药物瞬间达到全身各组织器官，血药浓度迅速升高，常用于急救、重症患者的治疗；肌内注射剂则通过肌肉组织丰富的毛细血管网吸收药物，虽然吸收速度较静脉注射稍慢，但药物的释放相对稳定，且可避免肝脏首过效应，对于一些不宜口服或需要快速达到一定血药浓度的药物，如抗生素、疫苗等，肌内注射是一种常见且有效的给药方式。然而，注射剂也存在一定的局限性，如给药不便、可能引发局部疼痛、感染等不良反应，以及对药物的无菌性、稳定性要求极高，因此在临床应用中需权衡利弊，合理选择。

（二）机体生理因素

1.胃肠道的生理环境

胃排空速率对药物吸收有着显著影响。胃排空是指胃内容物向十二指肠排出的过程，其速率并非恒定不变，而是受到多种因素的调节，如食物的性质、体积、进食后体位，以及个体的生理状态等。一般而言，空腹状态下胃排空速度较快，此时服用的药物能够迅速进入小肠，小肠作为药物吸收的主要部位，具有巨大的表面积和丰富的绒毛结构，有利于药物的快速吸收，对于一些需要快速起效的药物，如解热镇痛药、急救药物等，空腹给药可缩短药物的起效时间；然而，当进食后，尤其是食用大量高脂肪、高蛋白食物时，胃排空速率明显减慢，药物在胃内停留时间延长，若药物在胃酸环境中不稳定，可能导致药物降解，降低生物利用度，例如肠溶制剂，若胃排空过慢，药物在胃内滞留时间过长，可能会提前在胃酸作用下释放，失去肠溶效果，无法精准到达肠道吸收部位，影响药物疗效。

肠道蠕动对药物在胃肠道内的转运，以及与黏膜的接触时间起着关键的调控作用。正常的肠道蠕动犹如一条“输送带”，推动着肠内容物（包括药物制剂）沿着肠道有序前行，确保药物在不同肠段充分接触吸收部位，实现有效吸收。若肠道蠕动过快，药物在肠道内停留时间过短，来不及充分溶出与吸收，便被迅速推送至下一部位，导致药物吸收不完全，降低药效，这种情况在一些肠道功能亢进的患者或服用促胃肠动力药物的人群中较为常见；相反，肠道蠕动过缓，药物在肠道内积聚，一方面可能增加药物与肠道黏膜的接触时间，在一定程度上提高药物的吸收量，但另一方面，也可能引发药物在肠道局部浓度过高，刺激肠道黏膜，甚至导致不良反应的发生，同时，对于一些依赖肠道特定部位吸收的药物，如维生素B_{12}主要在回肠末端吸收，蠕动异常可能使药物错过最佳吸收部位，影响药物的正常摄取。

胃肠液的pH值及成分犹如一把“双刃剑”，既影响药物的稳定性，又调控着药物的溶解度与解离状态，进而决定药物的吸收效率。胃液呈酸性，pH值通常在1.0～3.5之间，这种酸性环境有利于弱酸性药物以非离子化形式存在，根据pH-分配假说，非离子化药物脂溶性相对较高，更容易透过胃黏膜上皮细胞被吸收，如阿司匹林等弱酸性药物在胃液中具有较好的吸收特性；而进入小肠后，随着肠液分泌的增加，pH值逐渐升高至5.0～7.5，变为弱碱性环境，此时弱碱性药物更易溶出并以非离子化状态透过肠黏膜吸收，像奎宁等弱碱性药物在小肠中的吸收效果更佳。此外，胃肠液中还含有多种酶类、电解质，以及黏液等成分，酶类可参与药物的代谢转化，如胃蛋白酶、胰蛋白酶等对蛋白质类药物具有降解作用，影响其吸收与生物利用度；黏液则可能吸附药物，形成一层物理屏障，阻碍药物与黏膜的直接接触，降低吸收速率，电解质浓度的变化也可能影响药物的溶解平衡与离子化程度，进一步复杂了药物的吸收过程。

2.循环系统的作用

血液循环犹如药物在体内的“高速公路”，对药物的吸收、分布，以及血药浓度的维持起着核心支撑作用。当药物从吸收部位进入毛细血管后，便借助血液循环迅速向全身各处扩散，药物分子随着血流在血管中“穿梭”，快速抵达作用靶点，实现治疗效果。血液循环的速率与血流量直接影响药物的吸收速度，在血流量丰富的器官组织，如肝脏、肾脏、心脏等，药物能够更快地被输送至这些部位，迅速达到较高的药物浓度，发挥药效；而对于一些血流量相对较少的组织，如皮肤、脂肪组织等，药物的分布与起效则相对缓慢。例如，在局部皮肤炎症的治疗中，若采用外用制剂，由于皮肤局部血流量有限，药物透过皮肤进入血液循环后，到达炎症部位的速度较慢，药物浓度积累也相对迟缓，往往需要较长时间的持续给药才能达到理想的治疗效果。

淋巴循环作为药物转运的另一重要途径，虽然在整体药物吸收过程中所占比例相对较小，但对于某些特定类型的药物却具有不可忽视的意义。尤其是一些大分子药物，如蛋白质类药物、疫苗、脂质体药物等，由于其分子尺寸较大，难以透过毛细血管壁的小孔进入血液循环，此时淋巴循环便发挥了独特的优势。这些大分子药物能够通过淋巴管内皮细胞间隙或吞饮作用进入淋巴系统，随后经胸导管缓慢汇入血液循环，避免了肝脏首过效应的“过滤”，提高了药物的生物利用度。以抗癌药物脂质体阿霉素为例，脂质体的包裹使其粒径增大，经静脉注射后，主要通过淋巴循环途径向肿瘤组织富集，由于肿瘤组织周边通常伴有淋巴管增生与淋巴回流障碍，脂质体阿霉素能够在肿瘤部位长时间滞留，缓慢释放药物，精准打击癌细胞，同时减少对正常组织的毒副作用，为癌症化疗开辟了一条更为精准、高效的给药途径。

3.其他生理因素

年龄因素犹如一把“隐形的尺子”，在药物释放与吸收过程中悄然划出一道差异的鸿沟。儿童由于身体发育尚未成熟，胃肠道的生理功能与成人存在显著差异，胃酸分泌相对较少，胃肠蠕动较快，胃排空时间不稳定，这些因素综合起来使得儿童对药物的吸收呈现出独特的特点。例如，对于一些弱酸性药物，由于儿童胃液pH值相对偏高，药物的离子化程度增加，溶解度虽有所提升，但脂溶性降低，透过胃肠黏膜的能力减弱，导致吸收不完全；同时，儿童的肝脏代谢酶系统，以及肾脏排泄功能也未发育完善，药物在体内的代谢与消除速率较慢，容易造成药物蓄积，引发不良反应，因此儿童用药通常需要根据年龄、体重等因素进行精确的剂量调整，并优先选择适合儿童剂型的药物，如口服液、颗粒剂等，以确保药物的安全、有效。

老年人则面临着身体机能衰退的挑战，胃肠道黏膜萎缩，胃酸分泌减少，胃肠蠕动减弱，这些生理变化使得药物在胃肠道内的停留时间延长，吸收速度减慢。此外，老年人的肝脏重量减轻，肝细胞数量减少，代谢酶活性降低，药物的首过效应减弱，进入血液循环的药量相对增加；而肾脏功能的减退导致药物排泄速率减缓，药物在体内的半衰期延长，血药浓度维持时间久，进一步增加了药物不良反应的发生风险。例如，在使用心血管药物时，老年人由于上述生理因素的叠加，对药物的敏感性增强，常规剂量可能导致血药浓度过高，引发低血压、心律失常等严重不良反应，因此老年人用药需遵循个体化原则，从小剂量开始，密切监测血药浓度与身体反应，适时调整用药方案。

性别差异在药物的释放与吸收过程中也有一定的体现，虽然这种差异相对较为细微，但在某些特定药物的应用中不容忽视。女性在生理周期、孕期、哺乳期等特殊阶段，体内激素水平波动剧烈，这些激素变化可间接影响胃肠道的功能，以及药物代谢酶的活性，进而改变药物的吸收与处置过程。例如，在孕期，孕妇体内孕激素水平升高，可导致胃肠蠕动减慢，胃排空延迟，药物在胃内停留时间延长，吸收过程发生变化；同时，肝脏代谢酶活性也可能受到激素调节而改变，某些药物的代谢速率加快或减慢，影响药物的疗效与安全性。此外，研究还发现，女性与男性在脂肪分布、肌肉含量等身体组成方面存在差异，这可能导致药物在体内的分布容积不同，进一步影响血药浓度与药物作用时间，对于一些脂溶性药物，女性由于相对较高的体脂率，药物分布到脂肪组织中的比例可能更大，血药浓度峰值相对较低，作用持续时间可能延长。

疾病状态如同药物吸收道路上的“绊脚石”，可显著干扰药物的正常释放与吸收进程。胃肠道疾病是影响药物吸收的“重灾区”，如胃溃疡、胃炎患者，胃黏膜受损，胃酸分泌异常，不仅会影响弱酸性、弱碱性药物的解离与吸收平衡，还可能因炎症导致胃肠黏膜通透性改变，使药物的吸收途径受阻；肠炎、腹泻患者，肠道蠕动加快，肠液分泌紊乱，药物在肠道内无法充分溶出与吸收，便被快速排出体外，严重降低药物的生物利用度。肝脏疾病同样不容忽视，肝脏作为药物代谢的主要器官，当发生肝炎、肝硬化等疾病时，肝细胞受损，代谢酶功能减退，药物的首过效应减弱，大量未经代谢的药物进入血液循环，可能引发药物过量中毒；肾脏疾病则主要影响药物的排泄环节，肾功能不全时，药物及其代谢产物在体内排泄受阻，血药浓度逐渐升高，半衰期延长，容易蓄积产生毒性，因此在临床用药时，对于有各类疾病的患者，必须充分考虑疾病对药物药代动力学的影响，结合患者的肝肾功能、胃肠功能等指标，精准调整用药剂量与给药间隔，确保药物治疗的安全、有效。

四、药物释放与吸收研究的前沿技术与方法

（一）新型药物传递系统

随着药剂学领域的飞速发展，新型药物传递系统，如脂质体、纳米粒、微球等应运而生，为药物的释放与吸收调控带来了革命性的突破。

脂质体作为一种经典的纳米级药物载体，由磷脂双分子层构成，内部为水相核心，能够包裹亲水性药物，而脂溶性药物则可嵌入磷脂双分子层中。脂质体具有独特的优势，一方面，其类似于生物膜的结构使得它能够与细胞膜相互作用，通过融合、内吞等方式将药物高效地递送至细胞内，极大地提高了药物的摄取效率；另一方面，脂质体可通过表面修饰，如连接靶向配体（如抗体、叶酸等），实现对特定细胞或组织的精准靶向给药，减少药物在非靶部位的分布，降低毒性作用。例如，在抗肿瘤治疗中，载有阿霉素的脂质体能够靶向肿瘤组织，由于肿瘤部位血管通透性增加，以及实体瘤的高渗透长滞留（EPR）效应，脂质体更容易在肿瘤部位富集，持续释放阿霉素，精准杀伤癌细胞，显著提高治疗效果，并减轻对正常组织的毒性。

纳米粒则涵盖了多种材料与制备工艺，包括聚合物纳米粒、金属纳米粒等，其粒径通常在1～1000nm之间。纳米粒子优势在于可通过控制粒径、表面性质等参数，灵活调整药物的释放特性。例如，聚乳酸–羟基乙酸共聚物（PLGA）纳米粒，它具有良好的生物相容性与可降解性，能够包裹难溶性药物，使其以纳米尺度分散，增加药物的溶解度与溶出速率。同时，纳米粒可利用肿瘤组织的特殊微环境（如酸性pH值、高浓度的酶等）实现响应性释药，当纳米粒到达肿瘤部位后，在特定环境因素刺激下，聚合物骨架发生降解，药物迅速释放，达到靶向治疗的目的。在眼部给药领域，纳米粒同样展现出巨大潜力，由于眼部的生理屏障（如角膜屏障、血–眼屏障等）限制了药物的吸收，纳米粒能够穿透这些屏障，提高药物在眼部组织的浓度，延长药物滞留时间，为青光眼、黄斑变性等眼部疾病的治疗提供了更有效的给药途径。

微球制剂通常由可生物降解的高分子材料制成，如白蛋白、明胶、PLGA等，

药物以溶解或分散的形式存在于微球内部或吸附于微球表面。微球的大小一般在1～1000 μm之间，可通过不同的制备方法调控其粒径与释药性能。在药物释放方面，微球具有明显的缓释优势，以亮丙瑞林微球为例，它被广泛应用于前列腺癌、子宫内膜异位症等疾病的治疗，微球能够缓慢降解，持续释放亮丙瑞林，使药物在体内长时间维持稳定的血药浓度，减少给药频率，提高患者的顺应性。此外，微球还可通过栓塞作用，应用于肿瘤的介入治疗，将载药微球经动脉导管注入肿瘤供血血管，微球不仅能够阻断肿瘤的血液供应，饿死癌细胞，还能在局部持续释放化疗药物，增强对肿瘤细胞的杀伤作用，实现双重治疗效果。

（二）体外模拟实验技术

体外模拟实验技术为深入探究药物的释放与吸收机制提供了高效、可控的研究手段，能够在实验室环境下模拟体内复杂的生理过程，减少动物实验的使用，加速药物研发进程。

人工生物膜技术是其中的重要组成部分，例如平行人工膜渗透模型（PAMPA），它通过在支撑材料上涂布卵磷脂和磷脂混合液，构建模拟上皮细胞膜的人工脂质膜，将受体室与供体室隔开。在实验过程中，供体室装载含有药物的缓冲液，模拟体内给药部位的环境，受体室的缓冲液则模拟血液环境，通过测定一段时间内受体室渗透的药物量，计算渗透速率与渗透量。PAMPA模型具有高通量、重现性好等优点，能够快速筛选药物的渗透性，为药物的早期研发提供关键数据，尤其适用于被动扩散机制药物的研究。然而，该模型也存在一定局限性，如无法完全模拟体内细胞膜上的转运蛋白、酶等复杂因素对药物渗透的影响，但随着技术的不断改进，如引入特定的转运蛋白或酶到人工膜体系中，其模拟的精准度正在逐步提高。

模拟胃肠液环境的体外释放实验也是常用的技术手段，以Franz扩散池为例，它广泛应用于半固体制剂（如软膏剂、凝胶剂、乳膏剂等）的体外释放研究。扩散池由给药池和接收池组成，中间以人工膜或动物皮肤隔开，样品置于给药池，药物透过半透膜进入接收池，接收池中含有搅拌子，以保证药物与接收液充分混合。在实验操作过程中，需精心选择人工膜或动物皮肤，考虑其对药物释放的阻滞作用、生物相容性等因素，同时合理选择接收介质（如生理盐水、磷酸盐缓冲液等），确保满足药物释放的“漏槽条件”，即药物能够持续从制剂中释放到接收介质中，而接收介质中的药物浓度始终远低于其饱和浓度。通过在不同时间点从接收池侧壁取样，分析药物含量，可绘制药物释放曲线，判断药物的释药模型（如零级释放、一级释放、Higuchi模型等），深入阐明释药机理，为半固体制剂的处方优化、质量控制提供有力依据。

（三）体内实时监测技术

体内实时监测技术使得科研人员与临床医生能够实时、动态地跟踪药物在体内的释放、吸收、分布与代谢过程，为精准医疗与药物研发提供了前所未有的洞察视角。

成像技术在这一领域发挥着关键作用，如正电子发射断层扫描（PET），它利用微量放射性物质标记药物，通过检测药物在体内代谢过程中产生的正电子湮灭辐射，生成高分辨率的三维立体图像，直观地展示药物在体内的分布与动态变化。在肿瘤靶向药物的研发中，PET技术可用于监测药物是否精准富集于肿瘤部位，评估药物的靶向效率，以及观察药物在肿瘤组织内的滞留时间与代谢情况，为优化药物结构、调整给药方案提供直接依据。磁共振成像（MRI）技术凭借其无辐射、高软组织分辨率的优势，也广泛应用于药物体内监测，通过对药物分子或载药系统进行特殊的磁共振标记，可追踪药物在体内的运动轨迹，尤其适用于脑部、关节等部位的药物递送研究，为神经系统疾病、关节疾病的治疗药物研发开辟了新途径。

传感器技术同样取得了显著进展，以植入式生物传感器为例，它能够实时监测体内的生理参数与药物浓度变化。在糖尿病治疗领域，连续血糖监测系统（CGMS）便是基于生物传感器技术，通过植入皮下的传感器，实时检测组织间液中的葡萄糖浓度，并将数据无线传输至外部设备，患者与医生可随时掌握血糖动态，根据血糖变化及时调整胰岛素剂量，实现精准降糖，大大提高了糖尿病管理的有效性与安全性。此外，还有用于监测药物释放的传感器，如某些智能药物递送系统搭载的微纳传感器，能够感知体内环境信号（如pH值、温度、酶浓度等），触发药物的按需释放，并实时反馈药物释放信息，确保药物在体内的释放过程与治疗需求精准匹配，为个性化医疗的实现奠定了坚实基础。

综上所述，在现代医药学蓬勃发展的当下，新型药物制剂不断涌现，如缓控释制剂、靶向制剂等，这些制剂的设计与开发高度依赖于对药物释放和吸收机制的精准把握。不同的药物性质、剂型及给药途径，会导致药物释放与吸收过程呈现出显著的差异。例如，口服固体制剂中的片剂、胶囊剂，其药物释放可能受到崩解、溶出等因素的制约；而注射剂可使药物迅速进入血液循环，但也需关注药物在体内的分布与消除情况。此外，经皮给药制剂需克服皮肤的屏障作用，实现药物的有效渗透；肺部吸入制剂则要利用呼吸道的特殊生理结构，确保药物快速且精准地到达作用部位。因此，系统地研究药物的释放与吸收机制，对于推动药物制剂创新、提升药物治疗效果、满足临床多样化需求具有不可估量的价值。

第四章　药理学核心理论

药理学作为一门连接基础医学与临床医学的关键学科，其核心理论犹如基石般支撑着整个药物治疗体系。在现代医疗领域，药物的合理应用直接关乎患者的治疗效果与预后。药理学核心理论涵盖药物代谢动力学与药物效应动力学两大板块，前者聚焦药物在体内吸收、分布、代谢、排泄过程及相应参数，这决定了药物的起效时间、作用强度与持续时长；后者着眼于药物对机体产生的作用，包括作用机制、量效关系及药物作用的两重性等，指导相关工作人员在精准地利用药物对抗疾病的同时规避不良反应。深入探究这些核心理论是开启精准医疗、优化药物治疗方案的必经之路，为后续知识的铺展奠定坚实基础。

第一节　药物代谢动力学

一、药物代谢动力学概述

药物代谢动力学，（简称“药代动力学”或“药动学”），作为药理学的核心分支，犹如一座灯塔，照亮了药物研发与临床用药的前行之路。它主要聚焦于机体对药物处置过程的动态变化，运用严谨的数学原理和方法，定量探究药物在生物体内吸收、分布、代谢及排泄的规律，精准阐述血药浓度随时间推移的动态变化。这一学科的诞生与发展，为现代医学的进步奠定了坚实基础，是确定药物给药剂量、间隔时间，以及优化给药方案的关键依据，确保药物在作用部位达到安全有效的浓度，从而实现最佳治疗效果。

在创新药物研制进程中，药物代谢动力学研究与药效学、毒理学研究三足鼎立，共同构成了药物临床前研究与临床研究的重要基石。通过对药物体内过程的深入研究，科研人员能够提前预测药物在人体内的行为，为药物的筛选、优化，以及临床应用提供关键参考。从药物研发的初始阶段，药代动力学就参与其中，助力科研人员了解药物的性质、评估药物的潜力，为新药的诞生指明方向。在临床实践中，它更是医生合理用药的得力助手，帮助医生根据患者的个体差异，如年龄、性别、体重、肝肾功能等，制订个性化的给药方案，提高药物治疗的有效性与安全性，避免药物不良反应的发生，真正做到精准医疗。

随着科技的飞速发展与生命科学的持续进步，药物代谢动力学领域也迎来了前所未有的机遇与挑战。一方面，先进的分析技术、生物信息学、人工智能等新兴技术的融入，为药代动力学研究注入了强大动力，使其在药物代谢预测、药物–代谢相互作用分析等方面取得了显著突破，极大地提升了研究效率与准确性；另一方面，新药研发的加速、国际医药合作的深化及市场对药物安全性与有效性要求的不断提高，促使药物代谢动力学行业朝着国际化、标准化的方向大步迈进。但同时，复杂药物体系的涌现、个体差异的多样性，以及人才短缺等问题，也给该领域的发展带来了诸多难题。

展望未来，药物代谢动力学将继续在医药领域发挥中流砥柱的作用，为新药研发开辟新路径，为临床治疗提供更精准的方案，为人类健康事业筑就更坚固的防线。通过不断地技术创新、跨学科融合，以及国际合作，药物代谢动力学有望突破现有局限，实现更高水平的发展，为全球医药行业的蓬勃发展提供坚实支撑，为解决人类健康问题贡献更多智慧与力量。

二、药物的吸收过程

（一）吸收的定义与途径

吸收，作为药物代谢动力学旅程的起点，是指药物自给药部位进入血液循环的关键过程。药物的吸收速率与程度，犹如一场赛跑的起跑速度与冲线力度，直接影响着药物作用的起效快慢、强弱，以及持续时间，进而与药物的疗效和安全性紧密相连。给药途径则像是一条条不同的赛道，各有其独特的特点与优势，为药物进入机体提供了多样化的选择。

口服给药，作为临床上最常用、最便捷且经济的给药途径，其吸收舞台主要搭建在胃肠道。药物在胃部与肠道中经历溶解、崩解等过程后，被肠道黏膜细胞识别并摄取，进而进入血液循环。然而，这一过程并非一帆风顺。药物在胃肠道内会面临胃液的酸性环境、肠道菌群的代谢作用、胃肠蠕动的推动或阻碍，以及肠黏膜和肝脏的首关消除，只有部分药物能成功进入体循环，实际进入循环的药量往往较给药量明显减少。

注射给药包括静脉注射、肌内注射和皮下注射等方式。静脉注射，药物无须经历吸收的波折，直接快速注入静脉血，能够瞬间抵达全身各处，起效最为迅猛，尤其适用于危急重症患者的抢救，在分秒必争的时刻发挥关键作用。但这条道路也伴随着风险，如药物浓度过高可能引发不良反应，对注射速度与剂量的精准把控要求极高，如同高速驾驶需谨慎操作。肌内注射，药物被注入肌肉组织后，借助肌肉丰富的毛细血管网，以简单扩散和滤过的方式逐渐吸收入血。肌肉组织相对稳定的环境、丰富的血流，为药物的吸收提供了良好条件，吸收速度较快且较为完全，像是为药物开辟了一条通畅的快速路，常用于不宜口服或需要快速起效的药物。皮下注射，药物在皮下疏松结缔组织中缓慢而均匀地吸收，虽然速度较肌内注射稍慢，但药效维持时间相对较长，适合一些需要长期维持药效、刺激性较小的药物，如同为机体提供长效滋养的养分。

舌下给药开辟了一条独特的捷径，药物经舌下黏膜吸收后，直接通过舌下静脉汇入体循环，巧妙避开了肝脏的首关消除，减少了药物在途中的损耗，使得药物能够迅速起效。这一途径对于那些在胃肠道中易被破坏、首关消除显著的药物而言，无疑是一条绿色通道，如硝酸甘油，在舌下含服后能迅速缓解心绞痛症状，为患者争取宝贵的缓解时间。然而，舌下黏膜的吸收面积相对狭小，容纳药物的数量有限，限制了其作为常规给药途径的应用，只能在特定药物与场景下发挥关键作用。

直肠给药，为药物进入机体提供了一条备用路线。直肠黏膜具有一定的吸收能力，对于口服给药困难的患者，如昏迷、呕吐、婴幼儿等，或是对胃肠道有刺激性、在胃中不稳定的药物，直肠给药提供了可行的解决方案。药物通过直肠给药，部分可绕过肝脏的首关效应，提高了生物利用度，如同找到了一条避开拥堵路段的小道，一定程度上保证了药物的有效吸收，同时还能延长药物作用时间，为患者持续输送药效。

吸入给药，借助呼吸道黏膜的强大吸收功能。气态药物或具有一定挥发性、能形成气溶胶的药物，一旦进入肺泡，便能迅速被吸收进入血液循环，或是在呼吸道局部迅速发挥作用，如沙丁胺醇气雾剂用于哮喘急性发作的治疗，药物瞬间抵达肺部战场，快速舒张支气管平滑肌，缓解呼吸困难症状，作用迅速而精准。

皮肤黏膜给药，多数情况下药物主要在局部发挥作用，仅有少数脂溶性高、分子量小的药物，能够凭借自身特性穿透皮肤角质层，进入真皮层的毛细血管，进而吸收入血，实现全身治疗作用。例如，硝酸甘油软膏经皮给药，可用于预防心绞痛发作，药物透过皮肤缓缓释放，持续为机体提供保护，维持稳定的血药浓度，作用持久而温和。

（二）影响吸收的因素

药物的吸收过程受到多种因素的协同影响，任何一个细微的变化都可能改变药物吸收的节奏与效果。

溶解度，决定了药物在体液中的溶解程度，溶解度高的药物能更快地分散于胃肠道液体中，与吸收部位充分接触，为吸收创造有利条件，像是提前打开了通往吸收大门的钥匙。脂溶性，则关乎药物穿透生物膜的能力，脂溶性强的药物如同拥有穿墙术，更容易透过细胞膜这层屏障，顺利进入细胞内部，进而被吸收进入血液循环。解离度的影响也不容小觑，药物通常以解离型和非解离型两种状态存在，而非解离型药物更容易透过生物膜被吸收。

药物的剂量不同，药物的释放速度与吸收效率便会不同。溶液剂，药物以分子或离子状态均匀分散，无须额外的准备时间，吸收最为迅速，能快速起效，但往往持续时间较短。片剂与胶囊剂，药物被包裹在其中，需要在胃肠道内经历崩解、溶解等过程才能释放，吸收相对较慢，恰似包裹严实的礼物需要层层拆解，但它们能保护药物不受胃酸破坏，确保药物安全抵达吸收部位，并且通过控制崩解与溶解速度，实现药物的缓慢释放，延长药效。近年来，药剂学领域不断创新，缓释制剂与控释制剂应运而生。缓释制剂像是一位节奏大师，利用特殊的基质或包衣，巧妙地控制药物的溶出速度，使其按照预定的节奏缓慢释放，持续为机体提供稳定的药物供给，减少服药次数的同时保证长期疗效；控释制剂则更像一个精准的时钟，能够以近乎恒定的速度释放药物，让血药浓度始终维持在相对平稳的状态，避免药物浓度的大幅波动，确保药物作用的稳定性与可靠性，为患者带来更好的治疗体验。

给药部位的生理状态对药物吸收起着关键的调节作用。以口服给药为例，胃肠内的pH值就像土壤的酸碱度，影响着药物的解离与溶解。胃内酸性环境（pH值1.0～3.0），适宜弱酸性药物以非解离型存在，从而促进其吸收；而小肠内pH值相对较高（pH 值4.8～8.2），更利于弱碱性药物保持非解离状态，顺利透过肠黏膜被吸收，不同药物就像不同的植物，在适宜的酸碱环境中才能茁壮成长。胃排空速度与肠蠕动，恰似场地的风速与气流，胃排空迅速，药物便能更快地进入小肠这一主要吸收部位，加快吸收进程；而肠蠕动过快或过慢，都会干扰药物与肠黏膜的接触时间，影响吸收效果。胃肠内容物也扮演着重要角色，食物的存在既可能稀释药物、吸附药物分子，阻碍药物与吸收部位的接触，又可能通过延缓胃排空，间接影响药物的吸收速率，如同场地中的杂物，可能成为药物吸收的绊脚石，也可能改变吸收的节奏。

首关消除，是药物口服吸收过程中的一道难关。当药物经胃肠道吸收后，在抵达全身血液循环之前，需要途经肠黏膜与肝脏。这两个部位如同严格的安检关卡，富含多种代谢酶，部分药物会在这里被代谢灭活，导致实际进入体循环的有效药量大幅减少，像是货物在运输途中遭遇损耗。首关消除显著的药物，如硝酸甘油、利多卡因等，口服给药后生物利用度极低，难以达到预期的治疗效果，因此往往需要避开这一难关，选择舌下、静脉等其他给药途径，确保药物能以足够的药量进入体内，发挥治疗作用。但值得注意的是，首关消除也并非一成不变，在一定剂量范围内，它具有饱和性。当药物剂量加大时，尽管仍有首关消除存在，但由于酶的代谢能力有限，更多的药物得以突破关卡，进入体循环，使血液中药物浓度显著升高，为治疗提供足够的药力支持。

三、药物的分布过程

（一）分布的概念与特点

分布，是指药物经吸收进入血液循环后，被转运至机体各组织器官的动态过程。这一过程具有高度的选择性，药物并非均匀地分散于全身各处，而是依据自身特性与机体组织的差异，呈现出不同的分布态势。

有些药物如亲脂性药物，凭借其良好的脂溶性，容易穿透细胞膜，快速进入脂肪组织、脑组织等富含脂质的部位，在这些区域浓聚，发挥作用；而水溶性药物则更多地分布于血液、细胞外液等水性环境中，与周围环境紧密互动。药物在体内的分布浓度也不尽相同，往往在肝、肾、肺等血流丰富、代谢活跃的器官，药物能迅速抵达，分布量相对较多；而在骨骼、脂肪等血流相对缓慢、代谢不那么旺盛的组织，药物的分布则相对滞后且量少。这种分布的不均衡性，直接影响着药物作用的靶向性与有效性，决定了药物能否精准地抵达作用部位，发挥最佳疗效。

药物在体内的分布并非一成不变，而是处于动态平衡之中。随着药物的不断吸收、代谢与排泄，其在各组织器官间的分布浓度持续调整，时刻维持着一种平衡。药物从血液向组织的转运，以及在组织与血液间的交换，都是通过扩散、对流、主动转运等多种机制协同完成，确保药物能够按需分配，精准定位到需要发挥作用的部位，为机体的健康保驾护航。

（二）影响分布的因素

药物的分布过程受到多种因素的交互影响。脂溶性高的药物，能够轻松穿透细胞膜这层脂质屏障，迅速进入细胞内部，进而在组织中广泛分布。例如，全身麻醉药多为脂溶性较强的化合物，它们能够快速透过血-脑屏障，进入脑组织，发挥麻醉作用，让患者在手术过程中安然入睡。相反，水溶性药物在穿越细胞膜时则面临较大阻碍，其分布范围相对受限，更多地停留在细胞外液。

药物与血浆蛋白的结合率，是影响分布的又一重要因素。当药物进入血液后，一部分药物会与血浆蛋白，如白蛋白、球蛋白等紧密结合，形成结合型药物。不同药物与血浆蛋白的结合能力差异显著，结合率高的药物，如华法林，其血浆蛋白结合率可达99%以上，意味着血液中大部分药物处于结合状态，只有少量游离型药物能够发挥药效，且药物作用相对缓慢、持久；而结合率低的药物，游离型药物比例相对较高，能够迅速扩散至组织，起效较快，但作用时间可能较短。需要注意的是，药物与血浆蛋白的结合并非绝对固定，当同时使用多种药物时，可能会发生竞争性置换现象。例如，当保泰松与华法林合用时，保泰松会竞争华法林的血浆蛋白结合位点，将华法林置换出来，使血液中游离型华法林浓度急剧升高，抗凝作用显著增强，极易引发严重出血等不良反应。

组织器官的血流量为药物的分布运输提供了动力。血流丰富的器官，如心、肝、肾、肺等，药物随着血流能够快速抵达，短时间内即可达到较高的分布浓度。在紧急救治中，一些急救药物需要迅速起效，正是利用了这些器官的血流优势，快速发挥作用，挽救生命。而血流灌注较差的组织，如骨骼、脂肪等，药物的输送则相对缓慢，需要花费更多时间才能达到有效分布，药物在这些部位的起效也会延迟，往往需要持续给药，以保证药物的蓄积与作用效果。

血-脑屏障由毛细血管内皮细胞、基膜与神经胶质细胞构成，结构紧密，功能特殊，保护中枢神经系统。它能够阻挡大多数水溶性、大分子及解离型药物进入脑组织，只允许脂溶性高、分子量小、非解离型的药物通过，确保中枢神经系统的内环境稳定，避免有害物质的侵扰。这也是为什么许多抗生素难以透过血-脑屏障治疗脑部感染，而必须选用特定的能穿透血-脑屏障的药物。胎盘屏障是分隔母体与胎儿血液循环的重要屏障，一般情况下，脂溶性低、解离度高的药物较难通过，从而在一定程度上保护胎儿免受母体血液中药物的不良影响。但值得警惕的是，胎盘屏障并非万无一失，仍有部分药物能够透过，尤其是在妊娠期间，孕妇用药必须慎之又慎，避免药物对胎儿造成潜在危害。

体液的pH值与药物的pKa，影响药物分布。药物通常以解离型和非解离型两种状态存在，其解离程度取决于体液的pH值与药物自身的pKa值。生理状态下，细胞内液pH值约为7.0，细胞外液pH值约为7.4，不同体液环境存在一定差异。弱酸性药物在酸性环境中，解离度降低，非解离型药物比例增加，更容易透过细胞膜进入细胞内，在环境中更具优势；而弱碱性药物则相反，在碱性环境下更易以非解离型存在，利于分布。例如，在苯巴比妥中毒时，应用碳酸氢钠碱化血液和尿液，可使血液pH值升高，苯巴比妥的解离度增大，促使药物从脑组织向血浆转移，并加速其从尿液排出体外，减少药物在体内的蓄积，降低毒性，恰似为迷途的羔羊指引归巢之路，助力机体恢复健康。

四、药物的代谢过程

（一）代谢的定义与意义

药物代谢，又称生物转化，是指药物在机体的作用下，于体内发生化学结构改变的复杂过程。这一过程对药物起着至关重要的决定性作用，其影响贯穿药物治疗的始终，与药物的疗效、毒性及最终的排泄归宿紧密交织。

多数药物通过代谢，药理活性发生改变，或被激活，如前药需在体内经代谢转化后才能发挥药效，恰似沉睡的力量被唤醒；或被灭活，失去原有的药理活性。某些药物经代谢后会产生毒性代谢产物，对机体造成潜在危害。此外，代谢促使药物极性增大、水溶性增强，使其更易排出体外，完成在体内的旅程。

肝脏，承担着大部分药物的代谢重任，以其丰富的代谢酶系，高效地催化各类药物的转化反应。肠道、肾脏、肺、血浆等部位，参与特定药物的代谢过程，共同协作，确保药物在体内的代谢有条不紊地进行。深入探究药物代谢的奥秘，对于精准把握药物的体内行为、合理设计给药方案，以及最大程度降低药物不良反应风险，具有不可估量的意义，为临床用药的安全、有效保驾护航。

（二）代谢的方式与途径

药物代谢的方式犹如一场多元的化学反应盛宴，主要涵盖氧化、还原、水解、结合等多种类型，这些反应按先后顺序有序进行。

氧化反应，由肝微粒体混合功能氧化酶系（其中细胞色素P450酶系最为关键）主导，广泛参与众多药物的代谢过程。这一过程使药物分子结构发生改变，如脂肪族化合物经羟化反应引入羟基，芳香族化合物发生氧化反应致使苯环结构变化，含氮、含氧、含硫等基团的药物也各自经历特定的氧化，进而改变药物的活性、极性与水溶性，为后续的排泄奠定基础。

还原反应，借助硝基还原酶、偶氮还原酶等酶的催化，为某些含硝基、偶氮基的药物带来结构的转变，使其活性与毒性发生相应变化，在特定药物的代谢进程中发挥关键作用，开辟出一条独特的转化路径。

水解反应将药物分子中的酯键、酰胺键等化学键剪断，使药物分解为较小片段，常发生于酯类、酰胺类药物，或激活药物，或促使其灭活，为药物的活性调控提供了又一重要手段。

结合反应，是药物分子或其代谢产物与内源性物质，如葡糖醛酸、硫酸、谷胱甘肽、甘氨酸、乙酰基、甲基等，在相应转移酶催化下的紧密相拥。这一过程使其极性大幅提升，水溶性显著增强，药理活性大多丧失，更易于排出体外。

肝脏，凭借其卓越的代谢能力，成为药物代谢的核心枢纽，拥有种类繁多、功能强大的药物代谢酶系。肠道，作为药物进入机体的前沿阵地，肠道菌群与肠黏膜细胞中的代谢酶积极参与药物的有关代谢，影响药物的吸收。肾脏，在排泄药物的同时，也利用自身的酶系对部分药物进行代谢。肺、血浆等部位，同样依据自身特性，参与特定药物的代谢环节，各司其职，协同完成药物在体内的代谢使命，确保机体的药物处置过程精准、高效。

（三）药物代谢酶

药物代谢酶，主要分为微粒体酶系与非微粒体酶。

微粒体酶系，以细胞色素P450酶系（CYP）为主。这一酶系广泛分布于肝细胞内质网，凭借其独特的结构与强大的催化功能，成为参与药物代谢反应的重要部分。其催化过程有分子氧、NADPH等辅酶，以及特定的电子传递链的共同参与，使得药物分子在其作用下发生氧化、还原等结构改变。

非微粒体酶系，包含细胞质中的醇脱氢酶、醛脱氢酶、线粒体中的单胺氧化酶、血浆中的胆碱酯酶等多种酶类，在特定药物的代谢中发挥专长。如醇脱氢酶专注于醇类药物的代谢，单胺氧化酶精准调控单胺类药物的转化，它们相互协作，为药物代谢的多样性与精准性提供保障。

在临床用药的复杂过程中，药物代谢酶的活性变化对药物疗效与安全性影响深远。酶诱导剂，如巴比妥类、利福平、苯妥英钠等药物，能使肝药酶活性增强，促使其他药物代谢加快，导致血药浓度降低，药效减弱，如同潮水退去；而酶抑制剂，如氯霉素、西咪替丁、异烟肼等药物，抑制肝药酶活性，使合用药物代谢减缓，血药浓度升高，毒性风险骤增。因此，临床用药时，医生必须时刻注意药物间的相互作用，巧妙避开这些潜在风险，确保每一步用药决策精确无误。

五、药物的排泄过程

（一）排泄的定义与途径

排泄是指药物及其代谢产物被排出体外的关键过程。这一过程犹如人体的清洁系统，及时清除体内的药物成分，确保机体内部环境的稳定与平衡，为新的生理活动腾出空间。

肾脏，承担着大部分药物及其代谢物的排泄重任。药物经血液循环抵达肾脏后，通过肾小球滤过、肾小管分泌与肾小管重吸收等精细环节，实现从尿液中的排出。肾小球滤过，如同一张精密的滤网，凭借毛细血管内较高的血压，以及管壁上适宜的微孔，允许除血细胞和大分子蛋白质之外的众多物质，以被动转运的方式无选择性地滤过，为药物进入尿液开启了大门；肾小管分泌，则是一个主动出击的过程，借助载体系统的力量，肾小管上皮细胞将某些药物逆浓度梯度转运至管腔中，确保药物能够高效排泄，且这一过程具有饱和性与竞争性，相似结构的药物会为载体展开竞争；肾小管重吸收，部分被滤过的药物会依据自身的脂溶性、pKa值，以及尿液的pH值等因素，通过主动或被动的方式重新回到血液中，只有未被重吸收的药物才能最终随尿液排出体外，完成排泄之旅。

胆汁排泄，成为药物代谢的另一条出路。一些药物或其代谢物经肝细胞摄取后，通过胆管膜转运至胆汁中，随后随胆汁排入十二指肠。这一过程涉及主动分泌机制，肝细胞内的多个转运系统各司其职，分别负责有机酸、有机碱、中性化合物等不同类型药物的转运，且主动分泌具有饱和现象、逆浓度梯度转运，以及竞争效应等特点，确保药物有序排泄。当药物排入肠道后，部分药物可能会经历肠肝循环，重新被小肠吸收，经门静脉返回肝脏，再次进入全身循环，如此往复，使得药物在体内的存留时间延长，对药物的疗效与毒性产生深远影响，某些药物如强心苷类、氯霉素等，正是凭借肠肝循环，在体内维持较长时间的作用。

肠道排泄，作为消化系统的最后部分，部分未被吸收的药物，以及经胆汁排泄后进入肠道的药物代谢物，会随着粪便排出体外，如同清理肠道垃圾，确保肠道内环境的清洁，完成药物在肠道内的最后使命。

肺排泄，对于吸入性麻醉药、乙醇等具有挥发性的物质，它们能够以原形经肺呼出，如同人体呼出二氧化碳一般自然，迅速排出体外，维持体内药物浓度的平衡。

唾液腺、汗腺等腺体排泄，虽然排泄量相对较少，但也不容忽视。某些药物可通过这些腺体分泌至唾液、汗液中，缓慢排出体外，持续带走体内的药物成分，为机体排泄药物贡献力量。

（二）影响排泄的因素

药物的排泄过程受到多种因素的制衡与调节，任何一个因素的变动都可能打破排泄的节奏，影响药物在体内的蓄积与消除。

当肾功能正常时，肾脏能够有条不紊地发挥其滤过、分泌与重吸收功能，确保药物及其代谢物及时、高效地排出体外，维持体内药物浓度的稳定。然而，一旦肾功能受损，如在肾衰竭、肾病综合征等病理情况下，肾脏的排泄功能就会大打折扣，肾小球滤过率显著下降，肾小管的分泌与重吸收功能紊乱，药物排泄速度减缓，导致药物在体内蓄积，血药浓度升高，犹如洪水排泄不畅，水位持续上升，极大地增加了药物不良反应的发生风险，甚至引发毒性反应。因此，对于肾功能不全的患者，临床用药时必须依据肾功能指标，精细调整药物剂量或谨慎选择合适的替代药物，确保用药安全，避免药物在体内的过度蓄积。

尿液的pH值，对药物排泄起着关键的调节作用。尿液pH值通常在4.6～8.0之间波动，受饮食、药物、疾病等多种因素影响。对于弱酸性药物而言，当尿液pH值降低，酸性增强时，药物以非解离型为主，脂溶性增大，更容易被肾小管重吸收，排泄减少；反之，当尿液碱化时，药物解离型增多，水溶性增强，重吸收减少，排泄加速。例如，苯巴比妥中毒时，应用碳酸氢钠碱化尿液，能够促使苯巴比妥解离，减少其重吸收，加速排泄，为患者解毒争取时间。同理，弱碱性药物在碱性尿液中重吸收减少，排泄加快，在酸性尿液中则相反。因此，在临床用药过程中，医生常常会根据药物的酸碱性，以及治疗需求，巧妙地调节尿液pH值，优化药物排泄，提升治疗效果。

药物相互作用，为排泄过程增添了诸多变数。当多种药物同时使用时，它们可能在排泄环节相互干扰，影响彼此的排泄速率与程度。在肾小管分泌过程中，部分药物竞争同一转运载体，导致某些药物的分泌受阻，排泄减少。例如，丙磺舒能够竞争性抑制青霉素、阿司匹林等药物的肾小管分泌，使这些药物在血液中的浓度升高，延长药效，但同时也增加了不良反应的潜在风险。此外，药物还可能通过改变尿液pH值，间接影响其他药物的排泄。如碳酸氢钠与水杨酸类药物合用，碳酸氢钠碱化尿液，可使水杨酸类药物排泄加快，药效减弱。因此，临床用药时，医生必须充分了解药物间的相互作用，合理配伍，避免因药物相互干扰排泄而引发的不良后果。

胆汁排泄机制及肠肝循环，也是影响药物排泄的关键因素。药物的胆汁排泄涉及肝细胞摄取、胆管膜转运等复杂环节，一旦其中某个环节出现异常，如肝细胞功能受损、转运体功能障碍等，药物的胆汁排泄就会受阻，影响药物的整体排泄进程。肠肝循环更是一把双刃剑，对于某些药物，肠肝循环延长了药物在体内的存留时间，有利于维持稳定的血药浓度，发挥持久药效，如地高辛等强心苷类药物；但在某些情况下，过度的肠肝循环可能导致药物蓄积中毒，如同水库蓄水过多引发决堤。因此，深入了解药物的胆汁排泄特性与肠肝循环规律，对于精准调控药物排泄、优化治疗方案具有重要意义。

其他排泄途径的特点与影响因素，同样不容忽视。肺排泄主要依赖药物的挥发性，对于挥发性差的药物，肺排泄作用微乎其微，而在高温环境、剧烈运动等情况下，人体呼吸加快，挥发性药物的肺排泄可能会相应增加。肠道排泄受胃肠蠕动、肠道菌群等因素影响，胃肠蠕动加快，药物在肠道内停留时间缩短，排泄加快，而肠道菌群失调可能影响药物代谢物的生成与排泄。唾液腺、汗腺排泄量虽少，但在长时间用药或特殊药物的排泄中，也可能产生累积效应，如锂盐可经唾液腺排泄，长期用药可能导致唾液中锂浓度升高，对口腔黏膜产生刺激。

六、药物代谢动力学参数

（一）半衰期（t1/2）

半衰期，作为药物代谢动力学舞台上的关键角色，是指血浆药物浓度下降一半所需耗费的时间。这一参数精准反映了药物的消除速度，其长短恰似指针的快慢，与药物在体内的驻留时间紧密相连，进而成为临床确定给药间隔的核心依据之一。

药物的半衰期受多种因素的精密调控，犹如复杂机器中的齿轮相互咬合。药物的理化性质是基础要素，脂溶性、分子量等因素，影响着药物透过生物膜、与代谢酶相互作用的效率，进而可左右药物的代谢速率。机体的生理状态，如肝肾功能，恰似机器的动力源与滤清器，肝脏的代谢酶活力、肾脏的排泄功能直接参与药物的消除过程，功能正常与否对药物半衰期影响显著。当肝功能受损时，药物代谢酶活性降低，如同动力不足，药物代谢减缓，半衰期延长；肾功能不全时，药物排泄受阻，如同滤清器堵塞，药物在体内蓄积，半衰期同样增加。此外，药物相互作用，恰似齿轮间加入的异物，可能改变药物的代谢途径或抑制排泄，使半衰期发生波动。例如，当酶抑制剂与药物合用时，抑制了药物代谢酶的活性，导致药物消除受阻，半衰期延长，血药浓度升高，药物作用时间延长，不良反应风险增加。

对于大多数药物而言，通常遵循“5个半衰期药物浓度达稳态”的规律。医生依据这一规律，结合药物的半衰期，为患者精心设计给药间隔，确保药物在体内持续维持有效治疗浓度，避免浓度波动过大引发的不良反应，同时防止药物蓄积中毒。

（二）清除率（Clr）

清除率，是指单位时间内从体内彻底清除药物的血浆容积，即单位时间内有多少毫升血浆中所含的药物被机体成功清除，其单位通常为mL/min或L/h。这一参数精准反映了机体消除药物的综合能力，涵盖肝脏代谢、肾脏排泄，以及其他途径消除的协同作用，是衡量药物从体内消除速率的关键指标。

清除率的高低，受药物自身特性、机体器官功能，以及药物相互作用等多重因素的交织影响。药物的代谢途径与速率，决定了其在肝脏等代谢器官中的处理速度，如同工厂生产线的加工效率；肾脏的排泄功能，如肾小球滤过率、肾小管分泌与重吸收能力，恰似排水管道的通畅程度，直接左右药物经肾脏排出的效率；当多种药物同时登场时，药物相互作用就像舞台上的碰撞与融合，可能竞争代谢酶、转运载体，或是改变机体的生理状态，进而使药物的清除率或升或降，引发血药浓度的起伏波动。

对于肝肾功能不全的患者，药物清除率降低，若仍按常规剂量给药，药物易在体内蓄积，如同垃圾堆积，不良反应风险飙升。此时，医生需依据患者的肝肾功能指标，精确计算药物的清除率，精细调整给药剂量，确保药物既能发挥治疗作用，又不会因蓄积而对机体造成损害，保障治疗的精准与安全。

（三）表观分布容积（Vd）

表观分布容积，是指当血浆和组织内药物分布达到动态平衡时，体内药物总量按此时血浆药物浓度均匀分布所需的体液容积，单位常为L或L/kg。它精准反映药物在体内分布的广泛程度，揭示药物与组织的亲和力强弱，为深入了解药物在体内的行踪提供了关键线索。

表观分布容积的大小，受药物的理化性质、机体组织的生理学特性，以及药物与血浆蛋白、组织蛋白结合能力等诸多因素的共同塑造。脂溶性强的药物，如同拥有强大的渗透力，能轻易穿透细胞膜，广泛分布于脂肪、脑组织等富含脂质的区域，使其表观分布容积较大；而水溶性药物，受限于细胞膜的屏障，多分布于细胞外液，表观分布容积相对较小。药物与血浆蛋白的结合率，结合率高的药物，被限制在血浆中循环，难以扩散至组织，表观分布容积变小；反之，游离型药物比例高，更易进入组织，分布容积增大。此外，机体不同组织器官的血流量、细胞膜的通透性，以及细胞内液与外液的比例等生理因素，吸引或限制药物的分布，对表观分布容积产生影响。

在药物研发与临床应用的征程中，表观分布容积发挥着多方面的关键作用。一方面，它为估算体内药量提供了便利，通过简单的公式“体内药量=血浆药物浓度 × 表观分布容积”，科研人员与医生能在不同阶段精准推算药物在体内的含量；另一方面，它有助于评价药物的分布特性，为解释药物的疗效、毒性，以及药物间的相互作用提供了有力依据，助力药物研发的优化与临床治疗方案的精准制定。

（四）生物利用度（F）

生物利用度，是衡量药物制剂质量与疗效的关键，指药物经血管外给药后，实际进入全身血液循环的药物相对量与速度，以百分数表示。它精准反映了药物从给药部位进入体循环的完整过程，涵盖药物的崩解、溶解、吸收，以及首关消除等诸多环节，是评价药物制剂优劣、衡量药物临床疗效的核心指标之一。

生物利用度可进一步细分为绝对生物利用度与相对生物利用度，两者各具特点。绝对生物利用度，侧重于评估同一药物不同给药途径的差异，通常以静脉注射为参照标准，将其生物利用度设定为100%，通过比较血管外给药（如口服、舌下、肌内注射等）与静脉注射后血药浓度-时间曲线下面积（AUC）的比值，精确测定药物经非血管途径进入体循环的实际比例，为药物剂型的选择、给药途径的优化提供关键依据，如同为药物的旅程挑选最佳路线。相对生物利用度，则聚焦于同种药物不同制剂间的比较，在相同给药途径下，测定受试制剂与参比制剂的AUC比值，用于评价新制剂的质量与疗效是否等效于或优于已上市制剂，助力药物制剂的创新研发与质量提升，恰似为新药的诞生把关。

影响生物利用度的因素纷繁复杂。药物的剂型与制剂工艺是其中的关键节点，不同剂型，如片剂、胶囊剂、溶液剂等，药物的释放速度与程度大相径庭；工艺的微小差异，如药物颗粒大小、晶型、辅料种类等，都可引发生物利用度的显著变化。给药途径的选择，同样影响深远，口服给药面临首关消除的挑战，生物利用度常低于注射给药；舌下、直肠等特殊途径则能巧妙避开首关代谢，提高药物进入体循环的比例。此外，机体的生理状态，包括胃肠功能、肝肾功能、血液循环等，如同舞台的背景环境，对药物的吸收、代谢与分布起着不可或缺的调节作用，任何生理状态的改变都可能影响生物利用度，进而左右药物的疗效与安全性。

在新药研发的漫长征程中，生物利用度是科研人员密切关注的焦点。通过深入探究药物的生物利用度，研发人员能够优化制剂配方、改进制备工艺，提高药物的吸收效率，减少个体差异对疗效的影响，确保药物在体内达到预期的治疗浓度，为新药的成功上市与广泛应用奠定坚实基础。在临床用药领域，医生充分考虑药物的生物利用度，结合患者的个体情况，合理选择药物剂型与给药途径，为患者制订个性化的治疗方案，确保药物治疗的有效性与安全性，助力患者早日康复。

七、药物代谢动力学在临床中的应用

（一）优化给药方案

药物代谢动力学在临床实践中的核心应用之一，便是为优化给药方案提供精准的理论支撑与实践指导。在药物治疗过程中，如何确保药物在患者体内达到并维持理想的治疗浓度，避开“药效不足”与“药物过量”等问题，是保障治疗成功的关键。

药代动力学参数引领着医生为患者量身定制给药方案。以半衰期为例，这一参数清晰地揭示了药物在体内消除的速度。对于半衰期较短的药物，如硝酸甘油，其在体内迅速代谢，为维持稳定的血药浓度，往往需要频繁给药，甚至采用持续静脉输注的方式，方能确保药物持续发挥作用，及时缓解心绞痛症状；而对于半衰期较长的药物，像地高辛，给药间隔则可适当延长，避免药物在体内蓄积引发毒性反应。清除率反映了机体对药物的清除能力，肝肾功能不全的患者，药物清除率下降，此时若仍按常规剂量给药，药物易在体内积聚，不良反应风险骤升。医生需依据患者的肝肾功能指标，精确计算药物的清除率，相应降低给药剂量或延长给药间隔，确保药物浓度维持在安全有效的范围内，为患者的健康保驾护航。

个体差异是药物治疗中的变数，深刻影响着药物的体内过程。年龄是其中一个重要因素，老年人肝肾功能衰退，药物代谢与排泄能力减弱，药物在体内停留时间延长，易发生蓄积。例如，老年人使用经肾脏排泄的抗生素时，剂量通常需适当减少，以防药物蓄积引发肾毒性等不良反应。儿童则处于生长发育阶段，肝药酶系统尚未成熟，药物代谢能力相对较弱，且对药物的敏感性较高，用药时需更加谨慎，精准计算剂量，避免药物过量对稚嫩机体造成损害。性别差异同样不容忽视，女性在生理周期、孕期、哺乳期等特殊阶段，体内激素水平波动，影响药物的吸收、分布与代谢。如孕期女性，为保护胎儿免受药物不良影响，用药选择与剂量调整需慎之又慎，应避开可能致畸、导致流产的药物，确保母婴安全。体重也与药物剂量紧密相关，一般而言，体重较重的患者，药物分布容积相对较大，为达到相同的血药浓度，所需的药物剂量往往也相应增加，以确保药效的均衡发挥。

疾病状态更是给药物治疗增添了复杂性。肝脏疾病患者，肝细胞受损，肝药酶活性降低，药物代谢受阻，如同工厂减产，药物在体内难以正常转化；肾脏疾病患者，肾小球滤过率下降，药物排泄延缓，易在体内蓄积。这些患者在用药时，必须依据病情严重程度与肝肾功能指标，精细调整药物剂量与给药间隔，确保药物既能发挥治疗作用，又不会因蓄积而加重病情。同时，药物相互作用也是临床用药中不可忽视的环节，当多种药物联合使用时，它们可能在吸收、分布、代谢、排泄等环节相互干扰，影响彼此的药代动力学过程。例如，酶诱导剂可加速其他药物的代谢，使血药浓度降低，药效减弱；酶抑制剂则相反，抑制药物代谢，导致血药浓度升高，毒性风险增加。医生在开具联合用药处方时，必须充分了解药物间的相互作用，合理配伍，避免因药物冲突而影响治疗效果。

治疗药物监测（TDM），作为保障药物治疗精准性的有力手段，在临床实践中发挥着关键作用。对于一些治疗窗狭窄的药物，即药物有效浓度与中毒浓度相近，稍有不慎就可能导致治疗失败或发生不良反应。如对强心苷类、抗癫痫药、免疫抑制剂等，TDM尤为重要。通过定期测定患者的血药浓度，医生能够实时了解药物在体内的实际水平，结合药代动力学原理，精准判断药物剂量是否合适，及时调整给药方案，确保药物浓度始终处于治疗窗内，保障患者用药安全、有效。

在特殊人群，如危重症患者、老年人、儿童、孕妇等，药物代谢动力学的个体化应用更是意义非凡。危重症患者病情瞬息万变，机体生理功能紊乱，药物的吸收、分布、代谢与排泄过程往往偏离正常状态，常规给药方案难以奏效。此时，医生需密切关注患者的病理生理变化，借助药代动力学监测，及时调整给药策略，确保药物精准抵达作用部位，发挥救命作用。老年人身体机能衰退，儿童生长发育尚未成熟，孕妇需兼顾母体与胎儿健康，这些特殊人群的药物治疗都需要依据其独特的药代动力学特点，精细调整给药方案，实现精准治疗，最大程度保障患者的健康与安全。

（二）药物研发与评价

药物代谢动力学在新药研发领域扮演着不可或缺的关键角色，贯穿于新药从诞生到临床应用的漫长征程，为药物的安全性与有效性保驾护航。

在新药研发的早期探索阶段，药物代谢动力学为药物的筛选与优化提供关键依据。科研人员借助体外细胞模型、动物模型等实验手段，深入探究药物的吸收特性，了解药物能否顺利穿透细胞膜进入细胞，预测其在胃肠道等部位的吸收效率；剖析药物的分布规律，明确药物在体内各组织器官的靶向性，判断是否能精准抵达作用靶点；揭示药物的代谢途径，识别参与代谢的关键酶系，预测可能产生的代谢产物及其活性、毒性；追踪药物的排泄方式，掌握药物及其代谢物排出体外的路径与速率。这些研究犹如层层筛选，淘汰那些药代动力学特性不佳的药物，为后续研发节省大量资源与时间。

进入临床前研究阶段，药物代谢动力学研究更是重中之重。通过系统的动物实验，科研人员精确测定药物的各项药代动力学参数，如半衰期、清除率、表观分布容积、生物利用度等，全面了解药物在动物体内的动态变化过程。这些参数不仅为药物的剂型设计、给药途径选择提供科学指导，还能初步预测药物在人体内的行为表现。同时，药物代谢动力学研究还关注药物在体内的代谢产物，对其活性、毒性进行深入评估，确保新药的安全性。只有在临床前研究中展现出良好药代动力学特性与安全性的药物，才有资格踏入临床试验的大门，开启向新药迈进的关键一步。

临床试验阶段，药物代谢动力学研究与药效学研究紧密携手，共同为新药的疗效与安全性评估提供坚实证据。Ⅰ期临床试验聚焦于药物在健康志愿者体内的耐受性、药代动力学特征，细致探究药物的吸收、分布、代谢、排泄过程，确定合适的给药剂量范围，为后续试验奠定基础。Ⅱ期、Ⅱ期临床试验则将范围扩大至患者群体，在大规模的临床试验中，同时监测药物的血药浓度与药效、不良反应，深入剖析药代动力学参数与临床疗效、安全性之间的内在关联。通过这些研究，科研人员能够精准判断药物在不同患者群体中的有效性与安全性，为新药的注册申请、临床应用提供关键支持。

药物代谢动力学在药物相互作用研究中也发挥着核心作用。在临床实践中，患者常常同时使用多种药物，药物间的相互作用可能改变彼此的药代动力学过程，进而影响疗效与安全性。新药研发过程中，科研人员通过系统的药物相互作用研究，预测新药与临床常用药物合用时可能出现的相互作用，提前制定应对策略，避免不良反应的发生。例如，研究新药对细胞色素P450酶系等代谢酶的影响，判断其是否会抑制或诱导其他药物的代谢，或是考察新药与其他药物在转运载体上的竞争关系，确保新药在临床使用中的安全性与有效性。

药物代谢动力学还为药物的剂型改进与优化提供了方向。随着科技的不断进步，新型药物制剂，如缓释制剂、控释制剂、靶向制剂等应运而生。药代动力学研究能够精准评估这些新剂型在体内的药物释放、吸收、分布特性，验证其是否能够实现预期的疗效提升、不良反应减少的目标。通过药代动力学监测，科研人员可以判断缓释制剂是否能平稳维持血药浓度，控释制剂的药物释放是否精准恒定，靶向制剂是否能将药物高效递送至靶部位，为药物剂型的创新与优化提供有力支持，推动药物治疗向更精准、更高效的方向发展。

第二节　药物效应动力学

一、药物效应动力学概述

药物效应动力学，作为药理学的核心支柱之一，专注于探究药物对机体产生的作用、作用规律，以及内在作用机制，涵盖了药物与作用靶位之间相互作用引发的生物化学、生理学和形态学变化，以及药物作用的全过程与分子细节。深入钻研药物效应动力学有着非凡的现实意义，其为临床精准用药、规避药物不良反应，以及新药研发铺就了坚实的道路，更是推动生命科学蓬勃发展的关键力量。

在医疗实践中，医生凭借药物效应动力学的知识，针对不同病症与患者个体差异，精心挑选最为适宜的药物，精准拿捏剂量，从而最大化药物疗效，同时将不良反应的风险降至最低。从新药的研发初始，对药物作用机制的深度剖析，到临床试验阶段对药物疗效与安全性的严苛评估，再到药物上市后持续的监测与优化，药物效应动力学全程深度参与，保驾护航。此外，它还与药物代谢动力学携手并肩，两者相辅相成，共同勾勒出药物在机体内完整的行为轨迹，助力医药工作者全方位洞悉药物的特性与功效。

本章将围绕药物效应动力学的几大核心板块逐一展开深入探讨，包括药物作用的基本原理、量效关系的精妙之处、药物作用机制的奥秘，以及药物不良反应的深度剖析等内容。期望能为读者呈现出一幅系统全面、翔实深入的药物效应动力学知识画卷，使其在药学探索与临床实践的道路上，能够胸有成竹、从容应对。

二、药物作用的基本原理

（一）药物作用与药理效应的内涵

药物作用，从微观层面来看，是指药物与机体细胞、组织、器官或机体整体之间最初始的相互接触与相互影响，它是引发后续一系列机体反应的导火索，具有高度的特异性。这种特异性取决于药物独特的化学结构，它可使药物能够精准地识别并作用于特定的靶点。药理效应是药物作用这一初始动因所引发的机体在生理、生化功能乃至形态学上的继发性改变，是药物作用在机体宏观层面的具体呈现。

举例来说，当使用抗生素如青霉素时，其药物作用是能够特异性地与细菌细胞壁上的青霉素结合蛋白相结合。这种结合作用具有高度的精准性，源于青霉素独特的化学结构与青霉素结合蛋白在分子层面的契合。而药理效应则表现为抑制细菌细胞壁的合成，使细菌因细胞壁缺损，在渗透压的作用下发生膨胀、破裂，最终死亡，从而有效控制细菌感染引发的疾病，使机体的发热、炎症等症状得以缓解，恢复健康状态。

药物作用与药理效应虽然在概念上有所区分，但两者紧密相连，药物作用是药理效应的前置动因，药理效应是药物作用的外在表现，共同勾勒出药物在机体中发挥功效的完整过程。

（二）药物作用的方式

局部作用与吸收作用：药物作用方式依据其发生部位与作用范围，可清晰地划分为局部作用与吸收作用。局部作用是指药物在被机体吸收入血液循环之前，于用药的局部部位所直接展现出的作用效果。以眼科常用的眼药水为例，当将其滴入眼内时，药物仅在眼部局部发挥作用，如收缩睫状肌、降低眼压等，而不会对全身其他部位产生明显影响，精准地作用于眼部疾病的治疗靶点。这种局部作用能够在用药部位快速、精准地发挥药效，同时避免了全身用药可能带来的不良反应，为局部疾病的治疗提供了高效且安全的手段。

与之相对，吸收作用，又称全身作用，是指药物在被机体吸收入血液循环之后，随着血液循环广泛分布到机体的各个部位，进而发挥出的全身性作用。例如，口服降压药，药物经胃肠道吸收进入血液，随后随着血液循环抵达全身各处的血管平滑肌，通过调节血管张力，降低外周血管阻力，最终实现降低血压的治疗效果，为高血压患者的整体血压调控提供保障。

对比这两种作用方式，局部作用通常发生在用药的初始阶段，药物在局部浓度较高，作用精准且直接，对全身影响较小；而吸收作用则依赖于药物的吸收过程，需要药物进入血液循环后才能发挥作用，作用范围广泛，涉及机体多个系统和器官，旨在从整体层面调节机体的生理功能。

直接作用与间接作用：从药物作用的传导路径来看，又可分为直接作用与间接作用。直接作用是药物与机体的靶组织、靶细胞或靶分子直接接触并相互作用后所产生的初始效应，是药物作用的第一站。例如，洋地黄类药物直接作用于心脏的心肌细胞，通过抑制心肌细胞膜上的钠钾ATP酶，使细胞内钠离子浓度升高，进而促进钙离子内流，增强心肌收缩力，直接对心脏功能进行调控。

间接作用则是由药物的直接作用引发的一系列连锁反应，通过神经反射、体液调节或其他生理调节机制，间接导致远隔器官或组织的功能改变。继续以洋地黄类药物为例，在增强心肌收缩力之后，心排血量随之增加，这一变化进一步引起肾血流量的增多，激活肾素-血管紧张素-醛固酮系统（RAAS），最终产生利尿作用，减轻心脏的前负荷，从多个环节协同改善心力衰竭症状。间接作用，以药物的直接作用为起始点，牵一发而动全身，引发机体一系列有序的生理反应，实现药物对机体复杂生理功能的综合调节。

三、药物作用的两重性

药物作用于机体，具有鲜明的两重性，即治疗作用与不良反应。这两个方面相互交织，共同决定了药物在临床应用中的价值与风险，要求医药工作者必须全面、深入地理解与把握。

（一）治疗作用

治疗作用，作为药物应用的核心目标，是指药物作用所产生的结果与用药目的高度契合，能够积极改变患者的生理、生化功能或病理过程，助力患病机体逐步恢复正常状态。依据用药目的的差异，治疗作用可精准细分为对因治疗和对症治疗，两者相辅相成，共同为疾病的治疗构筑起坚实防线。

1.对因治疗

对因治疗，堪称治病求本的典范，其用药目的直击要害，旨在彻底消除原发致病因子，从根源上斩断疾病的发展链条，进而实现疾病的完全治愈。在临床实践中，抗生素类药物无疑是对因治疗的主力军，以青霉素、头孢菌素等为代表，它们能够特异性地靶向细菌感染。这些抗生素通过精准抑制细菌细胞壁的合成、干扰细菌蛋白质的合成或阻断细菌核酸的代谢等关键环节，对细菌的生存与繁殖发起致命打击，有效清除体内的病原菌，让机体的感染症状随着病菌的覆灭而逐渐消散，最终使机体恢复健康状态。又如抗病毒药物，如阿昔洛韦、利巴韦林等，它们能够巧妙地干扰病毒的核酸复制过程，抑制病毒在宿主细胞内的增生，为机体免疫系统战胜病毒争取宝贵时间与优势，从根本上解决病毒感染引发的一系列问题，帮助患者重归健康生活。

2.对症治疗

对症治疗，则侧重于治标，其用药目的在于迅速改善疾病所引发的各种症状，为患者缓解痛苦，提升生活质量。尽管对症治疗有时未能直接触及疾病的根源，但在许多情况下，尤其是疾病的急性期或症状严重影响患者生活时，其及时性与必要性显得尤为突出。以退烧药为例，当患者因感染等原因突发高热，体温持续攀升，身体承受巨大不适，甚至可能引发惊厥、脱水等严重并发症时，退烧药如对乙酰氨基酚、布洛芬等便能迅速发挥作用，通过调节下丘脑体温调节中枢，促使机体散热增加，从而有效降低体温，缓解高热带来的头痛、乏力、肌肉酸痛等诸多不适症状，让患者的身体负担得以减轻，为后续的对因治疗争取时间与良好的身体条件。再如镇痛药，在患者遭受外伤、术后疼痛或慢性疼痛折磨时，吗啡、阿司匹林等镇痛药能够精准作用于疼痛传导通路，抑制疼痛信号的传递，减轻患者的痛感，使其能够在相对舒适的状态下接受进一步的诊断与治疗，避免因疼痛引发的焦虑、失眠、血压波动等不良反应，对整体治疗进程起到有力的推动作用。

在实际医疗场景中，对因治疗与对症治疗并非孤立存在，而是常常紧密配合，协同发挥作用。对于一些病因明确且病情危急的患者，如急性细菌感染引发的高热、休克等，医生通常会在第一时间给予强力的抗生素进行对因治疗，迅速控制感染源头，同时辅以退烧药、升压药等对症治疗措施，缓解高热、休克等危及生命的症状，双管齐下，为患者的生命健康保驾护航。而对于某些慢性疾病或病因暂时难以明确的病症，对症治疗则可能成为前期的主要手段，先着力改善患者的症状，提高生活质量，待时机成熟或诊断进一步明确后，再适时引入对因治疗，从根本上解决问题。

（二）不良反应

不良反应，作为药物治疗过程中的不和谐音符，是指一切与用药目的相悖，给患者带来不适、痛苦甚至危害的有害反应。药物不良反应的表现形式多样，涵盖范围广泛，从轻微的不适到严重危及生命的状况均有可能出现，这不仅要求医药人员在用药前充分评估风险，还需在治疗过程中密切监测患者的反应，以便及时发现并妥善处理不良反应。

1.副作用

副作用，是药物不良反应家族中的常见成员，通常在药物的治疗剂量下悄然发生。其根源在于药物的选择性相对较低，在作用于靶部位发挥治疗功效的同时，还会对其他非靶器官或组织产生一定的药理效应，这些额外的效应在治疗情境下便成了副作用。以常用的感冒药为例，许多复方感冒药中含有抗组胺成分，其目的是缓解感冒引发的流涕、打喷嚏等过敏症状，但与此同时，抗组胺药可能会穿越血–脑屏障，作用于中枢神经系统，导致患者出现嗜睡、头晕等副作用，影响患者的日常活动与注意力集中程度。再如，某些降压药在有效降低血压的同时，可能会因扩张血管作用，引发面部潮红、心跳加快等不适，给患者带来额外的困扰。尽管副作用多数情况下较为轻微，且在一定程度上可以通过调整药物剂量、剂型或用药时间等方式加以减轻或避免，但在临床用药过程中，医护人员仍需提前向患者详细告知，以便患者做好心理准备，及时察觉异常并反馈。

2.毒性反应

毒性反应，通常在药物剂量过大、用药时间过长，导致药物在体内蓄积过多时被触发。这种危害性反应相较于副作用往往更为严重，对机体的损害程度更深，涉及的器官系统更为广泛。依据其发生的急缓程度，以及作用特点，毒性反应可细分为急性毒性、慢性毒性和特殊毒性。

急性毒性反应来势汹汹，多在短期内过量用药后迅速显现，常见的表现包括对循环系统的冲击，引发心律失常、血压骤降；对呼吸系统的抑制，导致呼吸困难、呼吸衰竭；以及对神经系统的损害，引发抽搐、昏迷等严重症状，若不及时抢救，极易危及生命。例如，误食过量的有机磷农药，会在短时间内引发胆碱能危象，患者出现瞳孔缩小、大汗淋漓、呼吸困难、肌肉震颤等一系列危及生命的症状，需要立即进行洗胃、采取解毒药等紧急救治措施。

慢性毒性反应，多因长期用药，药物在体内缓慢蓄积，逐渐对机体的重要器官造成损害。常见的受累器官包括肝脏、肾脏、骨髓、内分泌系统等。以长期服用某些抗结核药物为例，如异烟肼、利福平，部分患者可能会出现药物性肝损伤，表现为肝功能指标异常升高、黄疸、乏力、食欲缺乏等症状；又如，长期使用氨基糖苷类抗生素，可能会对肾脏的肾小管造成损伤，影响肾功能，导致血肌酐、尿素氮升高，蛋白尿等异常出现，严重时甚至可引发肾衰竭。

特殊毒性反应更是令人警醒，涵盖致癌、致畸、致突变等严重后果，对个体的长期健康乃至后代繁衍都构成巨大威胁。许多抗肿瘤药物，如烷化剂类，在杀伤肿瘤细胞的同时，因其强大的细胞毒性，可能会对正常细胞的DNA造成损伤，增加患者远期患癌的风险；而孕期妇女在孕早期不慎接触致畸药物，如沙利度胺，可能会导致胎儿肢体发育畸形、心脏畸形等严重先天性缺陷，给家庭和社会带来沉重负担。因此，在临床用药过程中，严格控制药物剂量、用药时长，并定期监测患者的相关器官功能指标，对于防范毒性反应的发生至关重要。

3.变态反应

变态反应，又称过敏反应，是机体免疫系统对药物这一外来异物所发起的异常免疫反应。其发生机制较为复杂，本质上是药物或其代谢产物作为抗原，刺激机体免疫系统产生特异性抗体，当再次接触相同药物时，抗原与抗体迅速结合，触发一系列免疫介质的释放，进而引发机体的过敏症状。这种反应具有鲜明的特点，其发生与否、严重程度与药物的剂量通常并无直接关联，即使是极小剂量的药物，对于过敏体质的患者而言，都可能引发剧烈的过敏反应；而且其症状表现与药物本身的药理作用毫无瓜葛，常常出乎预料。

青霉素过敏便是变态反应中的典型案例，轻者可能仅出现皮肤瘙痒、皮疹、荨麻疹等局部过敏症状，重者则可能迅速发展为过敏性休克，患者瞬间出现血压急剧下降、呼吸困难、意识丧失等危及生命的状况。鉴于变态反应的不可预测性与潜在致命性，对于易引发过敏的药物，在使用前必须详细询问患者的过敏史，尤其是对有过敏体质倾向的患者，更需倍加谨慎。如青霉素类、头孢菌素类等药物，用药前常规进行皮肤过敏试验，可以提前筛除高风险人群，即便皮试结果为阴性，在用药过程中仍需密切观察患者的反应，确保一旦出现过敏迹象，能够立即启动抗过敏急救预案，为保障患者的生命安全争分夺秒。

4.后遗效应

后遗效应，是指药物停用后，即便血药浓度已降至阈浓度（最小有效浓度）以下，机体仍残留的药理效应。这些效应有时短暂而轻微，对患者影响不大，但在某些情况下，也可能给患者带来持续的不适或潜在风险。例如，服用苯巴比妥等长效催眠药后，部分患者在次日清晨可能会感到头晕、乏力、困倦等，这是由于药物在体内的代谢产物仍在一定程度上影响中枢神经系统功能，导致大脑的觉醒状态恢复延迟。又如，长期使用糖皮质激素类药物，在突然停药后，患者可能会出现肾上腺皮质功能减退的后遗症状，表现为乏力、食欲缺乏、低血压等，这是因为外源性糖皮质激素长期抑制了机体自身肾上腺皮质的分泌功能，停药后需要一段时间才能逐渐恢复正常分泌，在此期间机体处于相对的激素缺乏状态。因此，在使用具有后遗效应风险的药物时，医护人员应提前告知患者可能出现的后续反应，对于长期用药的患者，更需遵循合理的停药方案，必要时采取逐渐减量停药等措施，以减轻后遗效应的影响。

5.停药反应

停药反应，又称撤药综合征或反跳现象，通常发生在患者长期服用某些药物后突然停药的情况下。此时，机体由于已经适应了药物持续作用下的生理状态，突然停药会导致原有疾病迅速加剧或出现新的症状，使病情出现反弹。以可乐定为例，这是一种常用于治疗高血压的药物，长期使用会使机体的血压调节机制发生适应性改变，当突然停药时，血压在短时间内可能会急剧回升，甚至超过用药前的水平，引发头痛、心悸、血压波动加剧等症状，严重威胁患者的健康。同样，长期应用糖皮质激素类药物，突然停药不仅可能诱发肾上腺皮质功能减退的后遗症状，还可能导致原发病灶如关节炎、哮喘等病情迅速恶化，炎症反应加剧，给患者带来极大痛苦。为避免停药反应的发生，对于此类药物，必须严格遵循逐渐减量停药的原则，让机体有足够的时间重新适应内环境的变化，平稳过渡，确保病情的稳定控制。

综上所述，药物作用的两重性是医药领域永恒的关注点，深入理解与精准把握药物的治疗作用与不良反应，是每一位医药工作者的必修课。只有在充分权衡利弊的基础上，合理选用药物，精心制订用药方案，并密切监测患者用药全过程，才能最大限度地发挥药物的治疗功效，将不良反应的风险降至最低。

四、药物的量效关系

（一）量效关系的基本概念

量效关系，作为药理学领域的核心概念之一，精准地描绘了药物的药理效应随着剂量或血药浓度的变化而呈现出的规律性动态变化过程。这一关系紧密连接着药物的剂量与机体所产生的效应，为医药工作者深入理解药物的作用特性、合理制订用药方案提供了坚实的理论基石。

在研究量效关系时，通常以药物剂量（或对数剂量）作为横坐标，以药物效应（实际数值或百分率）作为纵坐标，精心绘制出量效曲线。依据药物效应的性质不同，量效曲线可细分为量反应量效曲线与质反应量效曲线。量反应量效曲线主要用于描述药物效应强度以连续的、数字变化的、量的分级形式呈现的情况，如心率、血压、血糖浓度、尿量等生理指标的变化，其研究对象通常为单一的生物个体。当药物剂量逐渐增加时，这些生理指标会相应地发生连续变化，曲线呈现出典型的长尾S型。若将药物剂量改用对数值作图，曲线则会转化为接近对称的S型，在曲线的中段，20%～80%的最大效应部分呈现出近似直线的形态，这部分与横坐标夹角的正切值被定义为效量曲线的斜率，斜率的大小反映了药物剂量变化对效应强度影响的敏感程度。

质反应量效曲线则聚焦于药物效应表现为反应性质的改变，如存活与死亡、惊厥与不惊厥、有效与无效等全或无、阳性或阴性的情况，其研究对象通常为一个群体。以累加阳性率与对数剂量（或浓度）作图，同样会得到一条典型的对称S型曲线。在这条曲线上，能够精准地测定出多个关键参数，如半数有效量（ED50）、半数致死量（LD50）等，这些参数对于衡量药物的药效与毒性具有举足轻重的意义。

在量效曲线上，诸多关键节点清晰地界定了药物剂量与效应的不同阶段。最小有效量，又称阈剂量，是药物引发药理效应的起始剂量，低于此剂量，药物在机体内无法展现出任何可观测到的作用；随着剂量的逐步递增，药物效应也随之增强，直至达到最大效应（Emax），此时即使再追加剂量，药效也已抵达极限，不会再有进一步的提升，这一最大效应所对应的剂量即为极量。极量是临床用药剂量的上限，是保障用药安全的重要警示红线，通常情况下，医生在制订用药方案时，会严格遵循剂量的限制，避免因药物过量引发严重不良反应。然而，由于个体差异的客观存在，部分患者即便在极量范围内用药，仍可能出现毒性反应，这就要求医护人员在用药过程中必须密切关注患者的个体反应，随时调整用药策略。此外，当药物剂量超过极量，继续攀升至一定程度时，便会触发毒性反应，严重危及患者健康，甚至生命安全。

（二）量效曲线的参数意义

1.最大效应与效价强度

最大效应（Emax），亦被称为效能，能明确地反映了药物内在活性的高低，是药物所能抵达的药效巅峰。高效能的药物，如吗啡在镇痛领域，能够在关键时刻为患者有效缓解剧痛，展现出强大的止痛效果；而低效能的药物，如吲哚美辛，在面对同样的剧痛时，往往显得力不从心，只能对钝痛发挥一定的缓解作用。这鲜明地体现出，在某些特定的严重病症面前，高效能药物因其强大的内在活性，能够迅速、有力地发挥关键作用，成为临床治疗的首选。

效价强度，则是在同等效应水平下，对不同药物所需剂量的精细比较，它折射出药物与受体的亲和力大小。以利尿药为例，氢氯噻嗪与呋塞米同属利尿药家族，但在疗效与剂量需求上却各具特色。氢氯噻嗪的效价强度相对较高，意味着在产生相同利尿效果时，其所需剂量相较于呋塞米更小；然而，呋塞米的最大效应更为突出，当面对严重水肿等需要强力利尿的病症时，呋塞米能够凭借其强大的效能，迅速排出大量尿液，发挥关键的治疗作用。在临床用药选择时，医生需要综合考量患者的具体病情、身体状况，以及药物的效能与效价强度等多方面因素，为患者量身定制最为适宜的用药方案。对于病情较轻、只需适度调节生理功能的患者，效价强度较高的药物可能凭借其剂量优势，在保证疗效的同时，减少药物摄入带来的潜在风险；而对于病情危急、急需强力干预的患者，高效能药物则能迅速扭转病情，成为挽救生命的有力武器。

2.半数有效量与半数致死量

半数有效量（ED50），在量反应研究中，精准地指向能引发50%最大反应强度的药物剂量；在质反应研究里，则是促使50%的实验动物出现阳性反应的关键剂量。它如同一个精准的度量衡，是衡量药物药效强弱的核心指标之一，为药物有效性的评估提供了量化的依据。

半数致死量（LD50），与之相对，是导致50%的实验动物死亡的剂量，它犹如一道警戒线，醒目地反映了药物毒性的大小，为药物安全性评估划定了关键界限。通过对这两个参数的深入分析，计算得出的治疗指数（TI），即LD50与ED50的比值，成为衡量药物安全性的重要标尺。一般而言，治疗指数越大，意味着药物的有效剂量与致死剂量之间的安全距离越宽广，药物的安全性也就越高。例如，在抗生素的研发与应用中，研发人员会竭尽全力优化药物结构，提升治疗指数，确保在高效杀菌的同时，最大程度降低对患者身体的潜在危害。但需要特别注意的是，治疗指数仅仅是一个参考指标，对于一些特殊情况，如药物的治疗效应与致死效应的量效曲线并非平行关系，或者存在与剂量无关的严重不良反应（如过敏反应、特殊毒性等）时，单纯依靠治疗指数来评估药物安全性是远远不够的。此时，还需综合考虑其他因素，如安全范围（即最小有效量与最小中毒量之间的距离）、药物在体内的代谢过程、患者的个体差异（年龄、性别、遗传背景、肝肾功能等），以及药物相互作用等多方面因素，进行全面、深入的安全性评估，为临床用药的安全保驾护航。在实际用药过程中，医生会依据这些综合信息，谨慎权衡利弊，为患者选择最为安全、有效的药物治疗方案，确保每一位患者都能在药物的帮助下，最大程度地恢复健康，同时避免产生药物不良反应。

五、药物的作用机制

药物作用机制，揭示了药物在机体细胞内施展效应的精妙细节，是药物发挥治疗作用的内在密码。其探索路径丰富多样，涵盖非受体途径与受体途径，两者相辅相成，共同驱动药物与机体的互动，为疾病治疗开辟道路。

（一）非受体途径

药物作用的非受体途径通过多种独特方式引发机体的药理效应。药物凭借自身独特的理化性质，巧妙施展作用。抗酸药，如氢氧化铝、碳酸钙等，便是利用酸碱中和的原理，它们呈弱碱性，能与胃酸中的盐酸发生中和反应，迅速缓解胃酸过多引发的胃灼热、胃痛等不适症状，为胃黏膜撑起一把保护伞，免受胃酸的过度侵蚀。而药用活性炭，则依靠强大的吸附特性，吸附肠道内的毒素、气体，以及某些药物，有效治疗食物中毒、药物中毒，缓解腹胀、腹泻等问题，净化肠道环境。

参与或干扰细胞代谢，是部分药物的制胜法宝。维生素、微量元素等营养补充剂，直接参与细胞的正常生理、生化进程，为机体补充能量，助力代谢有条不紊地运行，纠正因缺乏这些关键物质引发的各种病症。磺胺类药物则剑走偏锋，以细菌的叶酸代谢为靶点，通过阻断细菌合成叶酸的关键环节，使细菌因缺乏叶酸而陷入生长停滞的困境，达到抑菌杀菌的目的，为细菌感染疾病的治疗开辟蹊径。

影响酶的活性，也是药物起效的关键一招。许多药物如精密的酶开关，或激活或抑制特定的酶，从而调控机体的生理功能。以卡托普利为例，它作为血管紧张素转换酶抑制剂，精准阻断血管紧张素Ⅰ向血管紧张素Ⅱ的转化，使外周血管舒张，有效降低血压，为高血压患者带来曙光；而尿激酶激活纤溶酶原转化为纤溶酶，后者具有强大的溶解纤维蛋白的能力，能够迅速溶解血栓，恢复血管通畅，在急性心肌梗死、脑梗死等血栓性疾病的救治中发挥关键作用，为患者争取宝贵的治疗时间。

调控离子通道，同样是药物作用的重要着力点。钙通道阻滞剂，如硝苯地平、维拉帕米等，能精准阻滞细胞膜上的钙离子通道，减少钙离子内流，进而使血管平滑肌舒张，外周血管阻力降低，实现血压的有效调控，广泛应用于高血压、心绞痛等心血管疾病的治疗；局部麻醉药，如利多卡因、普鲁卡因等，作用于神经细胞膜上的钠离子通道，通过阻断钠离子内流，抑制神经冲动的传导，让患者在手术或疼痛治疗过程中免受剧痛之苦，实现无痛操作。

调节免疫功能，是部分药物发挥作用的独特路径。免疫抑制剂如环孢素、他克莫司等，通过抑制T淋巴细胞的活性，降低机体的免疫反应强度，在器官移植术后，有效预防排斥反应，为移植器官的存活保驾护航；而免疫增强剂如卡介苗、干扰素等，刺激机体免疫系统增强免疫功能，提高机体对病原体的抵御能力，广泛应用于肿瘤辅助治疗、慢性感染性疾病等领域，帮助患者重拾健康防线。

（二）受体途径

1.受体的特性与分类

受体，作为细胞微观世界中的关键“信号接收器”，是一类精妙绝伦的大分子蛋白质，广泛分布于细胞膜、细胞质或细胞核内，如同敏锐的触角，具备高度特异性，能够精准识别并特异性结合内源性或外源性的配体，如神经递质、激素、药物等，进而触发一系列特定的细胞内信号传导，引发独特的生物学效应。

受体具有诸多独特的生物学特性。特异性是其显著标志，受体仅对与之结构高度互补、化学性质契合的特定配体开启识别之门，确保细胞信号传导的精准无误。敏感性极高，哪怕配体浓度极低，受体也能敏锐捕捉，迅速启动信号传递，引发显著的细胞反应。饱和性则反映了受体数量的有限性，当配体浓度达到一定阈值，受体结合位点趋于饱和，后续配体难以再找到结合位点，此时增加配体浓度，效应增长也渐趋平缓。可逆性使得受体与配体的结合并非永久性，两者在一定条件下可分离，这为细胞对外界信号的动态调控提供了可能，确保机体能够灵活应对环境变化。

依据受体的结构、细胞定位，以及信号传导机制的差异，可将其细分为多个类别。G蛋白耦联受体（GPCR）广泛分布于细胞膜表面，其结构精妙复杂，由跨膜的α、β、γ三个亚基组成。当配体与之结合，受体构象瞬间改变，激活与之耦联的G蛋白，进而开启一系列下游信号通路，如激活腺苷酸环化酶，促使细胞内cAMP浓度升高，引发广泛的生物学效应。这类受体参与调节众多生理过程，从心血管功能的调控、神经系统的信号传递，到内分泌系统的激素分泌调节等，无处不在，是许多药物的重要靶点。离子通道受体多由多个亚基环绕形成亲水性孔道，横跨细胞膜。它们与配体结合后，通道迅速开启或关闭，实现对离子跨膜流动的精准调控，如神经肌肉接头处的乙酰胆碱受体，属于阳离子通道受体，当乙酰胆碱与之结合，钠离子瞬间内流，引发肌肉细胞膜去极化，触发肌肉收缩，是神经信号快速传递引发肌肉反应的关键一环。酪氨酸激酶受体多为单次跨膜蛋白，其胞内段具有酪氨酸激酶活性。配体与之结合后，受体自动磷酸化激活，启动细胞的增生、分化、代谢调节等复杂进程，在生长因子信号转导、肿瘤发生发展等过程中扮演核心角色。核受体位于细胞核内或细胞质中，通常在与配体结合后，发生构象变化，形成二聚体，转运至细胞核内，精准识别并结合特定的DNA序列，调控基因转录，从而影响细胞的蛋白质合成与功能表达，在甾体激素、甲状腺激素等内分泌信号调控细胞生长、发育、代谢等长期过程中发挥关键作用。

2.药物与受体的相互作用

药物与受体的相互作用，需同时具备亲和力与内在活性这两大关键要素。亲和力，是药物与受体之间的吸引力，犹如分子间的无形纽带，决定药物能否迅速、精准地找到并结合受体。内在活性，则反映药物与受体结合后，激活受体、触发后续细胞内信号转导，进而引发药理效应的能力，是药物发挥药效的内在动力。

依据药物在这两方面的特性，可清晰地将其分为激动剂、拮抗剂和部分激动剂三大类。激动剂与受体具有较高的亲和力，能迅速与之紧密结合，同时具备强大的内在活性，一旦结合，便能高效激活受体，如同点燃导火索，引发细胞内一系列信号瀑布，促使最大效应（Emax）的充分展现，全力驱动药理效应的产生。例如，天然的神经递质，如乙酰胆碱、去甲肾上腺素等，在生理状态下作为激动剂，精准结合相应受体，迅速引发神经信号传递、调节心血管功能等关键生理过程，维持机体正常运转；而药物中的吗啡，作为阿片受体激动剂，与阿片受体高亲和力结合后，激活内源性镇痛通路，强效缓解疼痛，为患者带来慰藉。

拮抗剂同样具备较高的亲和力，能够迅速抢占受体结合位点，却毫无内在活性，阻断激动剂与受体的结合，进而抑制或取消激动剂所引发的药理效应。以阿托品为例，作为乙酰胆碱M受体拮抗剂，在眼科应用中，它精准结合眼部的M受体，有效阻断乙酰胆碱的作用，使瞳孔括约肌松弛，实现散瞳效果，为眼部检查与治疗创造条件；在胃肠道领域，它抑制胃肠蠕动，缓解肠痉挛，减轻腹痛，展现出广泛的药理调控能力。依据其作用机制的细微差异，拮抗剂又可细分为竞争性拮抗剂与非竞争性拮抗剂。竞争性拮抗剂恰似一位灵活的竞争者，与激动剂竞争相同的受体结合位点，两者的结合具有可逆性，与激动剂争抢位置。当增加激动剂浓度时，激动剂凭借数量优势，仍可挤走拮抗剂，夺回受体结合权，使量效曲线平行右移，但最大效应（Emax）保持不变，反映出其竞争的灵活性与对受体活性的非破坏性。非竞争性拮抗剂则更像一位顽固的占位者，与受体结合后，要么形成极为牢固地结合，解离速度极慢，要么通过共价键等方式不可逆结合，导致受体构象改变，使激动剂即便大量存在，也难以正常结合受体，量效曲线右移的同时，最大效应压低，展现出其对受体功能的强力阻断特性。

部分激动剂处于激动剂与拮抗剂之间的微妙地带，具有较强的亲和力，能够顺利结合受体，但内在活性相对较低，仅能引发较弱的细胞内信号转导，产生有限的药理效应。在无激动剂存在时，部分激动剂能展现一定的药效，为机体带来温和的调节；然而，当与激动剂共存时，它又会与激动剂竞争受体结合位点，凭借自身的占位效应，削弱激动剂所能引发的最大效应，呈现出一定的拮抗特性。例如，喷他佐辛作为阿片受体部分激动剂，在镇痛领域，既能发挥一定的止痛作用，缓解轻中度疼痛，又因其拮抗特性，在与强效阿片类激动剂，如吗啡合用时，降低吗啡过量引发呼吸抑制等不良反应的风险，为临床镇痛治疗提供了更为灵活、安全的选择。

3.受体调节

受体调节，恰似机体细胞为适应内外环境的变化，受体的数目、亲和力，以及效应力随着诸多因素的波动而灵活变化，确保细胞信号传导的精准与高效。这一调节过程主要涵盖向上调节与向下调节两大关键机制，两者如同跷跷板的两端，相互制衡，维持着机体生理功能的平衡。

向上调节，仿若细胞的应激强化策略，当机体长时间处于拮抗剂作用之下，细胞为了维持对配体的敏感性，会主动增加受体的数目，提升受体与配体的亲和力，增强受体的效应力，使细胞对后续传入的信号更为敏感。以普萘洛尔为例，这一广泛应用的β受体拮抗剂，长期用于治疗高血压、心绞痛等心血管疾病。患者持续用药一段时间后，体内的β受体数目悄然增多，亲和力显著增强，一旦突然停药，β受体瞬间被内源性的儿茶酚胺类激动剂激活，引发强烈的心血管反应，导致血压急剧升高、心率大幅加快，甚至诱发心绞痛、心肌梗死等严重后果，这便是典型的受体向上调节引发的反跳现象。这一现象警示着长期使用拮抗剂的患者，在临床用药过程中，停药必须谨慎，遵循渐进减量的原则，让机体有足够的缓冲时间适应受体的变化。

向下调节，似细胞的自我保护机制，在长期经受激动剂的高强度刺激后，细胞为避免过度反应引发的损伤，会主动减少受体数目，降低亲和力，削弱效应力，使细胞对激动剂的敏感性降低，进入一种相对耐受的状态。以异丙肾上腺素为例，常用于治疗哮喘，它作为β受体激动剂，能迅速舒张支气管平滑肌，缓解哮喘症状。但长期频繁使用，呼吸道平滑肌细胞上的β受体数目逐渐减少，亲和力下降，导致药物的平喘效果大打折扣，患者不得不加大用药剂量，却又进一步加重受体的下调，陷入恶性循环，这就是受体向下调节引发的耐受性问题。临床医生在面对此类情况时，需适时调整治疗方案，如采用间歇给药、联合用药等策略，打破耐受性困境，确保药物治疗的有效性与安全性。

药物作用机制的深入探究，为药物研发、临床用药的精准优化提供了核心依据。从非受体途径的多元策略，到受体途径的精妙调控，每一个环节都蕴含着生命科学的智慧。这不仅助力医药工作者深入理解药物疗效与不良反应的根源，更推动着个性化精准医疗时代的加速到来，有望为每一位患者量身定制更为适宜的治疗方案，实现药物治疗效益的最大化与风险的最小化。

综上所述，学者对药理学核心理论有了系统且深入的认识。药物代谢动力学让学者明晰药物在体内的动态变化，通过半衰期、清除率等参数，能够为个体化给药提供精确依据，确保药物在体内维持有效浓度，同时避免蓄积中毒。药物效应动力学则揭示了药物作用的本质，使相关从业人员理解为何药物能治病，以及如何根据患者反应灵活调整用药。掌握这些核心理论，不仅能提升临床用药的科学性与安全性，更是推动药物研发创新、为人类健康事业保驾护航的有力武器。

第二篇　药物临床应用篇

第五章　感染性疾病的药物治疗

在医学领域中，感染性疾病始终是对人类健康构成重大威胁的一类疾病。其致病病原体种类繁多，涵盖细菌、病毒、真菌，以及寄生虫等，可侵袭机体各个部位，引发不同程度的病理改变与临床症状。准确且合理地运用药物进行治疗，是控制感染性疾病进展、改善患者预后的关键所在。这就要求学者深入了解各类感染性疾病的具体特点，熟知不同抗感染药物的分类、作用机制及适用范围等，从而依据患者个体情况制订出精准有效的药物治疗方案。本章节将围绕常见感染性疾病及其相应的药物治疗策略展开详细阐述，旨在为临床合理用药提供坚实的理论依据与实践指导。

第一节　感染性疾病概述及常见类型

一、感染性疾病的定义与范畴

感染性疾病，是指由各种病原体侵入人体后所引发的一类疾病，这些病原体包括细菌、病毒、真菌、寄生虫等。它们通过空气、飞沫、接触、血液、母婴等多种传播途径进入人体，在适宜的环境下大量繁殖，进而破坏人体的正常生理功能，引发一系列症状。感染性疾病的范畴极为广泛，涵盖了常见的感冒、肺炎，到具有严重危害性的艾滋病、疟疾，以及近年来备受瞩目的新型冠状病毒肺炎等众多病种。此类疾病不仅在全球范围内广泛流行，给人类健康带来沉重负担，还对社会经济发展造成巨大冲击，如频繁引发的传染病疫情，会导致医疗资源紧张、劳动力短缺，进而影响各行各业的正常运转。

二、感染性疾病的分类方式

感染性疾病的分类方式多种多样，依据病原体类型，可清晰地分为细菌性感染、病毒性感染、真菌性感染，以及寄生虫感染等。这种分类有助于医生迅速判断致病源，从而精准选择针对性的治疗药物，例如细菌性肺炎常用抗生素治疗，而病毒性感冒则主要依靠对症治疗与抗病毒药物。按照感染部位来划分，能直观地聚焦于疾病的发生区域，像是呼吸道感染、消化道感染、泌尿系统感染等，这对于明确诊断方向、制订个性化的诊疗方案意义重大，就像呼吸道感染多以咳嗽、发热等为主要表现，治疗时会着重考虑呼吸道的生理特点与药物的局部作用效果。以发病急缓为分类依据，可将感染性疾病分为急性感染和慢性感染，急性感染起病迅猛，如急性细菌性痢疾，要求快速控制病情；慢性感染病程漫长，像慢性乙肝，治疗策略更侧重于长期管理、调节机体免疫与抑制病毒复制。了解传播途径能为防控措施的制订提供关键依据，如预防空气传播疾病需加强通风与佩戴口罩，防控接触传播疾病则要注重个人卫生与消毒。

三、常见致病病原体详述

（一）细菌

细菌作为单细胞微生物，具有细胞壁、细胞膜、细胞质、核质等基本结构。部分细菌还拥有特殊结构，如荚膜、鞭毛、菌毛、芽孢等，这些结构赋予细菌不同的致病性与生存优势。以肺炎球菌为例，其具有荚膜，能抵御人体吞噬细胞的吞噬作用，进而在肺部大量繁殖，引发大叶性肺炎，患者表现为高热、咳嗽、咳铁锈色痰等典型症状。又如金黄色葡萄球菌，可产生多种毒素与酶，包括血浆凝固酶、溶血毒素等，当皮肤破损后入侵人体，易导致局部化脓性感染，形成疖、痈等，伴有红肿热痛等炎症表现。

（二）病毒

病毒无细胞结构，简单的病毒粒子由核酸（DNA或RNA）与蛋白质衣壳构成，复杂的病毒在核衣壳之外还有包膜结构。病毒必须依赖宿主细胞才能进行增生。流感病毒，其表面的血凝素（HA）和神经氨酸酶（NA）在感染过程中起着关键作用，HA协助病毒吸附于宿主细胞表面受体，实现入侵，NA则有助于子代病毒从感染细胞中释放，感染人体后可迅速引发高热、头痛、乏力、肌肉酸痛等全身症状，传播速度极快，常引发季节性流行。再如乙肝病毒（HBV），属于DNA病毒，其感染肝细胞后，会将自身基因组整合到宿主细胞基因组中，长期潜伏，逐渐引发肝脏炎症、纤维化，甚至发展为肝硬化、肝癌，患者早期可能仅有乏力、食欲缺乏等轻微表现，病情隐匿且危害性大。

（三）真菌

真菌是真核细胞型微生物，细胞结构完整，有细胞壁、细胞膜、细胞质、细胞核等。真菌的致病机制较为复杂，部分通过产生毒素致病，有的则是引发机体的过敏反应。念珠菌是常见的致病性真菌，在人体免疫力低下时，如长期使用抗生素、患有糖尿病等情况下，念珠菌可大量繁殖，侵犯皮肤黏膜，引发口腔念珠菌病，口腔黏膜表面出现白色斑膜；还可侵袭泌尿系统，导致尿频、尿急、尿痛等尿路刺激征状，且易反复发作，给患者带来极大困扰。隐球菌主要感染肺部与中枢神经系统，其细胞壁中的多糖成分具有抗吞噬作用，一旦感染肺部，患者可能出现咳嗽、低热等非特异性症状，若经血行播散至脑部，极易引发隐球菌性脑膜炎，病情凶险，病死率高。

（四）寄生虫

寄生虫的种类繁多，形态结构各异。蛔虫作为肠道寄生虫，成虫寄生于人体小肠，其虫卵随粪便排出体外，在适宜环境下发育为感染性虫卵，经口进入人体后，幼虫在体内移行，可穿过肠壁、血管、肺泡等部位，引发咳嗽、发热、腹痛等症状，成虫大量寄生还会抢夺人体营养，导致营养不良、贫血等，尤其对儿童生长发育影响显著。疟原虫则通过按蚊叮咬传播，在人体肝脏内发育繁殖后，侵入红细胞，周期性地进行裂体增生，破坏红细胞，引发疟疾发作，使患者出现周期性寒战、高热、大汗淋漓等典型症状，长期感染可致贫血、脾大，严重影响身体健康与劳动能力。

第二节　呼吸道感染

一、上呼吸道感染

（一）病因剖析

上呼吸道感染约90%以上由病毒引发，常见的病毒类型包括鼻病毒、冠状病毒、腺病毒、流感病毒、副流感病毒等。这些病毒在人体免疫力下降时，极易乘虚而入。鼻病毒通常在春秋季流行，通过飞沫传播，感染人体鼻腔黏膜后大量繁殖，引发鼻部症状；流感病毒则具有高度传染性，在冬季高发，变异迅速，可导致全身性症状，如高热、乏力等。细菌感染在少数情况下继发，常见致病菌为溶血性链球菌、肺炎球菌、流感嗜血杆菌等，多在病毒感染致使呼吸道黏膜受损，局部抵抗力降低后入侵。此外，当人体过度疲劳、受寒、淋雨、情绪波动，或是处于空气污染严重、人群密集的环境中，呼吸道局部防御功能减弱，上呼吸道感染的发病风险便会显著增加。

（二）诊断要点

上呼吸道感染的症状表现多样，初期多为鼻部症状，如鼻塞、流涕，鼻涕可为清水样，之后可转为黏液性或脓性；咽部常出现咽干、咽痛，吞咽时疼痛加剧；还伴有咳嗽，初期多为干咳，之后可能咳痰，痰液性状不一。全身症状有发热，体温一般在38℃左右，部分患者可达39℃以上，同时可能伴随头痛、乏力、肌肉酸痛等。体征方面，可见鼻腔黏膜充血、水肿，咽部红肿，扁桃体肥大，表面可有脓性分泌物，颌下淋巴结肿大、压痛等。实验室检查中，血常规白细胞计数一般正常或偏低，淋巴细胞比例相对升高，若白细胞计数及中性粒细胞比例增高，提示可能继发细菌感染；病毒核酸检测、血清学检测有助于明确具体病毒类型，为精准治疗提供依据。

（三）药物治疗

由于上呼吸道感染大多具有自限性，治疗侧重于对症处理，以缓解患者不适。常用药物包括：解热镇痛药，如对乙酰氨基酚、布洛芬，可有效降低发热，减轻头痛、肌肉酸痛等症状，使用时需注意按说明书或医嘱控制剂量，避免过量服用引发肝肾功能损害；抗组胺药，像马来酸氯苯那敏，能减轻流涕、打喷嚏等过敏症状，但会导致嗜睡，高空作业、驾驶人员等需慎用；减充血剂，如伪麻黄碱，可缓解鼻充血，减轻鼻塞，不过不宜长期使用，一般3～5天，高血压、冠心病患者使用时需密切监测血压；镇咳药，若咳嗽剧烈影响休息，可选用右美沙芬，其为非成瘾性中枢镇咳药，能抑制咳嗽反射，干咳无痰者适用。需着重强调，若无细菌感染指征，如白细胞计数不高、无脓性分泌物等，切勿随意使用抗菌药物，以免引发耐药、肠道菌群失调等不良后果。对于免疫功能低下、患有基础疾病的高危人群，在感染初期可依据具体情况使用抗病毒药物，如利巴韦林、奥司他韦等，但需密切关注药物不良反应。

二、肺炎

（一）病因探究

肺炎的致病因素多元，从病原体角度剖析，细菌性肺炎中，肺炎球菌最为常见，在健康人群鼻咽部常呈定植状态，当机体受寒、劳累、醉酒等致使免疫力骤降时，细菌迅速繁殖并侵入肺部，引发大叶性肺炎，患者表现为高热、咳铁锈色痰等典型症状；金黄色葡萄球菌肺炎多继发于流感、麻疹等病毒感染后，或是皮肤感染灶血行播散所致，其致病力强，肺部炎症进展迅猛，易形成脓肿、空洞，患者咳痰多为脓血痰。病毒性肺炎在近年来备受关注，如流感病毒引发的肺炎，常在流感季节流行，传播速度快，除发热、咳嗽等常规症状外，还易并发呼吸衰竭，病情凶险；新型冠状病毒肺炎更是引发全球公共卫生危机，通过飞沫、密切接触等途径传播，病毒入侵肺部后，诱发机体免疫过度反应，损伤肺组织，从轻症的低热、干咳，到重症的呼吸困难、急性呼吸窘迫综合征等表现各异。支原体肺炎由肺炎支原体感染所致，主要经飞沫传播，常见于儿童、青少年，发病隐匿，潜伏期较长，起病初期症状类似感冒，之后逐渐出现顽固性干咳，肺部体征不明显，但影像学检查可见肺部斑片状阴影，病程相对较长。肺炎的感染途径除呼吸道吸入病原体之外，还可因血行播散，如身体其他部位的感染灶细菌入血，随血流定植于肺部引发炎症；邻近器官感染蔓延，像纵隔、膈下器官感染直接累及肺部等。

（二）诊断要点

肺炎的症状通常较为突出，常见发热，体温波动幅度大，可呈稽留热、张弛热等不同热型，持续时间因病原体与病情而异；咳嗽频繁且剧烈，咳痰性状因病原体不同而有显著差别，肺炎球菌肺炎为铁锈色痰，金黄色葡萄球菌肺炎为脓血痰，病毒性肺炎多为白色黏痰，支原体肺炎以干咳为主；呼吸急促、呼吸困难是病情较重的表现，提示肺部通气与换气功能受损，患者可有鼻翼翕动、发绀等体征；胸痛常随呼吸、咳嗽加重，多因肺部炎症累及胸膜所致。体征上，肺部听诊可闻及湿啰音，实变期还可有支气管呼吸音，重症患者可有呼吸频率加快、心率增快、血压下降等休克表现。影像学检查是诊断肺炎的关键手段，胸部X线片可显示肺部斑片状、大片状阴影，实变影，不同病原体所致肺炎影像学特征有别，如肺炎球菌肺炎多呈大叶性实变，支原体肺炎多为肺部间质改变；胸部CT能更精准地呈现肺部细微病变，发现早期小病灶，评估肺部病变范围与严重程度，为治疗方案制订提供重要参考。实验室检查方面，血常规白细胞计数，细菌感染时多升高，病毒感染时可正常或降低，淋巴细胞比例在病毒感染时常升高；细菌感染时，C–反应蛋白（CRP）、降钙素原（PCT）等炎症指标，通常显著升高，对判断感染类型与病情轻重意义重大；痰液培养可明确致病菌，药物敏感试验（简称“药敏试验”）为抗菌药物选择提供精准依据，血培养在重症肺炎、怀疑菌血症时有重要诊断价值，病毒核酸检测、血清学抗体检测有助于病毒性肺炎的诊断。

（三）药物治疗方案

针对细菌性肺炎，依据病原菌种类精准选药至关重要。肺炎球菌肺炎，青霉素G为首选，其对肺炎球菌高度敏感，能有效抑制细菌细胞壁合成，发挥杀菌作用，若患者对青霉素过敏，可选用头孢菌素类、大环内酯类抗生素替代；金黄色葡萄球菌肺炎，鉴于其耐药情况严重，需依据药敏试验结果用药，苯唑西林、氯唑西林等耐酶青霉素常用于对青霉素酶稳定的菌株，对耐药菌株可选用万古霉素、利奈唑胺等强效抗生素。给药途径、剂量与疗程依据病情轻重、患者个体状况灵活调整，轻症患者可口服给药，重症感染则需静脉滴注，确保药物迅速达到有效血药浓度，剂量依患者年龄、体重、肝肾功能综合计算，一般抗菌药物疗程为7～14天，具体视病情改善情况而定，务必足量足疗程，防止病情反复、细菌耐药。

对于病毒性肺炎，目前虽缺乏特效抗病毒药物，但部分药物在特定病毒感染时有一定疗效。如流感病毒肺炎，发病24～48小时内尽早使用神经氨酸酶抑制剂奥司他韦、扎那米韦，可抑制病毒释放，减轻症状、缩短病程；新型冠状病毒肺炎，可依据病情使用瑞德西韦、阿比多尔等药物，同时给予对症支持治疗，如吸氧、机械通气改善呼吸功能，维持水电解质平衡，补充营养，增强机体免疫力。

支原体肺炎治疗首选大环内酯类抗生素，如阿奇霉素、罗红霉素，它们能与细菌核糖体50S亚基结合，阻碍蛋白质合成，抑制肺炎支原体生长繁殖，用药疗程一般为2～3周，确保彻底清除病原体，防止病情迁延。

在肺炎治疗全过程，综合治疗不可或缺。患者需卧床休息，保证充足营养摄入，维持水电解质平衡，高热时及时退热，呼吸困难者给予吸氧，重症患者可能需入住ICU，接受呼吸支持、血流动力学监测与支持治疗。同时，密切关注药物不良反应，如抗菌药物的过敏反应、肝肾功能损害，抗病毒药物的胃肠道反应、骨髓抑制等，定期复查血常规、肝肾功能、胸部影像学等指标，依病情变化及时调整治疗方案，以提升治愈率，降低病死率与并发症发生率。

第三节　泌尿系统感染

泌尿系统感染是临床常见的感染性疾病，涵盖膀胱炎、肾盂肾炎等多种类型，给患者带来诸多不适，严重影响生活质量。了解其致病菌、临床特点及药物治疗策略，对有效防治至关重要。

一、致病菌剖析

泌尿系统感染致病菌以革兰氏阴性杆菌为主，其中大肠埃希菌最为常见，在非复杂性尿路感染中占比可达70%～95%。它通常寄生于人体肠道，在某些条件下，如尿道黏膜防御机制受损，可迁移至尿道并上行引发感染。大肠埃希菌表面的菌毛、黏附素等能使其紧密附着于尿路黏膜上皮细胞，进而定植、繁殖，释放毒素，损伤组织。

变形杆菌也是重要致病菌之一，它具有较强的运动能力，能借助鞭毛在尿路中穿梭，其产生的尿素酶可分解尿素，使尿液碱化，促使磷酸铵镁等结晶形成，这些结晶不仅会损伤尿路黏膜，还为细菌提供了附着位点，进一步加重感染，常与尿路结石的形成密切相关。

此外，克雷伯菌属、铜绿假单胞菌等革兰氏阴性菌，以及肠球菌属、葡萄球菌属等革兰氏阳性菌，在特定人群或医疗环境下，也可引发泌尿系统感染。例如，长期住院、留置导尿管、免疫功能低下的患者，更易受到这些机会致病菌的侵袭，且感染菌株往往耐药性较强，治疗难度增大。

近年来，随着抗生素的广泛使用，细菌耐药问题日益严峻。产超广谱β-内酰胺酶（ESBLs）的大肠埃希菌、肺炎克雷伯菌等不断增多，能水解多种β-内酰胺类抗生素，使常用的抗菌药物失效；耐甲氧西林金黄色葡萄球菌（MRSA）对传统青霉素类、头孢菌素类抗生素耐药，给临床治疗带来极大挑战，精准的药敏试验成为合理用药的关键依据。

二、临床特点

泌尿系统感染依据感染部位，分为上尿路感染（如肾盂肾炎）和下尿路感染（如膀胱炎、尿道炎），两者症状有别。

急性膀胱炎通常起病急骤，主要表现为尿路刺激征，即尿频、尿急、尿痛，患者频繁有尿意，排尿时尿道有灼烧感，耻骨上区常伴疼痛，尿液多混浊，少数可见血尿。全身症状一般较轻，部分患者可有低热。若不及时治疗，易转为慢性膀胱炎，症状反复，时轻时重，还可能伴膀胱容量减小，出现耻骨上膀胱区不适。

急性肾盂肾炎则全身症状突出，起病急，常伴寒战、高热，体温可达38℃甚至更高，多呈弛张热，伴有头痛、全身酸痛、乏力等。泌尿系统症状除尿路刺激征外，还有腰痛，疼痛可为钝痛或酸痛，程度不一，体检时肾区叩击痛明显。尿液检查常见脓尿、蛋白尿，部分患者可出现肉眼血尿。若治疗不彻底，可发展为慢性肾盂肾炎，表现隐匿，病程迁延，可有间歇性低热、腰酸、夜尿增多，尿常规反复无常，严重时可致肾功能损害。

不同年龄、性别的患者，泌尿系统感染特点各异。女性尿道短而直，且尿道口与阴道口、肛门毗邻，更易受细菌污染。女性尿路感染的发生率远高于男性，尤其是育龄期女性，性生活活跃、妊娠等因素使其风险增加；绝经期女性因雌激素水平下降，尿道黏膜变薄、干涩，局部抵抗力降低，感染概率上升。

男性泌尿系统感染相对少见，若发生，多与前列腺增生、尿路结石、包茎等尿路梗阻因素有关。小儿泌尿系统感染，尤其是婴幼儿，全身症状常掩盖局部症状，可表现为发热、哭闹、拒食、呕吐、腹泻等，尿路刺激征不典型，易漏诊误诊；老年人则因机体功能衰退，免疫功能降低，常合并多种基础疾病，感染症状不典型，可仅表现为精神萎靡、食欲缺乏、低热等，且易并发菌血症、败血症等严重并发症，需高度警惕。

慢性、复杂性泌尿系统感染，如伴有尿路结石、畸形、神经源性膀胱功能障碍、糖尿病等基础疾病，或长期留置导尿管、膀胱瘘管的患者，感染易反复发作，病原菌复杂多样，耐药率高，治疗棘手，除关注感染症状外，还需综合评估基础疾病状况，协同治疗，以提高疗效。

三、药物治疗

对于急性膀胱炎，轻度患者可采用3日疗法，常用药物有复方磺胺甲噁唑、呋喃妥因、左氧氟沙星等。复方磺胺甲噁唑通过抑制细菌叶酸合成发挥抗菌作用，对大肠埃希菌等常见菌有较好疗效，但需注意过敏、结晶尿等不良反应；呋喃妥因在尿液中浓度高，可有效杀灭细菌，不过其胃肠道反应较常见；左氧氟沙星等喹诺酮类药物抗菌谱广，对革兰氏阴性、阳性菌均有作用，通过抑制细菌DNA旋转酶干扰DNA复制，服药期间需警惕肌腱炎、肌腱断裂等罕见不良反应。若患者症状持续不缓解或反复发作，可延长疗程至7～14天，或根据药敏结果调整用药。

急性肾盂肾炎病情较重，对于轻症患者，可先给予口服喹诺酮类（如左氧氟沙星、环丙沙星）、半合成青霉素类（如阿莫西林）或头孢菌素类（如头孢呋辛酯）抗生素，治疗10～14天；重症患者，如有高热、寒战、全身中毒症状明显，或伴恶心、呕吐等胃肠不适，需住院静脉用药，常用药物有第三代头孢菌素（头孢曲松、头孢噻肟）、哌拉西林/他唑巴坦等，待体温正常、症状改善后，可改为口服抗生素序贯治疗，完成疗程，总疗程不少于2周。治疗期间应密切关注疗效，若72小时内症状无改善，需考虑更换抗生素，依据药敏结果精准用药。

慢性肾盂肾炎治疗关键在于去除诱因，如解除尿路梗阻、处理结石、控制糖尿病等基础疾病，同时依据药敏选用敏感抗生素，常需联合用药、长疗程治疗，一般为4～6周，甚至更长，以彻底清除细菌，防止复发。可选用呋喃妥因、复方磺胺甲噁唑等抑菌剂长期低剂量抑菌治疗，每晚睡前服药，定期复查尿常规、尿培养，调整治疗方案。

特殊人群用药需谨慎调整。孕妇患泌尿系统感染，宜选用对胎儿影响小的药物，如青霉素类、头孢菌素类，禁用氟喹诺酮类、四环素类等有致畸风险的药物；哺乳期女性用药时需考虑药物经乳汁分泌对婴儿的影响，尽量选择乳汁中药物浓度低、安全性高的品种，并在服药后适当间隔哺乳时间；儿童用药根据年龄、体重精准计算剂量，避免使用对儿童生长发育有不良影响的药物，如氨基糖苷类有耳、肾毒性，8岁以下儿童禁用。老年人肾功能减退，药物排泄减慢，用药时需根据肾功能调整剂量，密切监测不良反应，优先选择肾毒性小的药物，如β-内酰胺类，谨慎使用经肾排泄的药物，防止药物蓄积中毒。

在药物治疗过程中，需强调个体化、联合用药原则。依据患者年龄、性别、基础疾病、感染严重程度、病原菌种类及药敏结果等综合因素，制订精准方案。对于单一药物治疗效果不佳的复杂性感染，可联合使用不同作用机制的抗生素，如β-内酰胺类联合氨基糖苷类，利用协同抗菌作用增强疗效，但联合用药时需注意药物相互作用、不良反应叠加风险，确保用药安全有效。同时，足量、足疗程用药至关重要，避免因疗程不足导致细菌耐药、感染复发，治疗结束后定期随访，监测尿常规、尿培养，以便及时发现复发迹象，早期干预。

第四节　消化系统感染

消化系统感染涵盖胃肠道、肝胆系统等多个部位，发病率高，严重影响患者生活质量，甚至危及生命，深入了解其治疗原则与常用药物至关重要。

一、治疗原则

消化系统感染治疗首要是抗感染，依据病原菌种类、药敏结果精准选药。如胃肠道细菌感染，常见大肠埃希菌、沙门菌等，可选用喹诺酮类（左氧氟沙星、环丙沙星）、头孢菌素类（头孢克肟、头孢噻肟）；艰难梭菌感染致伪膜性肠炎，则需用甲硝唑、万古霉素等抗厌氧菌药物。对于病毒感染，如诺如病毒、轮状病毒引发的胃肠炎，多采用对症支持，因抗病毒药物疗效有限，以补液、纠正电解质紊乱为主。

对症治疗不可或缺，呕吐者给予甲氧氯普胺、昂丹司琼止吐，缓解胃肠痉挛；腹泻者用蒙脱石散止泻，保护肠黏膜，同时口服补液盐预防脱水，严重脱水者静脉补液，维持水电解质平衡；腹痛者可据病因用山莨菪碱、阿托品解痉，或针对溃疡、胆囊炎等基础病止痛。

保护胃肠黏膜意义重大，铋剂（枸橼酸铋钾）、硫糖铝能在黏膜表面形成保护膜，抵御胃酸、病菌侵袭，促进黏膜修复，适用于胃炎、胃溃疡；前列腺素衍生物（米索前列醇）可增加胃黏膜血流量、黏液分泌，预防非甾体抗炎药所致胃黏膜损伤。

用药时需综合考量患者病情、基础疾病、肝肾功能等因素，制订个体化方案。肝肾功能不全者，调整药物剂量、种类，如氨基糖苷类有肾毒性，肾功能减退者慎用；糖尿病患者避免用含糖药物、液体；老年人、儿童依生理特点精准用药，儿童选口感好、易服用剂型，严格按体重计算剂量。

治疗全程重视预防与营养支持。预防感染传播，严格执行手卫生、食品卫生规范，对感染源隔离消毒；营养支持依患者消化功能、病情选途径与制剂，胃肠功能正常者优先经口进食，给予高热量、高蛋白、富含维生素且易消化食物，如鸡蛋、牛奶、蔬菜粥，胃肠功能差或不能进食者，予肠内营养（鼻饲）或肠外营养（静脉输注氨基酸、脂肪乳、葡萄糖等），促进机体恢复。

二、常用药物

在急性胰腺炎治疗中，胆源性及重症急性胰腺炎通常需预防性使用抗菌药物。由于胰腺组织血供特殊，药物穿透性受限，宜选用能透过血-胰屏障、脂溶性高的品种。常见病原菌为大肠埃希菌、克雷伯菌、肠球菌及厌氧菌，氟喹诺酮类（如环丙沙星、左氧氟沙星）联合甲硝唑是常用组合，两者协同抗革兰氏阴性菌与厌氧菌；疗效不佳时可改用碳青霉烯类（如亚胺培南/西司他丁），其抗菌谱广，对需氧菌、厌氧菌均强效，但价格相对高，且长期使用易致二重感染，需谨慎。头孢菌素类（如头孢哌酮、头孢他啶、头孢噻肟）也有一定应用，部分能透过血-胰屏障，对肠杆菌科细菌有效，用药疗程一般为7～14天，特殊情况可延长。

肝硬化合并自发性细菌性腹膜炎时，一旦经验性诊断，应即刻开始抗生素治疗，勿等腹腔积液培养结果。首选头孢噻肟，其为第三代头孢菌素，对多数致病菌覆盖广，腹腔积液中药物浓度高，可使77%～98%的患者感染消除；次选β-内酰胺类+酶抑制剂（如头孢哌酮/舒巴坦钠）、氟喹诺酮类，但后者不适用于已用其预防的患者及耐药高发区、院内感染患者。预防上，对于腹腔积液蛋白低、有消化道出血等高危因素者，可用诺氟沙星、环丙沙星等喹诺酮类药物预防感染，降低发病风险。

急、慢性胆系感染方面，轻度急性胆囊炎，可口服阿莫西林/克拉维酸、头孢呋辛酯等，覆盖革兰氏阳性、阴性菌；中度、重度急性胆囊炎或急性胆管炎，因病情重、感染菌复杂，多需静脉用药，首选含β-内酰胺酶抑制剂复方制剂（如哌拉西林/他唑巴坦）、第三代头孢菌素（如头孢曲松、头孢哌酮/舒巴坦），联合甲硝唑抗厌氧菌，重度感染还可选用碳青霉烯类（如亚胺培南/西司他丁）。胆汁中浓度较高药物如熊去氧胆酸，有消炎、利胆、溶石作用，利于胆汁排泄、减轻胆管炎症，常与抗感染药联用，促进病情恢复，用药期间定期监测肝功能、胆汁成分变化，依情况调整剂量与疗程。

第五节　皮肤软组织感染

皮肤软组织感染是皮肤科常见病症，涵盖毛囊炎、疖、痈、蜂窝织炎等多种类型，发病率高，不仅影响皮肤美观与功能，还可能引发全身症状，危及健康，深入了解其病原菌、发病机制及药物治疗要点至关重要。

一、常见病原菌与发病机制

皮肤软组织感染病原菌多样，以细菌为主，革兰氏阳性菌居多。金黄色葡萄球菌是首要致病菌，广泛存在于人体皮肤、鼻腔、咽喉等部位，正常情况下与人共生，当皮肤屏障受损，如外伤、搔抓、烧伤、手术切口等，其可趁机侵入。它能产生多种毒素与酶，如凝固酶使血浆凝固，利于细菌在局部定植、繁殖；溶血毒素破坏红细胞、白细胞，引发组织损伤、炎症；杀白细胞素抑制白细胞趋化、吞噬，逃避机体免疫防御，导致感染迅速发展，引发疖、痈、脓疱疮等化脓性病变。

表皮葡萄球菌也是常见菌，通常致病性较弱，但在皮肤破损、植入医疗器械（如静脉导管、人工关节）时，可黏附其上形成生物膜，抵抗抗菌药物与机体免疫清除，引发感染，常见于术后切口感染、导管相关性感染。

链球菌属中，A群β–溶血性链球菌可致丹毒、淋巴管炎、蜂窝织炎，其表面的M蛋白具有抗吞噬作用，透明质酸酶分解组织间质透明质酸，使细菌易于扩散，链激酶激活纤维蛋白酶原，溶解血栓，促进细菌在组织间隙蔓延，引发局部红肿热痛、淋巴管炎性条索。

革兰氏阴性菌，如铜绿假单胞菌，常存于潮湿环境，在烧伤创面、糖尿病足溃疡等湿润且免疫力低下部位易感染，其产生的绿脓菌素、弹性蛋白酶等毒力因子，破坏组织细胞、血管内皮，导致感染迁延难愈，加重病情。

此外，厌氧菌（如脆弱拟杆菌）在深部组织、有坏死组织或血供不良部位感染中起重要作用，常与需氧菌协同致病，如糖尿病足、肛周脓肿，混合感染使病情更为复杂，增加治疗难度。真菌（如白念珠菌）感染多见于皮肤皱褶、温暖潮湿处，或长期使用抗菌药物、糖皮质激素致菌群失调时，引起皮肤癣菌病、念珠菌性皮炎等，表现为红斑、丘疹、脱屑、瘙痒。

发病机制上，皮肤作为人体第一道防线，正常情况下，角质层、皮脂膜可阻挡病菌，皮肤表面常驻菌群相互制约维持平衡。一旦皮肤受损，病原菌突破防御，局部炎症细胞（中性粒细胞、巨噬细胞）聚集，释放炎性介质（组胺、前列腺素、白三烯），引发血管扩张、通透性增加，出现红肿热痛等症状。若感染未控制，细菌入血可致菌血症、败血症，严重威胁生命，尤其在免疫功能低下（如艾滋病、糖尿病、恶性肿瘤放化疗后）人群，感染风险更高、病情更凶险。

二、药物治疗

皮肤软组织感染治疗药物多样，依感染程度、病原菌选药。轻度局限性感染，如单个毛囊炎、疖肿未化脓，首选外用抗菌药物，莫匹罗星软膏对金黄色葡萄球菌、链球菌高度敏感，能抑制细菌蛋白质合成，穿透皮肤角质层，作用于感染部位；夫西地酸乳膏抗革兰氏阳性菌强，可用于脓疱疮、甲沟炎，减轻局部炎症，促进愈合，用药时清洁皮肤，薄涂药物，每日数次。

中度感染，如痈、蜂窝织炎，或外用效果不佳，需口服抗菌药。针对金黄色葡萄球菌，可选耐酶青霉素类（苯唑西林、氯唑西林），若患者对青霉素过敏，可用大环内酯类（阿奇霉素、克拉霉素）、克林霉素，后者对厌氧菌亦有效；A群链球菌感染，青霉素、阿莫西林为首选，疗效确切、价格亲民。用药时依病情轻重、患者年龄、肝肾功能确定剂量，一般疗程为7～10天，按时服药，观察症状变化，若3～5天无改善，调整用药。

重度感染，如大面积烧伤感染、坏死性筋膜炎伴全身中毒症状，需静脉用强效抗菌药。碳青霉烯类（亚胺培南/西司他丁、美罗培南）抗菌谱极广，对革兰氏阳性、阴性菌及厌氧菌均有强大活性，适用于复杂、耐药菌感染，但因易致菌群失调、二重感染，应严格把握指征；第三代头孢菌素（头孢曲松、头孢他啶）对革兰氏阴性菌作用突出，联合抗厌氧菌药物（甲硝唑、替硝唑）用于混合感染；糖肽类（万古霉素、去甲万古霉素、替考拉宁）为抗MRSA、MRCNS最后防线，用于耐药菌感染，用药时监测血药浓度、肾功能，防耳肾毒性。

特殊人群用药需谨慎。儿童尽量选口感好、剂型适宜药物，依体重精准计算剂量，8岁以下避免用四环素类（影响牙齿骨骼发育）、喹诺酮类（影响软骨发育）；孕妇首选青霉素类、头孢菌素类，相对安全，禁用致畸风险高药物；哺乳期女性考虑药物乳汁分泌对婴儿影响，服药后间隔哺乳；老年人肝肾功能减退，根据肌酐清除率调整剂量，防药物蓄积，优先选不良反应小、药代动力学稳定药物。

治疗全程重视耐药监测，定期药敏试验，依结果调整方案，避免经验性用药致耐药。对MRSA、多重耐药菌感染，联合用药或选用新型抗菌药（如利奈唑胺、达托霉素），控制感染同时减少耐药传播。同时，配合局部处理，如脓肿切开引流、清创换药，去除坏死组织，促进愈合，内外兼治提高疗效，改善患者预后。

第六节　全身性感染

一、常见病原菌及感染途径

全身性感染通常由多种病原菌引发，常见的有革兰氏阴性菌，如大肠埃希菌、铜绿假单胞菌、鲍曼不动杆菌等，多见于腹腔、泌尿生殖道、肺部感染等，细菌可经肠道黏膜破损处、尿路逆行、呼吸道吸入等途径入血；革兰氏阳性菌，像金黄色葡萄球菌、表皮葡萄球菌、肠球菌等，常源于皮肤软组织感染、心内膜炎、导管相关性感染，可通过破损皮肤、侵入血管内导管等侵入血液循环；还有真菌，如白念珠菌、曲真菌，多在机体免疫力低下、长期使用广谱抗菌药物、糖皮质激素等情况下，从口腔、肠道、呼吸道黏膜定植部位入血，引发感染。此外，无芽孢厌氧菌，如脆弱拟杆菌，常见于腹腔脓肿、盆腔感染，因局部组织缺血缺氧利于其生长繁殖，进而突破局部屏障进入血流。这些病原菌一旦进入血液并大量繁殖，就可能随着血流播散至全身各个器官，引发全身性感染症状。

二、药物治疗

药物治疗全身性感染需综合考量多方面因素。首先要依据病原菌种类选药，在未明确病原菌时，应经验性选用广谱抗菌药物，覆盖可能的病原菌，待药敏试验结果回报后，再精准调整为敏感的窄谱抗菌药。例如，对于疑似革兰氏阴性菌感染且病情危重患者，可先选用碳青霉烯类，如美罗培南；明确为大肠埃希菌感染且药敏提示敏感后，可改用头孢菌素类，如头孢他啶。其次，考虑感染部位，若为中枢神经系统感染，所选药物要能透过血-脑屏障，像头孢曲松、美罗培南在脑脊液中有较高浓度；若是腹腔感染，要兼顾肠道需氧菌与厌氧菌，可联合使用甲硝唑与头孢噻肟。再者，结合患者个体情况，肝肾功能不全者，需调整药物剂量或选用肝肾毒性小的药物，如肾功能减退时，氨基糖苷类药物应减量或慎用。用药过程中还应遵循早期、足量、足疗程原则，早期用药可迅速控制病原菌繁殖，足量用药确保药物在体内达到有效杀菌浓度，足疗程用药防止感染复发，一般在体温正常、症状消退后，还需继续用药一段时间，如血流感染，体温正常后需巩固治疗7～14天，避免细菌耐药产生，同时密切关注药物不良反应，及时调整治疗方案。

三、不同类型全身性感染的药物治疗

（一）脓毒症

脓毒症是伴有全身性炎症反应表现，如体温、循环、呼吸等明显改变的外科感染统称，诊断需结合临床表现、实验室检查，患者多有高热或低体温、心率加快、呼吸急促、白细胞计数异常，血培养可检出病原菌。治疗上，若考虑革兰氏阳性菌感染，如金黄色葡萄球菌所致脓毒症，轻度感染可首选苯唑西林、氯唑西林，耐药菌株感染可选用万古霉素、利奈唑胺；对于革兰氏阴性菌感染，像大肠埃希菌、肺炎克雷伯菌引发的，常用第三代头孢菌素，如头孢曲松、头孢噻肟，或喹诺酮类，如左氧氟沙星，产生超广谱β-内酰胺酶（ESBLs）菌株感染时，需用碳青霉烯类；当怀疑真菌性脓毒症，多在长期使用广谱抗菌药、免疫抑制剂、置管患者中出现，常用氟康唑，对氟康唑耐药的念珠菌感染，可选用伏立康唑、卡泊芬净等棘白菌素类药物。同时，积极处理原发病灶，如脓肿引流、清创等，并给予液体复苏、血管活性药物等支持治疗，维持机体灌注与内环境稳定。

（二）菌血症

菌血症是指血培养检出致病菌且有全身性炎症反应表现者。葡萄球菌菌血症，若为甲氧西林敏感株，首选苯唑西林、氯唑西林，耐药的甲氧西林耐药金黄色葡萄球菌（MRSA）感染，则用万古霉素、去甲万古霉素；肠球菌菌血症，轻度感染可用氨苄西林，严重感染或耐药株感染时，联合氨基糖苷类，如庆大霉素，或选用利奈唑胺；革兰氏阴性杆菌菌血症，大肠埃希菌、克雷伯菌等，参考脓毒症中革兰氏阴性菌用药原则，依据药敏选药，可经验性使用第三代头孢菌素、喹诺酮类，必要时升级为碳青霉烯类。治疗全程严密监测血培养结果，确保病原菌彻底清除，防止菌血症复发，根据病情给予适当的营养支持、对症处理，提升患者抵抗力与耐受性。

（三）感染性休克

感染性休克病情危急，是全身性感染导致的休克状态，病死率高。在抗休克治疗方面，迅速补充血容量，晶体液如生理盐水、乳酸林格液为首选，初始3小时内以30 mL/kg快速输入，必要时补充胶体液，如白蛋白，但羟乙基淀粉因可能导致肾损伤已不建议使用；合理应用血管活性药物，去甲肾上腺素为首选升压药，维持动脉压65 mmHg（1 mmHg ≈ 0.133 kpal）左右，心率慢或心律失常风险低时可选用多巴胺、多巴酚丁胺改善心功能；同时积极控制感染，1小时内经验性使用广谱强效抗菌药物，如碳青霉烯类联合万古霉素，覆盖革兰氏阳性、阴性菌及耐药菌，待病原菌明确后依药敏调整。此外，还需纠正酸碱平衡失调、维持电解质稳定、给予糖皮质激素（如氢化可的松，在液体复苏与血管活性药物使用后血压仍低时考虑）、防治应激性溃疡、保护重要脏器功能，如机械通气改善呼吸功能、血液透析治疗肾衰竭等，通过综合救治措施，提高患者生存率。

第七节　抗感染药物分类及特点

一、β－内酰胺类

β–内酰胺类抗生素是临床应用极为广泛的一类抗菌药物，其核心结构包含由四个原子组成的β-内酰胺环。这类药物的作用机制高度统一，均通过抑制青霉素结合蛋白（PBPs）阻碍细菌细胞壁的合成。细胞壁缺损后，细菌菌体膨胀裂解，与此同时，还能触发细菌的自溶酶活性，加速细菌死亡。缺乏自溶酶的突变株会表现出耐药性。由于动物细胞无细胞壁，所以β-内酰胺类药物对宿主毒性极小，展现出对细菌的选择性杀菌优势。

青霉素类是最早被发现并应用的β-内酰胺类药物，像青霉素G，它对革兰氏阳性球菌，如溶血性链球菌、肺炎球菌等，具有强大的杀菌活性，是治疗猩红热、肺炎等疾病的经典用药；对革兰氏阳性杆菌，如白喉棒状杆菌、炭疽芽孢杆菌等也有显著疗效，还可用于梅毒等螺旋体感染。但青霉素G抗菌谱相对较窄，且易被胃酸破坏，不耐酶，对产β-内酰胺酶的金黄色葡萄球菌无效，还可能引发过敏反应，严重时可致过敏性休克，使用前必须进行皮试。半合成青霉素，如氨苄西林，在保留对革兰氏阳性菌抗菌活性的基础上，对部分革兰氏阴性菌，像大肠埃希菌、流感嗜血杆菌也有一定作用，拓宽了抗菌谱，可用于呼吸道、泌尿系统等感染；阿莫西林的抗菌谱与氨苄西林相似，口服吸收更好，生物利用度高，胃肠道反应相对较轻，常用于轻症感染或儿童感染。

头孢菌素类依据研发年代和抗菌谱特性分为多代。第一代头孢菌素，以头孢唑啉为代表，对革兰氏阳性菌抗菌作用强，能有效对抗葡萄球菌、链球菌，常用于外科手术预防感染、皮肤软组织感染；但对革兰氏阴性菌作用较弱，仅对部分大肠埃希菌、肺炎克雷伯菌等有一定活性，且肾毒性相对较大。第二代头孢菌素，如头孢呋辛，对革兰氏阳性菌的活性与第一代相仿，对革兰氏阴性菌的抗菌谱扩大，对大肠埃希菌、变形杆菌等的作用增强，还对部分厌氧菌有抗菌活性，肾毒性有所降低，适用于呼吸道、尿路感染，以及腹腔、盆腔感染。第三代头孢菌素，像头孢曲松、头孢噻肟，抗菌谱进一步拓宽，对革兰氏阴性菌，尤其是肠杆菌科细菌、铜绿假单胞菌等抗菌活性显著增强，对革兰氏阳性菌的活性虽较前两代稍弱，但对耐药葡萄球菌仍有一定作用，且能透过血-脑屏障，常用于中枢神经系统感染、严重的革兰氏阴性菌败血症等，基本无肾毒性。第四代头孢菌素，如头孢吡肟，在保持对革兰氏阴性菌强大抗菌活性的同时，对革兰氏阳性菌的抗菌活性也有所提升，对β-内酰胺酶高度稳定，可用于多种耐药菌感染，特别是医院获得性感染。

其他非典型β-内酰胺类，如头孢霉素类兼具头孢菌素类与抗厌氧菌特性，常用于盆腔、腹腔需氧菌与厌氧菌混合感染；碳青霉烯类，像美罗培南、亚胺培南，抗菌谱极广，对革兰氏阳性菌、阴性菌、厌氧菌，甚至包括一些耐药菌，如产超广谱β-内酰胺酶（ESBLs）菌株、耐甲氧西林金黄色葡萄球菌（MRSA）等都有强大抗菌活性，常作为重症感染、多重耐药菌感染的最后一道防线，但价格相对昂贵，长期使用易诱发耐药菌产生；单环β-内酰胺类，如氨曲南，对革兰氏阴性菌有较强抗菌活性，且与青霉素类、头孢菌素类无交叉过敏反应，适用于对β-内酰胺类药物过敏的革兰氏阴性菌感染患者。β-内酰胺类药物化学性质不稳定，易受温度、pH值等因素影响开环失活，在溶液中稳定性差，多需现配现用，这在临床使用过程中需格外注意。

二、氨基糖苷类

氨基糖苷类药物的杀菌机制主要是通过不可逆地结合细菌核糖体30 S亚基，干扰细菌蛋白质合成起始阶段，抑制肽链延长，促使细菌合成异常蛋白，最终导致细菌细胞膜通透性增加、细胞内重要物质外漏而死亡。

该类药物抗菌谱较广，除链霉素外，多数品种对葡萄球菌属、需氧革兰氏阴性杆菌均有良好抗菌作用，对铜绿假单胞菌也颇具抗菌活性。例如，庆大霉素，临床应用广泛，常用于治疗革兰氏阴性杆菌感染，像大肠埃希菌、肺炎克雷伯菌所致的腹腔感染、泌尿系统感染等；阿米卡星对多种氨基糖苷类耐药菌株仍有抗菌活性，尤其是对结核分枝杆菌和其他分枝杆菌属作用突出，可用于结核病联合疗法，还可应对革兰氏阴性菌耐药问题，如对庆大霉素耐药的肠杆菌科细菌感染。

然而，氨基糖苷类药物存在显著不良反应。耳毒性尤为突出，包括前庭功能障碍和耳蜗听神经损伤。前庭功能障碍主要表现为头晕、视力减退、眼球震颤、眩晕、恶心、呕吐和共济失调，多见于新霉素、卡那霉素、链霉素和庆大霉素；耳蜗听神经损伤则表现为耳鸣、听力减退，甚至永久性耳聋，新霉素、卡那霉素和阿米卡星较常引发。肾毒性也是一大隐患，通常表现为蛋白尿、管型尿、血尿等，严重时可引发氮质血症，导致肾功能降低，肾功能减退又会使氨基糖苷类血浆浓度升高，进一步加重肾功能减退和耳毒性。此外，还可能出现神经肌肉麻痹，引起心肌抑制、血压下降、肢体瘫痪和呼吸衰竭，可用新斯的明和钙剂对抗治疗；以及变态反应，偶见皮疹、发热、嗜酸性粒细胞增多等。

鉴于其不良反应，用药期间务必监测患者肾功能，如定期检查尿常规、血尿素氮、血肌酐；严密观察听力及前庭功能，一旦发现问题及时停药。因大部分药物经肾脏以原形排出，肾功能损害时需依据肾功能减退程度调整剂量，有条件可进行血药浓度监测以优化给药方案。新生儿、早产儿应尽量避免使用，确有必要时权衡利弊并监测血药浓度；学龄前儿童、老年患者，以及妊娠期、哺乳期患者也应慎用。同时，氨基糖苷类不宜与其他肾毒性药物、耳毒性药物、神经肌肉阻滞剂或强利尿剂同用，与注射用第一代头孢菌素类合用时可能增加肾毒性，静脉给药时不宜与其他药物一并滴注，也不可用于眼内或结膜下给药，以防黄斑坏死。

三、大环内酯类

大环内酯类抗生素具有共同的12～16碳内酯环化学结构，作用于细菌内核糖体50S亚基，抑制细菌蛋白质合成，属于快速抑菌剂。

其抗菌谱相对较窄，主要作用于需氧革兰氏阳性球菌，如肺炎球菌、金黄色葡萄球菌等，对肺炎军团病菌、支原体、衣原体、某些厌氧菌也有良好抗菌活性。柔红霉素，自1958年临床应用以来，一直在口服抗生素领域占据一定地位，常用于治疗轻中度呼吸道感染，尤其是支原体肺炎、肺炎军团病菌肺炎，对青霉素过敏患者的革兰氏阳性菌感染替代治疗；阿奇霉素抗菌谱与红霉素相近，但药代动力学特性更优，组织穿透力强，半衰期长，可在体内维持较高药物浓度，用药频次少，常用于社区获得性呼吸道感染，对沙眼衣原体等性传播疾病病原体也有特效，且口服吸收受食物影响小；克拉霉素对幽门螺杆菌有较强抗菌活性，常联合其他药物用于幽门螺杆菌感染引发的胃炎、胃溃疡治疗，还可用于呼吸道感染。

不良反应方面，主要为胃肠道反应，如恶心、呕吐、腹痛、腹泻等，患者耐受性相对较差；部分药物，柔红霉素、依托红霉素，可出现肝毒性，用药后10日左右常见肝大、腹痛、阻塞性黄疸、肝脏转氨酶AST及ALT升高等，用药期间需监测肝功能；静脉滴注速度过快时，会引发心脏毒性，出现心律失常、心电图复极异常、Q–T间期延长及尖端扭转型室性心动过速，严重时可致昏厥或猝死，因此静脉滴注时要严格控制滴速；老年人、肾功能不全者或用药剂量过大时易发生耳毒性，以耳蜗神经损害的耳聋、耳鸣等多见，前庭功能也可能受损，通常发生在用药后1～2周。大环内酯类药物在碱性环境中抗菌活性强，尿路感染时碱化尿液可增强疗效；口服给药时不耐酸，常制成肠溶片或酯化衍生物；主要经胆汁排泄进入肠循环，不易进入血–脑屏障；细胞内浓度远高于细胞外浓度，利于杀灭细胞内繁殖的病原，如肺炎军团病菌；还具有免疫调节作用，对弥漫性泛细支气管炎（DPB）有特殊疗效。

四、喹诺酮类

喹诺酮类药物是一类全合成抗菌药物，作用靶酶为细菌的DNA回旋酶（又称DNA促旋酶）及拓扑异构酶Ⅳ。对大多数革兰氏阴性细菌，DNA回旋酶是主要靶酶；而对于大多数革兰氏阳性细菌，主要抑制拓扑异构酶Ⅳ。通过抑制这些酶，阻碍细菌DNA的复制、转录和修复，使细菌染色体受损，进而抑制细菌生长繁殖。

该类药物抗菌谱广，尤其对需氧的革兰氏阴性杆菌，包括铜绿假单胞菌在内，有强大杀菌作用，对金葡菌及产酶金葡菌也有良好抗菌活性，部分品种对结核分枝杆菌、支原体、衣原体及厌氧菌同样有效。例如，诺氟沙星是第一个氟喹诺酮类药，抗菌谱广，抗菌作用强，对革兰氏阳性和阴性菌包括绿脓杆菌均有良好抗菌活性，主要用于尿路及肠道感染；环丙沙星体外抗菌活性在临床应用喹诺酮类中最强，对耐药绿脓杆菌、MRSA、产青霉素酶淋球菌、产酶流感杆菌等均有良效，对肺炎军团病菌及弯曲菌亦有效，口服生物利用度虽为38%～60%，血浓度较低，但静脉滴注可弥补此缺点，广泛用于多种系统感染；左氧氟沙星对革兰氏阳性菌活性增强，对厌氧菌也有一定作用，且不良反应相对较少，常用于呼吸道、泌尿生殖系统感染。

不良反应方面，消化系统较为常见，如恶心、呕吐、食欲缺乏等；中枢神经系统可出现头痛、眩晕、失眠等，偶有抽搐等精神症状，有中枢神经系统疾病，如癫痫患者、脑动脉硬化患者需避免使用；皮肤系统可出现皮疹、瘙痒等过敏反应；由于在未成年动物可引起关节病，在儿童中引起关节痛及肿胀，故不应用于青春期前儿童或妊娠妇女；影响血糖代谢，糖尿病患者应用时需密切注意血糖变化；长期大量使用可致肝损害；部分药物，如培氟沙星、司氟沙星及洛美沙星，用药期间需避免人工紫外线或过度日光照射，以防光毒性。喹诺酮类药物口服吸收良好，体内分布广，血浆蛋白结合率低，血浆半衰期相对较长，部分以原形经肾排泄，尿药浓度高，部分经由肝脏代谢，与其他抗菌药无交叉耐药性，适用于多种病原菌所致泌尿感染、前列腺感染、淋病、呼吸道感染、胃肠道感染及骨、关节、软组织感染等。

五、抗真菌药物

在全身性感染中，真菌性感染的治疗难度较大，抗真菌药物起着关键作用。两性霉素B是最强的广谱抗真菌药之一，尽管毒性作用大，但仍是深部真菌感染的首选药物之一，对新型隐球菌、组织胞浆菌、球孢子菌、念珠菌及曲真菌等有较强的抗菌活性。它通过与真菌细胞膜上的麦角固醇结合，形成微孔，改变细胞膜通透性，导致细胞内重要物质外溢，从而抑制真菌生长。然而，其不良反应突出，常见寒战、高热、头痛、恶心、呕吐等输液反应，可在用药前给予解热镇痛药、抗组胺药、糖皮质激素等预防；还具有肾毒性，可致蛋白尿、管型尿、氮质血症，长期使用可能引起不可逆的肾功能损害，用药期间需密切监测肾功能，根据肌酐清除率调整剂量；此外，还可能导致低钾血症、血液系统毒性，如贫血、血小板减少等。

氟康唑是广谱抗真菌药，对大部分念珠菌属、隐球菌属和孢子菌属等有效，但对曲真菌无效。它能抑制真菌细胞膜中麦角固醇合成酶合成，破坏真菌细胞壁，口服或静脉给药吸收良好，体内分布广泛，可透过血-脑屏障，脑脊液中浓度较高，常用于治疗念珠菌血症、隐球菌脑膜炎等，不良反应相对较轻，常见胃肠道反应有恶心、呕吐、腹痛，少数患者可出现肝功能异常，多为轻度转氨酶升高，停药后可恢复。

伊曲康唑口服吸收好，抗菌谱广，对曲真菌也有明显活性，毒性作用小。可用于浅表真菌感染，如皮肤癣菌病，也可用于深部真菌感染，如侵袭性曲真菌病的预防与治疗，还能治疗念珠菌性阴道炎等。其不良反应主要为胃肠道不适，长期使用偶有肝功能损害，与多种药物存在相互作用，如与西沙必利、阿司咪唑等合用可能增加心脏毒性，使用时需谨慎。

5-氟胞嘧啶抗菌谱窄，对新型隐球菌、白念珠菌有较强抗菌活性，对某些曲真菌也有一定作用，常与两性霉素B或氟康唑合用，通过干扰真菌核酸合成发挥抗菌作用。单独使用易产生耐药性，不良反应有胃肠道反应、骨髓抑制如白细胞减少、血小板减少，肝肾功能损害等，用药期间需监测血常规、肝肾功能。棘白菌素类，如卡泊芬净、米卡芬净，是新型抗真菌药，对念珠菌属、曲真菌属有良好抗菌活性，作用机制是抑制真菌细胞壁合成，对耐氟康唑的念珠菌感染有效，不良反应相对较少，常见发热、皮疹、肝功能异常等症状，多用于难治性真菌感染或对其他药物不耐受的患者。

综上所述，本章探讨了从泌尿系统、消化系统、皮肤软组织到全身性感染等多部位感染性疾病的药物应对之策，也梳理了各类抗感染药物的特点。在实际临床应用中，需要充分考量病原体类型、患者自身状况、药物不良反应等诸多因素，通过精准选择合适的药物、把控剂量与疗程，来最大程度发挥药物疗效，降低耐药风险，保障患者治疗的有效性与安全性。

第六章　心血管系统疾病的药物治疗

心血管系统疾病涵盖冠心病、高血压、心律失常等诸多病症，其发病率与死亡率逐年攀升。这些疾病的发生机制错综复杂，涉及遗传、生活方式、代谢紊乱等多元因素，不仅严重影响患者的生活质量，更时刻威胁着生命安全。而药物治疗作为控制心血管疾病进展、降低风险的关键手段，贯穿疾病防治全过程。了解各类心血管药物的药理特性、精准掌握用药策略，依据患者个体差异制定方案，对优化治疗效果、预防并发症意义非凡。

第一节　心血管系统疾病概述及常见类型

一、心血管系统疾病范畴

心血管系统由心脏、血管以及调节血液循环的神经体液装置构成。心脏作为核心动力器官，如同不知疲倦的泵，日夜推动血液在血管中循环往复，为全身组织器官送去氧气与营养物质，带走二氧化碳和代谢废物，维持着生命活动的有序进行。血管则如同纵横交错的网络，动脉负责将富含氧气的血液从心脏输送至全身各处，静脉把携带着二氧化碳等代谢产物的血液回流至心脏，毛细血管纤细且密集，是实现组织细胞与血液间物质交换的关键场所。

心血管系统疾病涵盖了心脏和血管的各类病变。从心脏结构异常，如先天性心脏病、心肌病，到血管壁的粥样硬化、血栓形成，再到心脏电生理紊乱引发的心律失常，以及心脏功能衰竭等，无一不威胁着人类的健康与生命。这些疾病发病率高、致残率高、死亡率高，已然成为全球公共卫生领域的沉重负担，严重影响患者的生活质量，甚至在瞬间就能夺走鲜活的生命，故而深入探究其发病机制与防治策略迫在眉睫。

二、发病机制

（一）动脉粥样硬化发病机制

动脉粥样硬化是冠心病、脑卒中等多种危重疾病的重要病理基础。其发病是多因素共同作用的结果：脂质代谢紊乱首当其冲，血液中低密度脂蛋白胆固醇（LDL–C）水平升高，在血管壁内膜下沉积，造成动脉粥样硬化的发生；高血压冲击血管内皮，使其受损，为脂质入侵创造条件；吸烟释放的尼古丁、焦油等有害物质，损伤血管内皮，降低血管舒张功能，促使血小板聚集；糖尿病患者体内长期高血糖环境引发血管内皮细胞功能障碍，增加炎症反应，加速动脉粥样硬化进程。

在发病机制学说领域，损伤应答学说认为，血管内皮损伤是起始环节，受损内皮释放细胞因子，吸引单核细胞黏附、迁移入内膜，分化为巨噬细胞，吞噬氧化修饰的LDL–C，形成泡沫细胞，进而引发一系列炎症反应与平滑肌细胞增生，促使粥样斑块形成。脂质渗入学说强调，血液中脂质以脂蛋白形式透过受损内皮间隙，沉积于内膜下，引发炎症，吸引细胞聚集，逐步构建起粥样硬化斑块。炎症反应贯穿动脉粥样硬化全程，炎症细胞释放的细胞因子、趋化因子，既能促进脂质沉积，又能导致斑块不稳定，增加破裂风险，随时可能引发急性心血管事件。

（二）高血压发病机制

高血压发病的家族遗传倾向较为明显，多个基因位点突变或多态性与血压升高相关联，它们影响肾素–血管紧张素–醛固酮系统（RAAS）、交感神经系统活性、血管平滑肌细胞功能等，使血压调控失衡。其次为环境因素，高盐饮食让体内钠离子增多，导致水钠潴留，血容量扩张，血压上升；长期精神紧张、焦虑、压力过大，激活交感神经系统，释放去甲肾上腺素等激素，使心跳加速、血管收缩，推动血压攀升；缺乏运动、肥胖，脂肪组织分泌多种激素和细胞因子，干扰血压调节机制。

血压升高后，对心脏、血管和肾脏等靶器官造成影响。心脏为对抗增高的外周阻力，心肌细胞代偿性肥大，起初有助于维持心排血量，但长期过度负荷，心肌逐渐纤维化，舒张与收缩功能减退，最终走向心力衰竭。血管方面，高血压促使血管平滑肌细胞增生、肥大，血管壁增厚，管腔狭窄，同时内皮功能受损，一氧化氮（NO）等舒张因子释放减少，血管舒张受限，进一步升高血压，还易引发动脉粥样硬化，形成恶性循环。肾脏作为血压调节的重要脏器，高血压损伤肾小球入球小动脉，导致肾灌注不足，激活RAAS，促使醛固酮分泌增加，水钠潴留加重，而肾素释放增多又进一步升高血压，肾脏功能在这一过程中逐渐恶化。

三、常见病症

冠心病，全称为冠状动脉粥样硬化性心脏病。冠状动脉是为心肌供血的关键血管，粥样硬化斑块在其内膜生长，使管腔逐渐狭窄，心肌供血随之减少。患者日常活动时，心肌耗氧量增加，狭窄血管无法满足需求，便引发心绞痛，表现为心前区压榨性、闷痛或紧缩感，可放射至左肩、左臂内侧，甚至达无名指和小指，疼痛一般持续3～5 min，休息或含服硝酸甘油后可缓解。一旦斑块破裂，形成血栓，完全阻塞冠状动脉，就会诱发急性心肌梗死，这是极其凶险的状况，患者胸痛剧烈且持久，常伴有大汗淋漓、濒死感，还可能出现心律失常、心力衰竭、休克等严重并发症，危及生命。

心律失常指正常心脏电生理活动紊乱，心跳节律、频率或起源部位异常。房性早搏、室性早搏较为常见，患者偶尔感觉心悸，多数无严重危害，但频发早搏可能引发不适，影响生活质量。心房颤动是临床常见且棘手的心律失常，心房电活动紊乱，失去有效收缩，代之以快速、无序颤动，不仅导致心悸、胸闷，还因心房壁血栓形成风险剧增，栓子一旦脱落，随血流流向全身，极易引发脑栓塞等严重后果。室性心动过速、心室颤动则是致命性心律失常，心脏泵血功能瞬间崩溃，患者迅速陷入晕厥、抽搐，若不及时抢救，数分钟内就会死亡。

心力衰竭为各种心血管疾病发展到后期，心脏结构或功能受损严重，心肌收缩力减弱，心排血量不能满足机体代谢需求。左心衰竭时，肺循环淤血，患者呼吸困难是突出症状，起初多在劳力时发作，如爬楼梯、快走后出现气短，随病情进展，休息时也会喘息不止，甚至夜间憋醒，需端坐呼吸；还伴有咳嗽、咳痰，痰液呈白色泡沫状，严重时可咳粉红色泡沫样痰。右心衰竭以体循环淤血为主要表现，身体低垂部位出现水肿，最早见于脚踝，逐渐向上蔓延至小腿、大腿，甚至腹部；肝脏淤血肿大，引起右上腹饱胀、疼痛，胃肠道淤血则导致食欲缺乏、恶心、呕吐等消化不良症状。全心衰竭是左右心功能均严重受损，兼具上述两种衰竭表现，患者生活质量极差，死亡率高，时刻徘徊在生死边缘。

第二节　高血压病

一、药物治疗管理

（一）个体化治疗方案制定

高血压病的个体化治疗是精准医疗的生动体现，需全方位考量患者的个体特质。年龄是关键因素之一，老年高血压患者（年龄≥65岁）血管弹性差、压力感受器敏感性降低，血压波动大，多以收缩压升高为主，舒张压相对偏低，且常伴有多种并发症，如冠心病、心力衰竭、肾功能不全等。治疗时宜选用长效、平稳降压药物，如钙通道阻滞剂（CCB）、血管紧张肽转换酶抑制剂（ACEI）或血管紧张肽Ⅱ受体拮抗剂（ARB），从小剂量起始，缓慢递增，避免血压骤降引发脑供血不足等不良事件。像氨氯地平，其长效作用可平稳控制老年患者24h血压，减少血压波动。

对于合并糖尿病的高血压患者，严格控制血压与血糖至关重要。ACEI或ARB类药物为首选，它们不仅能有效降压，还可改善胰岛素抵抗，减少尿蛋白排泄，保护肾脏功能，延缓糖尿病肾病进展。依那普利、缬沙坦等药物，在降压同时，对糖尿病患者的心血管与肾脏起到双重保护功效。若单药无法达标，可联合小剂量利尿剂或CCB。

妊娠高血压综合征则是孕期的特殊挑战，关系到母婴安危。治疗药物选择受限，甲基多巴是常用药物，能安全降压，对胎儿影响小；拉贝洛尔兼具α、β受体阻滞作用，降压效果确切，且不影响胎盘血流灌注，可在妊娠早、中、晚期使用；硝苯地平缓释片也可用于紧急降压，但孕晚期使用时需警惕早产风险。孕期用药需密切监测血压、尿蛋白、胎儿发育等指标，依据病情适时调整方案，守护母婴健康。

（二）血压控制目标

血压控制目标值应依据患者具体状况制定。一般高血压患者，血压控制在140/90mmHg以下是基本要求，这能显著降低心脑血管疾病发病风险，减少脑卒中、心肌梗死等严重事件发生率。

老年高血压患者，鉴于其血管生理特性改变，降压不宜过于激进。一般主张将收缩压控制在150mmHg以下，若患者耐受良好，可进一步降至140mmHg以下，舒张压维持在60～90mmHg，确保重要脏器供血，避免因血压过低引发头晕、跌倒、认知功能障碍等问题。

合并肾病或糖尿病的高血压患者，肾脏与心血管受损风险高，需更严格的血压管控，将血压控制在130/80 mmHg以下，有助于延缓肾病进展，降低蛋白尿，保护肾功能，同时减少糖尿病心血管并发症，改善患者预后。严格的血压控制宛如为这些脆弱的脏器撑起“保护伞”，阻挡疾病恶化的风雨。

（三）长期治疗监测

高血压作为慢性病，需要长期治疗监测。患者在家可使用电子血压计定期测量血，清晨起床后、晚上睡前各测一次，记录血压值，就诊时为医生提供动态血压信息；医院测量能借助专业设备校准，初诊或血压波动大时，还可进行24 h动态血压监测，全面捕捉血压昼夜节律、波动峰值等，精准指导用药。

定期检查靶器官功能不可或缺，每3～6个月进行心电图、心脏超声检查，排查左心室肥厚、心肌缺血等心脏病变；每年检测肾功能（血肌酐、尿素氮、肾小球滤过率）、尿常规（尿蛋白、尿潜血），监测肾脏受损情况。眼底检查可直观反映小血管病变，为高血压分级及预后判断提供依据。

同时，密切监测药物不良反应至关重要。服用利尿剂需关注血钾、血钠水平，预防低钾、低钠血症；ACEI类药物用药期间留意干咳、高血钾、肾功能变化，干咳严重影响生活质量时，需调整用药；CCB类药物可能引起面部潮红、下肢水肿、牙龈增生等，依症状轻重评估是否换药；β受体阻滞剂警惕心动过缓、乏力、性功能障碍等不良反应，及时调整剂量或更换药物，确保治疗安全、有效推进。

二、抗高血压药

（一）利尿剂

利尿剂通过抑制肾小管对钠、氯的重吸收，促进钠、水排泄，减少血容量，进而降低外周血管阻力，发挥降压功效。噻嗪类利尿剂作用于远曲小管近端，氢氯噻嗪是代表药物，小剂量使用（如12.5～25 mg/d）即可有效降压，还能增强其他降压药疗效，适用于轻、中度高血压，尤其是盐敏感性高血压、老年高血压及合并心力衰竭患者。但其可引起低钾血症、影响血糖、血脂、血尿酸代谢，大剂量使用不良反应风险增加，故多推荐小剂量应用，痛风患者禁用。

袢利尿剂作用于髓袢升支粗段，呋塞米是典型代表，利尿作用强效、迅速，多用于高血压合并急、慢性肾功能不全，或其他利尿剂效果不佳时。但易引发低血钾、低血钠、低血氯、尿毒性、高尿酸血症等不良反应，使用时需严密监测电解质与肾功能。

保钾利尿剂作用于远曲小管和集合管，如螺内酯，通过拮抗醛固酮，减少钾离子排泄，起到保钾排钠作用。常用于原发性醛固酮增多症、难治性高血压，或与其他利尿剂联用以防低钾血症。不过，高钾血症是其使用“雷区”，肾功能不全、与ACEI/ARB联用时更易发生，用药期间需定期监测血钾，血钾升高时及时调整。

（二）血管紧张素转换酶抑制剂（ACEI）

ACEI降压主要通过抑制血管紧张肽I转换为血管紧张素Ⅱ，减少血管紧张素Ⅱ这一强力血管收缩剂生成，同时抑制醛固酮分泌，降低外周血管阻力，减轻水钠潴留；还能舒张血管平滑肌，改善内皮功能，逆转血管重构，对心脏、肾脏、血管等靶器官具有卓越保护能力。

该类药物优势显著，适用于各型高血压，尤其是合并心力衰竭、心肌梗死、左心室肥厚、糖尿病肾病、蛋白尿的患者，培哚普利、贝那普利等长效制剂，每日一次给药，方便且能平稳控压。不良反应方面，刺激性干咳较为常见，发生率约10%～30%，可能与缓激肽积聚有关，严重时影响患者用药依从性；高血钾、低血压、肾功能恶化在特定人群（如双侧肾动脉狭窄、肾功能严重受损、合用保钾利尿剂等）中可能出现，用药前需谨慎评估肾功能、血钾水平，用药过程中密切监测。

（三）血管紧张素Ⅱ受体拮抗剂（ARB）

ARB精准靶向血管紧张素Ⅱ受体1（AT1），阻断血管紧张素Ⅱ与该受体结合，松弛血管平滑肌，扩张血管，降低血压，降压效果与ACEI相仿。与ACEI相比，ARB不影响缓激肽代谢，干咳不良反应发生率极低，患者耐受性良好，这使其在不能耐受ACEI干咳副作用的患者中备受青睐。

氯沙坦、缬沙坦、厄贝沙坦等ARB药物，适用于高血压伴左心室肥厚、心力衰竭、糖尿病肾病、代谢综合征等多种情况，尤其适用于ACEI诱发干咳或血管性水肿的患者，为降压治疗提供了替代优选。不良反应相对少见，偶有高血钾、低血压，罕见血管性水肿，对肾功能影响小，但双侧肾动脉狭窄、妊娠哺乳期妇女仍需慎用，用药期间同样需监测血钾、肾功能。

（四）钙通道阻滞剂（CCB）

CCB通过阻断血管平滑肌细胞膜上的钙离子通道，抑制钙离子内流，使血管平滑肌松弛，外周血管阻力降低，血压随之下降。根据化学结构与作用特点分为二氢吡啶类（如硝苯地平、氨氯地平、非洛地平）与非二氢吡啶类（如维拉帕米、地尔硫䓬）。

二氢吡啶类CCB降压作用强，对老年高血压、单纯收缩期高血压、低肾素恶性高血压疗效突出，还能抗动脉粥样硬化，预防心血管事件。氨氯地平半衰期长达30～50h，每日一次给药即可平稳控压，减少血压波动；硝苯地平缓释片、控释片也能长效控压，有效控制晨峰血压。不良反应多为面部潮红、头痛、下肢水肿、牙龈增生等，与扩张血管、局部微循环改变有关，多数症状轻微，不影响继续用药。

非二氢吡啶类CCB除降压外，还具有抑制心脏传导、减慢心率作用，适用于高血压合并心律失常（如房颤、房扑）、冠心病心绞痛患者，维拉帕米、地尔硫䓬可有效缓解心绞痛发作，但因其负性肌力、负性频率作用，心力衰竭、房室传导阻滞患者禁用。

（五）β 受体阻滞剂

β受体阻滞剂通过选择性阻断心脏β1受体，降低心肌收缩力、减慢心率，减少心排血量；同时阻断肾小球旁器β1受体，抑制肾素释放，降低血管紧张素Ⅱ与醛固酮生成，协同降压。美托洛尔、比索洛尔等是常用药物，适用于高血压合并劳力性心绞痛、心肌梗死、快速心律失常、心力衰竭（需遵循特定用药原则）患者，能降低心肌耗氧量，改善心肌缺血，预防心律失常复发，抑制心肌重构。

然而，β受体阻滞剂也有不良反应等不利因素，心动过缓、房室传导阻滞较为常见，用药期间需监测心率，心率低于50次/min时可能需调整剂量；诱发或加重支气管哮喘，尤其对既往有哮喘病史患者，应禁用；还可能导致乏力、四肢发冷、性功能障碍等，影响患者生活质量与用药依从性，用药时需权衡利弊，个体化选择。

（六）其他抗高血压药

α受体阻滞剂如特拉唑嗪、多沙唑嗪，主要作用于血管平滑肌α1受体，使血管扩张，降低外周阻力，降压效果确切，还能改善前列腺增生患者排尿困难症状，适用于高血压合并前列腺增生的老年男性患者。但因易引发直立性低血压，尤其是首剂效应，用药时需从小剂量起始，夜间睡前服用，避免突然改变体位，用药过程中密切监测血压变化。

中枢性降压药可乐定、甲基多巴，通过激动中枢神经系统α2受体，抑制交感神经冲动传出，降低外周血管阻力、心率与血压，曾广泛用于高血压治疗。然而，其不良反应较多，如嗜睡、口干、便秘、抑郁、停药反跳等，限制了临床应用，目前多作为二线或三线用药，用于难治性高血压，尤其是伴有肾功能不全的患者。

直接血管扩张剂如肼屈嗪、硝普钠，直接作用于血管平滑肌，使小动脉扩张，迅速降低血压。硝普钠降压作用强效、迅速，常用于高血压急症，如高血压脑病、急性心力衰竭伴高血压等，通过静脉滴注精准调控血压，但因其含氰化物，用药时间过长易致氰化物中毒，需严密监测血氰化物水平，使用时长一般不超过72h；肼屈嗪则较少单独使用，多与其他降压药联用，治疗中、重度高血压，长期大剂量使用可引发狼疮样综合征，用药期间需监测自身抗体。

第三节 冠心病的药物治疗策略

冠心病是由于冠状动脉粥样硬化，使血管腔狭窄或阻塞，导致心肌缺血、缺氧或坏死而引起的心脏病，包括稳定型心绞痛、不稳定型心绞痛以及心肌梗死等类型，不同类型的冠心病在药物治疗策略上既有共性，也各有侧重。

一、稳定型心绞痛的药物治疗

稳定型心绞痛是在冠状动脉固定性严重狭窄基础上，由于心肌负荷的增加引起心肌急剧的、暂时的缺血与缺氧的临床综合征。其发作的主要机制是心肌氧供需失衡，当冠状动脉粥样硬化导致管腔狭窄时，心肌供血量减少，而在体力活动、情绪激动等增加心肌耗氧量的情况下，就容易诱发心绞痛发作。

药物治疗旨在缓解心绞痛症状、预防心肌梗死和死亡，改善预后。基础用药包括抗血小板药物、他汀类药物等。抗血小板药物如阿司匹林，通过抑制血小板的聚集，防止血栓形成，阻断冠状动脉内血栓发展，一般建议长期小剂量服用，若无禁忌证，通常为每日75～100mg；对于不能耐受阿司匹林的患者，可选用氯吡格雷等替代。他汀类药物不仅能有效降低低密度脂蛋白胆固醇（LDL-C）水平，还具有稳定粥样斑块、抗炎等多效性，可显著降低心血管事件风险，常用的有阿托伐他汀、瑞舒伐他汀等，需根据患者血脂水平、心血管风险等个体化调整剂量，以达到LDL-C的目标值。

缓解症状的药物主要包括短效硝酸酯类、β受体拮抗剂和钙通道阻滞剂（CCB）。短效硝酸酯类药物如硝酸甘油，是心绞痛急性发作的首选药物，它能迅速扩张冠状动脉，增加心肌供血，同时扩张外周血管，降低心脏前后负荷，减少心肌耗氧量，一般舌下含服0.3～0.6mg，1～2min即可起效，持续作用10～30min。β受体拮抗剂如美托洛尔、比索洛尔等，通过减慢心率、减弱心肌收缩力、降低血压，从而减少心肌耗氧量，尤其适用于劳力性心绞痛，还可改善心肌梗死后患者的预后，但用药时需注意避免心动过缓、房室传导阻滞等不良反应，应从小剂量开始，根据心率、血压等逐步调整剂量。CCB类药物如硝苯地平、氨氯地平等，可抑制钙离子进入心肌细胞和平滑肌细胞，扩张冠状动脉及外周血管，改善心肌供血，同时降低心肌耗氧量，对变异型心绞痛疗效显著，也可用于伴有高血压的稳定型心绞痛患者，不同CCB药物的作用特点和不良反应有所差异，例如硝苯地平短效制剂可能引起反射性心动过速，而氨氯地平作用较为平缓，长效制剂每日服用一次即可维持稳定血药浓度。

在药物联合应用方面，β受体拮抗剂与硝酸酯类药物联合，可互相取长补短，β受体拮抗剂可对抗硝酸酯类药物引起的反射性心动过速，硝酸酯类药物则能减轻β受体拮抗剂可能导致的心室容积增加，协同降低心肌耗氧量，但需注意两者均有降压作用，合用时要监测血压，避免低血压发生；β受体拮抗剂与CCB联合使用时，由于两者都有负性肌力、负性频率作用，可能增加房室传导阻滞、心动过缓等风险，一般仅在单一药物不能有效控制症状或患者合并特定情况（如高血压合并劳力性心绞痛）时谨慎联用，并密切监测心率、心律等指标；硝酸酯类药物与CCB联合应用相对较为安全，能进一步增强血管扩张效果，改善心肌供血。

二、不稳定型心绞痛的药物治疗

不稳定型心绞痛是介于稳定型心绞痛和急性心肌梗死之间的临床状态，其发病与冠状动脉粥样硬化斑块破裂、血栓形成、血管痉挛等有关，病情变化快，具有较高的心肌梗死风险。

药物治疗的关键在于强化抗血小板、抗凝，稳定斑块，缓解心肌缺血。在抗血小板治疗方面，除了阿司匹林外，常需联合应用更强效的P2Y12受体抑制剂，如氯吡格雷、替格瑞洛。氯吡格雷需经肝脏代谢激活，起效相对较慢，负荷剂量300～600mg，维持剂量75mg/d；替格瑞洛则无须代谢激活，起效迅速，能更快更强地抑制血小板聚集，负荷剂量180mg，维持剂量90mg或60mg，每日两次，但要注意其可能导致呼吸困难、出血等不良反应发生率相对较高。抗凝治疗常用药物有普通肝素、低分子肝素等，低分子量肝素如依诺肝素，与普通肝素相比，具有抗凝效果稳定、无须常规监测凝血指标、出血风险相对较低等优点，一般按体重皮下注射给药。

此外，还需使用他汀类药物强化降脂、稳定斑块，以及硝酸酯类、β受体拮抗剂、

CCB等抗心肌缺血药物缓解症状，用法与稳定型心绞痛类似，但在急性期，药物剂量的调整可能更为频繁，需根据患者症状、心电图变化、血流动力学状态等及时优化。与稳定型心绞痛药物治疗相比，不稳定型心绞痛更强调双联抗血小板、抗凝的联合应用，以迅速抑制血栓形成，防止病情进展为心肌梗死；同时，药物治疗过程中的监测更为严格，需密切观察患者有无出血、再发心绞痛、心律失常等情况，以便及时调整治疗方案。

三、心肌梗死的药物治疗

心肌梗死是在冠状动脉病变基础上，发生冠状动脉血供急剧减少或中断，使相应心肌严重而持久地急性缺血，导致心肌坏死。

急性发作期，对于发病12h内且有溶栓适应证的患者，溶栓治疗是重要手段之一，常用药物有尿激酶、链激酶、重组组织型纤溶酶原激活剂（rt–PA）等，溶栓药物能激活纤溶酶原，使其转化为纤溶酶，溶解冠状动脉内血栓，恢复心肌灌注，但要注意出血风险，尤其是颅内出血，用药前需充分评估禁忌证，如近期有无创伤、手术、活动性出血等情况。同时，无论是否溶栓，都应尽早给予抗血小板、抗凝、他汀类等药物，并辅以硝酸酯类等改善心肌缺血。对于接受急诊经皮冠状动脉介入治疗（PCI）的患者，术前需强化抗血小板治疗，如阿司匹林联合替格瑞洛或氯吡格雷，术中使用普通肝素或比伐卢定抗凝，术后继续双联抗血小板治疗一段时间，以防止支架内血栓形成。

缓解期的药物治疗侧重于康复、二级预防，旨在改善心肌重构、预防再次心肌梗死和心血管事件。血管紧张素转换酶抑制剂（ACEI）或血管紧张素Ⅱ受体阻滞剂（ARB）可抑制肾素–血管紧张素–醛固酮系统（RAAS）激活，减轻心肌重构，降低心力衰竭发生率和死亡率，若无禁忌证，心肌梗死患者应早期使用，如卡托普利、依那普利等ACEI类药物，若患者不能耐受ACEI的干咳不良反应，可换用氯沙坦、缬沙坦等ARB类；β受体拮抗剂同样是改善预后的关键药物，能降低心肌梗死后患者的猝死风险，减少再梗死，如美托洛尔缓释片等，应从小剂量开始，逐渐加量至目标剂量或最大耐受剂量；他汀类药物持续服用，强化降脂，稳定冠状动脉粥样硬化斑块；抗血小板药物双联治疗一般持续12个月左右，之后根据患者情况，部分患者可改为单抗血小板治疗，长期预防血栓事件。此外，还需控制好血压、血糖等心血管危险因素，给予适当的利尿剂、醛固酮拮抗剂等改善心功能，根据患者具体病情制定个体化的药物治疗方案，定期随访评估药物疗效、不良反应及心血管事件风险，及时调整用药。

第四节　心力衰竭的药物治疗优化

心力衰竭是各种心脏结构或功能性疾病导致心室充盈和（或）射血功能受损，心排血量不能满足机体组织代谢需要，以肺循环和（或）体循环淤血，器官、组织血液灌注不足为临床表现的一组综合征，其药物治疗是一个复杂且需要精细调整的过程，旨在缓解症状、改善心功能、延缓疾病进展并降低死亡率。

一、药物治疗优化原则

心力衰竭药物治疗优化需依据患者病情严重程度、并发症、个体差异等多方面因素综合考量。对于急性心力衰竭发作期，当患者出现明显呼吸困难、肺水肿等症状时，首要任务是迅速缓解症状，减轻心脏负荷，常需加大利尿剂剂量，如呋塞米静脉推注，可在短时间内促进大量尿液排出，减少循环血容量，缓解肺淤血；同时，可根据血压情况选用血管扩张剂，如硝普钠，它能同时扩张动脉和静脉，降低心脏前后负荷，迅速改善血流动力学，但用药过程中需密切监测血压，防止低血压发生。

在慢性心力衰竭缓解期，治疗重点在于改善心肌重构、提高心脏功能、预防病情恶化。应遵循“金三角”治疗原则，即血管紧张素转换酶抑制剂（ACEI）或血管紧张素Ⅱ受体阻滞剂（ARB）、β受体阻滞剂和醛固酮拮抗剂联合应用。ACEI如依那普利，通过抑制肾素-血管紧张素-醛固酮系统（RAAS），减少血管紧张素Ⅱ生成，扩张血管，减轻心脏后负荷，还能抑制心肌重构，改善心室功能，一般从小剂量开始，逐渐递增至目标剂量，用药过程中需监测血压、肾功能及血钾水平，若出现干咳等不能耐受的不良反应，可换用ARB，如缬沙坦；β受体阻滞剂如美托洛尔，可减慢心率、降低心肌耗氧量，长期应用能改善心肌重构，降低猝死风险，同样需从小剂量起始，缓慢加量，避免诱发或加重心力衰竭，用药期间密切关注心率、血压及心功能变化；醛固酮拮抗剂如螺内酯，可阻断醛固酮的有害作用，抑制心肌纤维化，改善心脏顺应性，与ACEI/ARB及β受体阻滞剂协同作用，但要注意监测血钾，防止高钾血症。

药物剂量调整应个体化，依据患者对药物的耐受性、治疗反应以及各项生理指标动态优化。例如，随着心力衰竭患者病情改善，利尿剂剂量可适当减少，以避免过度利尿导致电解质紊乱、低血压等不良反应；而对于ACEI/ARB或β受体阻滞剂，若患者能耐受，应尽量滴定至目标剂量，以最大程度发挥改善预后的作用。联合用药时，需充分考虑药物之间的相互作用，避免不良反应叠加，同时利用协同作用增强疗效。此外，定期对患者进行全面评估，包括症状、体征、心功能指标（如左心室射血分数）、实验室检查（如B型利尿钠肽、电解质、肾功能等），根据评估结果及时调整治疗方案，以实现最佳治疗效果。

二、常用药物分类及作用机制

利尿剂是心力衰竭治疗的基础药物，分为袢利尿剂（如呋塞米、托拉塞米）、噻嗪类利尿剂（如氢氯噻嗪）和保钾利尿剂（如螺内酯、氨苯蝶啶）。袢利尿剂作用于肾小管髓袢升支粗段，抑制钠、氯、钾的重吸收，利尿作用强大、迅速，能快速减轻心脏前负荷，缓解肺淤血、水肿症状，适用于急性心力衰竭或有明显液体潴留的慢性心力衰竭患者。但长期使用易导致电解质紊乱，如低钾血症、低镁血症等，还可能引起低血压、肾功能损害；噻嗪类利尿剂主要作用于远曲小管近端，抑制钠的重吸收，促进钾的排泄，利尿效果相对较弱，常作为轻度心力衰竭或合并高血压患者的一线用药，不良反应同样包括电解质紊乱、高尿酸血症等。保钾利尿剂作用于远曲小管和集合管，减少钠的重吸收，同时减少钾的排泄，常与袢利尿剂或噻嗪类利尿剂联合应用，预防低钾血症，但它单独使用利尿效果有限，且在肾功能不全、高钾血症患者中禁用。

RAAS抑制剂包括ACEI、ARB和醛固酮拮抗剂。ACEI通过抑制血管紧张素Ⅰ转换为血管紧张素Ⅱ，减少血管紧张素Ⅱ的缩血管、促醛固酮分泌等作用，扩张血管，降低血压，减轻心脏后负荷，同时抑制心肌细胞肥大、纤维化，改善心肌重构，是心力衰竭治疗的基石药物，代表药物有卡托普利、依那普利等，但部分患者可能出现干咳、低血压、肾功能恶化、高钾血症等不良反应；ARB作用于血管紧张素Ⅱ受体，阻断其生物学效应，与ACEI类似，具有扩张血管、改善心肌重构作用，适用于不能耐受ACEI干咳的患者，常用药物有氯沙坦、缬沙坦等；醛固酮拮抗剂在RAAS抑制剂基础上，进一步阻断醛固酮的不良作用，醛固酮可导致水钠潴留、心肌纤维化，螺内酯等药物能拮抗这些作用，与ACEI/ARB协同改善心力衰竭预后，但需警惕高钾血症风险，尤其是在肾功能减退、合用ACEI/ARB及β受体阻滞剂时。

β受体阻滞剂通过竞争性拮抗肾上腺素能β受体，减慢心率、减弱心肌收缩力、降低血压，减少心肌耗氧量，长期应用可改善心肌重构，降低心力衰竭患者的死亡率和住院率，主要用于慢性稳定型心力衰竭，在急性心力衰竭发作期或病情不稳定时需慎用，常用药物有美托洛尔、比索洛尔、卡维地洛等，卡维地洛还兼具α受体阻滞作用，扩血管效果更强，但用药时需从小剂量开始，逐渐加量至目标剂量或最大耐受剂量，避免突然停药引起反跳现象，用药过程中密切监测心率、血压、心功能及血糖、血脂代谢变化。

正性肌力药物用于改善心力衰竭患者的心肌收缩力，增加心排血量，包括洋地黄类（如地高辛）、β受体激动剂（如多巴酚丁胺）和磷酸二酯酶抑制剂（如米力农）。洋地黄类药物通过抑制心肌细胞膜上的Na^+/K^+–ATP酶，使细胞内钠离子浓度升高，促进钙离子内流，增强心肌收缩力，同时可减慢心率，尤其适用于伴有快速心室率心房颤动的心力衰竭患者，但治疗窗较窄，易发生中毒，表现为心律失常、胃肠道反应、神经系统症状等，用药过程中需监测血药浓度、心电图；β受体激动剂如多巴酚丁胺，主要激动心脏β_1受体，增强心肌收缩力，短期应用可改善急性心力衰竭患者的血流动力学，但长期使用会增加心肌耗氧量，导致心律失常、心肌缺血加重，多用于急性失代偿性心力衰竭、心源性休克等短期支持治疗；磷酸二酯酶抑制剂米力农，通过抑制磷酸二酯酶，升高细胞内cAMP水平，增加心肌收缩力、扩张血管，改善心脏功能，同样适用于急性心力衰竭的短期治疗，但其不良反应有低血压、心律失常等，且可能增加远期死亡率，不作为慢性心力衰竭的常规用药。

三、联合用药方案

在心力衰竭治疗中，联合用药是常用策略，旨在发挥药物协同作用，增强疗效，改善预后。例如，ACEI与利尿剂联合，ACEI可抑制利尿剂激活的RAAS，减轻利尿剂所致的电解质紊乱，如低钾血症，同时利尿剂减少血容量，有助于ACEI更好地发挥降压、改善心肌重构作用，适用于大多数慢性心力衰竭患者，但需注意低血压、肾功能恶化等风险，用药过程中密切监测血压、肾功能、血钾；ARB与利尿剂联合也有类似协同效应，适用于不能耐受ACEI干咳的患者，如氯沙坦氢氯噻嗪复方制剂，方便用药，提高患者依从性，同样要关注血压、血钾变化。

β受体阻滞剂与ACEI/ARB联合，是慢性心力衰竭治疗的核心方案，两者协同抑制交感神经和RAAS过度激活，从不同环节改善心肌重构、降低心肌耗氧量、减少心律失常发生，进一步降低死亡率和住院率，如美托洛尔与依那普利联用，但联合用药时需注意低血压、心动过缓、房室传导阻滞等不良反应，起始剂量宜小，逐渐调整剂量，需密切观察心率、血压、心功能等指标。

醛固酮拮抗剂与ACEI/ARB、β受体阻滞剂联合形成“金三角”方案，全面干预神经内分泌系统，强化心肌重构抑制作用，显著改善心力衰竭患者预后，适用于中重度心力衰竭患者（NYHA Ⅱ－Ⅳ级），如螺内酯与依那普利、美托洛尔联用，但高钾血症风险明显增加，必须严格监测血钾，对于肾功能不全（肾小球滤过率＜30mL/min）、血钾＞5.0mmol/L等患者禁用或慎用。

对于顽固性心力衰竭，有时还需采用多种药物联合强化治疗。如在常规治疗基础上，加用血管扩张剂硝普钠联合正性肌力药物米力农，硝普钠扩张血管，降低心脏前后负荷，米力农增强心肌收缩力，两者协同改善心脏泵血功能，迅速缓解患者症状，但这种联合方案需在严密监护下使用，因易引发低血压、心律失常等严重不良反应，且仅限于短期应用，待患者病情稳定后及时调整用药。另外，一些中药制剂如芪苈强心胶囊、通心络胶囊等，也有研究显示与西药联合应用可改善心力衰竭患者心功能、血管内皮功能，减少住院率，为心力衰竭治疗提供了中西医结合的新思路，但仍需更多高质量临床研究进一步验证其疗效与安全性。

第五节　心律失常

心律失常是指心脏冲动的频率、节律、起源部位、传导速度或激动次序的异常，作为心血管疾病中极为重要的一组病症，它既能够单独出现，也常常与其他心血管病相伴发生。心律失常的危害程度因类型而异，轻者可能仅引发轻微的心悸、头晕等不适，重者则可诱发心绞痛、心力衰竭，甚至瞬间导致晕厥、猝死，严重威胁患者的生命健康。在心律失常的综合治疗策略里，药物治疗始终占据着关键地位，其通过精准调节心脏的电生理活动，致力于恢复心脏的正常节律，有效减轻症状，进而显著改善患者的预后。接下来，本章将深入且系统地阐述心律失常的常见类型、药物治疗的精准选择，以及抗心律失常药物的专业知识与转归评估要点。

一、常见心律失常类型

（一）窦性心律失常

窦性心律失常主要涵盖窦性心动过速、窦性心动过缓以及窦性心律不齐。窦性心动过速，通常是指成人窦性心律的频率高于100次/min。在日常生活中，诸如剧烈运动、情绪过度激动、饮用大量浓茶或咖啡等生理性因素，均可能诱发窦性心动过速；另外，像发热、贫血、甲状腺功能亢进以及心力衰竭等病理性状况，同样会引发该症状。患者大多会有心悸、胸闷之感，偶尔还伴有头晕、乏力等不适，一般情况下，在去除诱因后，心率便会逐渐恢复正常。例如，一位年轻的健身爱好者，在高强度运动结束后，即刻感觉心跳明显加快、心慌不适，前往医院检查，心电图显示窦性心动过速，在休息片刻、补充水分后，心率逐渐平稳，症状得以缓解。

窦性心动过缓，则是指成人窦性心律的频率低于60次/min。健康的青年人、运动员以及睡眠状态下，出现窦性心动过缓属于正常生理现象；然而，病态窦房结综合征、房室传导阻滞、甲状腺功能减退等疾病，也会导致窦性心动过缓。患者可能会出现头晕、乏力、黑蒙甚至晕厥等症状，严重时需安装心脏起搏器进行治疗。有一位老年患者，因长期患有冠心病，近期频繁出现头晕、眼前发黑的症状，就医检查发现心率仅为45次/min，被诊断为病态窦房结综合征引发的窦性心动过缓，最终植入心脏起搏器，症状得到显著改善。

窦性心律不齐，指窦性心律的起源未变，但节律不规整。呼吸性窦性心律不齐在青少年中较为常见，一般与呼吸周期相关，属于正常生理现象；而病理性窦性心律不齐多见于冠心病、心肌病等器质性心脏病患者。多数患者无明显症状，少数可能会有心悸、胸闷的感觉。

（二）房性心律失常

房性心律失常包含心房纤颤、心房扑动以及房性早搏。心房纤颤是临床上极为常见的持续性心律失常，其心房激动的频率高达350～600次/min，致使心房失去有效的收缩功能，进而引发心室律紊乱。高血压、冠心病、心脏瓣膜病以及甲状腺功能亢进等，均是心房纤颤的常见病因。患者会有心悸、胸闷、气短等症状，心房内的血流瘀滞还容易形成血栓，一旦脱落，便会随着血流流向全身各处，导致肺栓塞、脑栓塞等严重后果，极大地增加了致残率与死亡率。例如，一位患有风湿性心脏病多年的患者，近期频繁出现心悸、呼吸困难的症状，心电图检查确诊为心房纤颤，经进一步检查，发现左心房内有血栓形成，立即给予抗凝治疗，预防血栓脱落引发栓塞。

心房扑动，其心房率通常在250～350次/min，常呈规则的锯齿状扑动波。大多患者伴有器质性心脏病，发作时心室率较快，可导致心悸、胸闷、乏力等不适，病情严重时还可能诱发心力衰竭。房性早搏，即起源于窦房结以外心房的任何部位的期前收缩，正常人在情绪紧张、疲劳、饮酒等情况下也可能出现，一般无明显危害；但若是频繁发作的房性早搏，或是合并器质性心脏病的患者，可能会发展为心房纤颤等更严重的心律失常。

（三）室性心律失常

室性心律失常主要包括室性早搏、室性心动过速以及心室颤动。室性早搏是最为常见的室性心律失常，正常人与各种心脏病患者均可发生。无器质性心脏病的室性早搏，大多预后良好；但若是患有冠心病、心肌病、心肌炎等器质性心脏病，频发的室性早搏可能会诱发室性心动过速甚至心室颤动，严重威胁生命。

室性心动过速，指连续3个或3个以上的室性早搏形成的快速心律失常，心室率一般在100～250次/min。多数患者伴有器质性心脏病，发作时可出现心悸、胸闷、头晕、黑蒙等症状，严重者可导致晕厥、猝死。例如，一位急性心肌梗死患者，在发病后的恢复期，突然出现心慌、胸闷、大汗淋漓的症状，心电图监测显示室性心动过速，医护人员立即给予紧急处理，才转危为安。

心室颤动是最为凶险的心律失常，心室肌呈快速而不协调的乱颤，心室率高达200～500次/min，心脏瞬间失去泵血功能，若不及时进行电除颤等急救措施，患者将在数分钟内死亡。冠心病、心肌病、严重电解质紊乱等，均是心室颤动的常见诱因。

二、药物治疗选择

（一）窦性心律失常的药物选择

对于窦性心动过速，若由生理性因素引发，通常只需消除诱因，如休息、避免刺激性饮品等，心率即可恢复正常；若为病理性因素所致，像甲状腺功能亢进引起的，在治疗原发病的基础上，可选用β受体阻滞剂，如普萘洛尔、美托洛尔等，以减慢心率，缓解心悸等症状。窦性心动过缓，若无症状，一般无须特殊治疗；但若出现头晕、黑蒙、晕厥等心脑供血不足的症状，药物治疗可选用阿托品、异丙肾上腺素等，以提高心率；但对于病态窦房结综合征导致的严重窦性心动过缓，药物治疗效果往往不佳，多需植入心脏起搏器。窦性心律不齐，若为生理性，无须药物干预；病理性窦性心律不齐，则需针对病因进行治疗，如冠心病患者需改善心肌供血等。

（二）房性心律失常的药物选择

心房纤颤的治疗，急性期主要目标是控制心室率，可选用β受体阻滞剂（如美托洛尔）、钙通道阻滞剂（如维拉帕米、地尔硫䓬）；对于血流动力学稳定、持续时间不超过48h的患者，还可考虑药物转复心律，如胺碘酮、普罗帕酮等；同时，需给予抗凝治疗，预防血栓形成，常用药物有华法林、利伐沙班等。心房扑动的药物治疗原则与心房纤颤相似，控制心室率可选用上述药物，转复心律可使用伊布利特等药物。房性早搏，若无症状或症状轻微，一般无须药物治疗；若症状明显，可选用β受体阻滞剂、普罗帕酮等药物。

（三）室性心律失常的药物选择

室性心律失常的药物治疗，需充分依据患者的病情、心功能状况等综合考量。对于无器质性心脏病的室性早搏，若无症状，无须药物治疗；若症状明显，可选用β受体阻滞剂、美西律等。有器质性心脏病的室性早搏，尤其是急性心肌梗死、心肌病等患者，应积极治疗原发病，同时选用抗心律失常药物，如氨碘酮等，预防室性心动过速、心室颤动的发生。室性心动过速发作时，若为血流动力学稳定的患者，可选用胺碘酮、利多卡因等药物静脉注射转复心律；若血流动力学不稳定，应立即进行电复律。心室颤动一旦发生，必须立即进行非同步电除颤，同时配合心肺复苏等急救措施，药物方面可使用肾上腺素、胺碘酮等辅助复苏。

三、抗心律失常药相关知识

（一）药物作用机制与分类

抗心律失常药物的作用机制主要涉及降低心肌自律性、改变心肌细胞的传导性、延长心肌细胞的动作电位时程等，以此来纠正心律失常。目前，临床常用的抗心律失常药物依据其作用机制可分为四类：Ⅰ类为钠通道阻滞剂，又细分为Ia类（如奎尼丁、普鲁卡因胺），适度阻滞钠通道，减慢动作电位零相上升速度，延长动作电位时限；Ib类（如利多卡因、苯妥英钠），轻度阻滞钠通道，不减慢动作电位零相上升速度，缩短动作电位时限；Ic类（如普罗帕酮），明显阻滞钠通道，减慢传导，轻微延长动作电位时限。Ⅱ类为β受体拮抗剂，如普萘洛尔、阿替洛尔等，通过阻断β肾上腺素能受体，降低心肌自律性、减慢心率、减弱心肌收缩力。Ⅲ类为延长动作电位时程药，如胺碘酮、索他洛尔，可阻断钾通道，延长心肌细胞动作电位时程及有效不应期。Ⅳ类为钙通道阻滞剂，如维拉帕米、地尔硫䓬，抑制细胞膜表面钙通道，减少钙离子内流，发挥负性传导、负性肌力作用，从而抗心律失常。

（二）临床常用抗心律失常药

利多卡因，属于Ib类抗心律失常药物，主要作用于心肌细胞膜的钠通道，对激活和失活状态的钠通道都有阻滞作用，尤其适用于急性心肌梗死、心脏手术等引发的室性心律失常，可有效控制室性早搏、室性心动过速，能迅速改善心律失常症状，降低猝死风险；但大剂量使用时可能会出现嗜睡、眩晕、抽搐等不良反应，严重时可导致呼吸抑制。

普萘洛尔，作为Ⅱ类抗心律失常药物的典型代表，能够竞争性地阻断β肾上腺素能受体，广泛应用于窦性心动过速、房性早搏、室性早搏以及房颤、房扑等心律失常的治疗，可有效减慢心率、降低心肌耗氧量，缓解心悸等症状；不过，它可能会诱发支气管痉挛，导致呼吸困难，对于患有支气管哮喘、慢性阻塞性肺疾病的患者应慎用，还可能引发心动过缓、低血压等不良反应。

胺碘酮，属于Ⅲ类抗心律失常药物，对多种离子通道均有阻滞作用，可显著延长心肌细胞的动作电位时程及有效不应期，适用于各种室上性与室性心律失常，尤其是对器质性心脏病合并的心律失常疗效显著；但其不良反应较多，长期使用可能会导致肺纤维化、甲状腺功能异常、肝功能损害等，用药期间需密切监测相关指标。

维拉帕米，属于Ⅳ类抗心律失常药物，通过抑制心肌细胞膜的钙通道，减少钙离子内流，降低心肌细胞的自律性，减慢房室结的传导，常用于治疗室上性心动过速，尤其是房室结折返性心动过速，能够迅速终止发作；但它可能会导致房室传导阻滞、低血压等不良反应，对于心功能不全、病态窦房结综合征患者应慎用。

四、转归评估

心律失常患者在接受药物治疗后，必须进行全面且细致的转归评估。一方面，要密切关注患者的症状改善情况，像心悸、胸闷、头晕等不适是否减轻或消失，日常活动耐力是否提升；另一方面，借助心电图、动态心电图等检查手段，精准观察心律失常是否得到有效控制，心率、心律是否恢复正常。此外，心功能的评估同样不可或缺，通过超声心动图等检查，测定心脏的射血分数、心室壁运动等指标，了解心脏功能有无改善。一般而言，在药物治疗初期，需每周或每两周对患者进行一次评估，依据评估结果适时调整药物剂量或治疗方案。例如，一位心房纤颤患者，在服用胺碘酮转复心律期间，每周复查心电图，观察房颤是否转复为窦性心律，同时监测甲状腺功能、肝功能等指标，谨防药物不良反应；若治疗一段时间后，症状未得到改善，或者出现新的心律失常，就需重新评估病情，更换治疗药物或采取其他治疗措施，诸如导管消融术等，以切实保障患者的治疗效果与生命健康。

第六节　调血脂药在心血管疾病中的应用

一、血脂异常与心血管疾病关联

血脂异常，尤其是低密度脂蛋白胆固醇（LDL-C）水平升高、高密度脂蛋白胆固醇（HDL-C）水平降低以及甘油三酯（TG）升高，与心血管疾病的发生发展紧密相连。当血液中的LDL-C水平升高时，它极易透过受损的血管内皮，进入内皮下间隙，随后被氧化修饰，形成氧化型LDL（ox-LDL）。巨噬细胞通过其表面的清道夫受体大量摄取ox-LDL，进而转化为泡沫细胞，这便是动脉粥样硬化早期脂质条纹形成的关键环节。随着病程进展，泡沫细胞不断堆积，平滑肌细胞增生，细胞外基质合成增加，逐步形成粥样斑块。这些斑块凸向血管腔，致使血管狭窄，血流受阻；一旦斑块破裂，暴露的内容物会激活血小板聚集，形成血栓，瞬间阻塞血管，引发急性心肌梗死、脑卒中等严重心血管事件。

HDL-C则发挥着抗动脉粥样硬化的重要作用，它能够逆向转运胆固醇，将外周组织细胞中的胆固醇转运回肝脏进行代谢，有效减少胆固醇在血管壁的沉积，还具备抗氧化、抗炎以及抗血栓形成等多重功效，对心血管系统起到保护作用。TG水平升高，特别是在伴有低HDL-C或高LDL-C时，会促使小而密低密度脂蛋白（sdLDL）生成增加，sdLDL更易被氧化修饰，且与动脉壁上的蛋白聚糖亲和力更强，加速动脉粥样硬化进程。大量临床研究充分证实，有效降低血脂水平，尤其是LDL-C，能够显著降低心血管疾病的发病风险与死亡率。例如，4S研究表明，辛伐他汀治疗高胆固醇血症患者，可使LDL-C显著下降，同时心血管事件发生率降低约30%，总死亡率降低约35%，为血脂异常与心血管疾病的关联以及调血脂治疗的必要性提供了有力的循证医学证据。

二、各类调血脂药的降脂机制

（一）羟甲基戊二酰辅酶A还原酶抑制剂（他汀类）

他汀类药物作为临床应用最为广泛且极为有效的调血脂药物，其作用机制在于特异性地抑制羟甲基戊二酰辅酶A（HMG-CoA）还原酶，该酶是胆固醇生物合成途径中的关键限速酶。他汀类药物的化学结构与HMG-CoA具有相似性，能够竞争性地与HMG-CoA还原酶的活性部位相结合，从而阻断HMG-CoA向甲羟戊酸的转化，从源头上抑制胆固醇的合成。细胞内胆固醇含量的减少会引发一系列代偿反应，其中最为关键的是刺激肝细胞表面LDL受体的合成增加，使得更多的LDL能够与受体结合，并通过受体介导的内吞作用进入肝细胞进行代谢，进而显著降低血浆LDL-C水平。除了强有效降低LDL-C外，他汀类药物还能在一定程度上降低TG水平，并轻度升高HDL-C。以洛伐他汀为例，它在体内经水解后形成的活性代谢产物，与HMG-CoA还原酶紧密结合，抑制酶活性，减少胆固醇合成，患者服用后，血液中的LDL-C水平通常可降低20%～50%，有效改善血脂谱，降低心血管疾病风险。

（二）胆汁酸螯合剂类

胆汁酸螯合剂类药物口服后不易被吸收，它们在肠道内发挥独特作用，主要是与胆汁酸紧密结合，形成难以被肠道重吸收的复合物。胆汁酸是胆固醇在肝脏代谢的终产物，正常情况下，胆汁酸在肠道内被重吸收，经门静脉返回肝脏，构成胆汁酸的肠肝循环。而胆汁酸螯合剂的介入，阻碍了胆汁酸的重吸收，使得胆汁酸在肠道内的排泄量大幅增加。为了维持胆汁酸的肠肝循环平衡，肝脏不得不加速胆固醇向胆汁酸的转化，这一过程需要消耗大量胆固醇，从而促使肝脏摄取血液中的LDL-C，以补充合成胆汁酸所需的原料，最终达到降低血浆胆固醇水平的目的。考来烯胺就是这类药物的典型代表，它与胆汁酸结合能力强，可使血浆LDL-C水平降低15%～30%，尤其适用于单纯高胆固醇血症患者，或是与他汀类药物联合用于混合型高脂血症，进一步增强降脂效果。

（三）苯氧芳酸类（贝特类）

贝特类药物的降脂核心机制是激活脂蛋白酯酶（LPL），LPL主要分布在脂肪组织、骨骼肌等毛细血管内皮表面，它能够催化乳糜微粒（CM）和极低密度脂蛋白（VLDL）中的甘油三酯水解，生成脂肪酸和甘油，进而加速这些富含甘油三酯的脂蛋白的代谢清除。同时，贝特类药物还能抑制肝脏合成VLDL，减少VLDL的分泌，从源头上控制甘油三酯的产生。此外，贝特类药物还具有一定的升高HDL-C的作用，它能够促进载脂蛋白A-I（apoA-I）的合成，增强胆固醇逆向转运，减少胆固醇在血管壁的沉积。非诺贝特是临床常用的贝特类药物，它可使甘油三酯水平降低30%～60%，HDL-C水平升高10%～30%，对于高甘油三酯血症以及以甘油三酯升高为主的混合型高脂血症疗效显著，能够有效降低患者发生胰腺炎以及心血管疾病的风险。

（四）烟酸及其衍生物类

烟酸属于B族维生素，当使用剂量超过其作为维生素的生理需求量时，便展现出显著的降脂功效。烟酸的降脂机制较为复杂，一方面，它能够抑制脂肪组织中的脂解作用，减少游离脂肪酸向肝脏的转运，进而降低肝脏合成VLDL的速率，使得血浆甘油三酯水平下降；另一方面，烟酸在辅酶A的参与下，可与甘氨酸结合生成烟尿酸，烟尿酸能够抑制肝脏合成胆固醇，降低总胆固醇与LDL-C水平。此外，烟酸还可显著升高HDL-C水平，这主要归因于它能够促进apoA-I的合成，增强HDL的抗动脉粥样硬化功能。烟酸缓释片相较于普通烟酸制剂，具有更好的药代动力学特性，能够减少服药后的面部潮红等不良反应，提高患者的耐受性。常规剂量下，烟酸缓释片可使甘油三酯降低20%～50%，LDL-C降低5%～20%，HDL-C升高10%～40%，为血脂异常患者提供了有效的治疗选择。

三、临床应用

调血脂药的临床应用需综合考量多方面因素，以实现精准、个体化治疗。首先，要依据患者的血脂水平进行分层，对于单纯高胆固醇血症患者，若LDL-C水平显著升高，他汀类药物通常作为首选，如阿托伐他汀、瑞舒伐他汀等强效他汀，能够强效降低LDL-C，有效预防动脉粥样硬化进展；对于以甘油三酯升高为主的高脂血症，尤其是TG水平超过5.65 mmol/L时，为了预防急性胰腺炎的发生，贝特类药物应优先选用，迅速降低甘油三酯水平；而对于混合型高脂血症，若LDL-C与TG均轻度至中度升高，可根据患者具体情况，选择他汀类与贝特类联用，或他汀类与烟酸类联用，但需密切监测不良反应，也可选用兼顾降低LDL-C与TG的药物，如依折麦布与非诺贝特的复方制剂。

其次，患者的心血管疾病风险评估至关重要。对于已确诊冠心病、脑血管疾病、外周动脉粥样硬化性疾病等极高危患者，应采取更为积极的降脂策略，将LDL-C降至1.8 mmol/L以下，甚至更低水平，此时高强度他汀治疗往往是必要的；对于糖尿病、高血压合并多个心血管危险因素的高危患者，LDL-C目标值一般设定在2.6 mmol/L以下，他汀类药物是基础用药，必要时联合其他降脂药物；对于低危、中危患者，在改善生活方式的基础上，若血脂仍未达标，可根据血脂异常类型选用合适的调血脂药。

再者，患者的个体差异，如年龄、性别、肝肾功能、是否合并其他疾病等，也必须纳入考虑范围。老年患者肝肾功能减退，药物代谢能力下降，宜选用对肝肾功能影响较小的药物，并适当调整剂量；对于合并肝功能异常的患者，应慎用他汀类等可能影响肝功能的药物，必要时选择胆汁酸螯合剂、依折麦布等对肝脏负担较小的药物；对于合并痛风的患者，烟酸类药物可能导致血尿酸升高，应避免使用；妊娠及哺乳期妇女，由于调血脂药物可能对胎儿或婴儿产生不良影响，一般不推荐使用，应通过调整饮食、适度运动等方式控制血脂。

四、不良反应

他汀类药物虽然安全性较高，但部分患者仍可能出现不良反应。常见的有肝功能异常，表现为血清转氨酶升高，一般多为轻度升高，发生率约为0.5%～2%，通常在停药或减量后可恢复正常；肌病也是不容忽视的不良反应，轻者表现为肌肉疼痛、乏力，重者可发展为横纹肌溶解，导致肌红蛋白尿、急性肾衰竭，横纹肌溶解的发生率虽然较低，但一旦发生，后果严重，与贝特类、烟酸类等药物合用时风险增加，同时使用环孢素、红霉素等药物也会升高其发生风险；此外，还可能出现胃肠道不适、头痛、失眠等不良反应。

贝特类药物常见的不良反应包括胃肠道反应，如恶心、呕吐、腹胀、腹泻等，发生率约为5%～10%；少数患者可能出现肝功能异常，表现为转氨酶升高；还可能引起肌病，尤其是与他汀类合用时，肌病风险显著增加；另外，贝特类药物可使胆结石的发生率轻度升高。

烟酸类药物最常见的不良反应是皮肤潮红，服药后数分钟至数小时内，面部、颈部、胸部等部位皮肤出现温热、瘙痒、红斑，通常持续1～2h后逐渐消退，这主要是由于烟酸扩张皮肤血管所致，可通过小剂量起始、逐渐加量以及与阿司匹林等药物同服来减轻症状；胃肠道不适也较为常见，如恶心、呕吐、消化不良等；此外，还可能导致肝功能损害、血糖升高、血尿酸升高等，对于有肝病、糖尿病、痛风的患者应慎用。

综上所述，心血管系统疾病的药物治疗从高血压的个体化控压、冠心病的急性期与二级预防用药，到心律失常的精准调律、调血脂药的合理运用等，各环节紧密相扣。在实际临床实践中，务必综合考量患者年龄、并发症、药物耐受性等要素，权衡药物疗效与不良反应，灵活调整用药方案。随着医学科研的持续推进，新型心血管药物不断涌现，基因导向的精准治疗崭露头角。药学同仁们应紧跟前沿，持续优化用药方案，为心血管疾病患者点亮希望之光，助力提升全民心血管健康水平。

第七章　呼吸系统疾病的药物治疗

呼吸系统在人体的气体交换及维持内环境稳定等方面起着至关重要的作用。然而，各类呼吸系统疾病的发病率居高不下，如哮喘、慢性阻塞性肺疾病、肺炎以及肺结核等，严重影响着人们的生活质量甚至危及生命。药物治疗作为控制呼吸系统疾病进展、缓解症状以及预防并发症的关键手段，其合理应用显得尤为重要。不同的呼吸系统疾病有着各自独特的病理生理特点，相应的药物治疗方案也存在差异，涉及药物的选择、使用疗程、联合用药等多方面考量。本章围绕常见呼吸系统疾病的药物治疗展开详细阐述，旨在为临床合理用药提供科学依据与实用指导。

第一节　呼吸系统疾病概述及常见类型

一、呼吸系统的结构与功能

呼吸系统由呼吸道和肺两大部分组成。呼吸道包括鼻、咽、喉、气管及各级支气管，是气体进出肺的通道，具有过滤、湿润、温暖空气以及防御等功能。鼻腔内的鼻毛可阻挡空气中的灰尘与微生物，黏膜分泌的黏液能黏附异物，丰富的毛细血管可对吸入空气加温加湿；咽是空气与食物的共同通道；喉不仅是发声器官，还能调节气道阻力，防止异物进入气管；气管与支气管则依靠黏膜的纤毛运动，将痰液等异物向上推送排出体外。

肺是呼吸系统的核心器官，左右各一，由肺实质（支气管树和肺泡）与肺间质（结缔组织、血管、淋巴管等）构成。肺泡是气体交换的基本单位，其壁极薄，由单层上皮细胞组成，周围环绕着丰富的毛细血管网。当吸气时，空气进入肺泡，氧气透过肺泡壁和毛细血管壁进入血液，二氧化碳则从血液排出肺泡，再经呼气排出体外，这一气体交换过程对维持机体的生命活动至关重要。此外，呼吸系统还具备免疫防御功能，呼吸道黏膜中的巨噬细胞、淋巴细胞等免疫细胞，以及分泌的免疫球蛋白等物质，能够识别并清除入侵的病原体，保护机体免受感染。

二、呼吸系统疾病的发病机制

呼吸系统疾病的发病机制较为复杂，常涉及多种因素。

感染因素：病毒、细菌、真菌、支原体、衣原体等病原体感染呼吸道与肺部是常见原因。例如流感病毒引发流行性感冒，侵袭上呼吸道，造成发热、咳嗽、流涕等症状；肺炎链球菌感染肺部可致肺炎，引发高热、咳嗽、咳痰、胸痛及呼吸困难。病毒感染后还可能破坏呼吸道黏膜的防御屏障，为细菌继发感染创造条件。

过敏因素：部分人群对花粉、尘螨、动物毛发皮屑、某些食物或药物等过敏原敏感，免疫系统会将其识别为外来有害物质，启动免疫反应，使肥大细胞、嗜酸性粒细胞等释放组胺、白三烯等炎性介质，诱发气道炎症与痉挛，导致哮喘、过敏性鼻炎、过敏性肺炎等疾病，出现喘息、气急、咳嗽、打喷嚏、流涕等表现。

遗传因素：肺囊性纤维化，由基因突变致囊性纤维化跨膜传导调节因子功能异常，引发呼吸道和胰腺等外分泌腺分泌黏稠分泌物，堵塞气道，造成反复肺部感染与呼吸功能损害；α_1-抗胰蛋白酶缺乏症患者，因遗传缺陷使蛋白酶-抗蛋白酶失衡，增加患慢性阻塞性肺疾病风险，出现进行性呼吸困难、咳嗽、咳痰等症状。

环境因素：长期吸烟是诸多呼吸系统疾病的重要诱因，烟草烟雾含尼古丁、焦油、一氧化碳等大量有害物质，可损害气道上皮细胞，刺激黏液分泌，引发气道炎症与痉挛，增加肺癌、慢性阻塞性肺疾病发病概率；空气污染，如工业废气、汽车尾气、粉尘中的二氧化硫、氮氧化物、颗粒物等，被吸入呼吸道后可引发炎症，长期暴露可致肺功能下降；职业环境中，矿工长期接触煤尘易患硅肺，表现为进行性呼吸困难、咳嗽、咳痰，接触石棉的工人易患石棉肺，还会增加患肺癌、胸膜间皮瘤风险。

其他因素：年龄增长使呼吸系统结构与功能退变，老年人免疫力降低，易患肺炎、慢性阻塞性肺疾病等；不良生活习惯，如长期酗酒影响肝脏代谢，削弱机体免疫功能，增加感染风险；精神心理因素，如长期精神紧张、焦虑、抑郁可致机体神经内分泌紊乱，影响呼吸功能，诱发或加重哮喘等疾病。

三、常见呼吸系统疾病分类及病症

（一）气道阻塞性疾病

哮喘：是一种慢性气道炎症性疾病，具有气道高反应性。患者接触过敏原、冷空气、运动、呼吸道感染等诱发因素后，气道黏膜肿胀、平滑肌收缩，黏液分泌增多，导致气道狭窄。典型症状为反复发作的喘息、气急、胸闷、咳嗽，多在夜间或凌晨发作或加重，症状可自行缓解或经治疗后缓解。

慢性阻塞性肺疾病（COPD）：以持续气流受限为特征，多由长期吸烟、空气污染、职业粉尘暴露等因素引起气道和肺部慢性炎症，导致气道壁增厚、管腔狭窄，肺泡弹性回缩力减弱。患者表现为慢性咳嗽、咳痰，随病情进展出现进行性加重的呼吸困难，活动耐力逐渐下降，还常伴有喘息、胸闷等症状。

支气管扩张：主要因支气管及其周围组织慢性炎症损坏管壁，致使支气管持久扩张变形。常见病因包括反复呼吸道感染、支气管阻塞、遗传因素等。患者长期咳嗽、咳大量脓痰，痰液静置后可分层，还间断咯血，部分患者伴有发热、乏力、消瘦等全身症状，肺部听诊可闻及固定而持久的局限性湿啰音。

（二）肺实质疾病

肺炎：由细菌、病毒、真菌、支原体、衣原体等病原体感染肺部引起，病原体入侵肺泡，引发炎症反应，使肺泡腔内充满炎性渗出物。症状包括发热、咳嗽、咳痰，可为脓性痰或白黏痰，伴或不伴胸痛，病情较重者有呼吸困难、呼吸急促，部分患者还可能出现乏力、食欲缺乏、肌肉酸痛等全身症状。

肺结核：由结核分枝杆菌感染所致的慢性传染病，主要通过飞沫传播。结核菌侵入肺部后，引发机体免疫反应，形成结核结节、干酪样坏死等病理改变。患者常有低热、盗汗、乏力、消瘦、咳嗽、咳痰、咯血等症状，咳嗽持续时间较长，咳痰量一般不多，咯血可为痰中带血或大量咯血，部分患者伴有胸痛、呼吸困难。

肺癌：肺部最常见的恶性肿瘤，发病与吸烟、空气污染、职业暴露、遗传因素等有关。早期肺癌症状常不明显，随病情发展，可出现咳嗽，多为刺激性干咳，无痰或少痰，咯血或痰中带血，胸痛，可为隐痛、钝痛或刺痛，呼吸困难，发热，以及消瘦、乏力、食欲缺乏等全身症状。

（三）胸膜疾病

胸膜炎：多由结核菌感染、病毒感染、细菌感染、自身免疫性疾病累及胸膜等引起胸膜炎症。炎症刺激胸膜，患者出现胸痛，疼痛性质多为刺痛或牵拉痛，可随呼吸、咳嗽加重，伴有发热、咳嗽，部分患者有胸闷、气急，大量胸腔积液时呼吸困难更为明显。

气胸：指气体进入胸腔造成积气状态。多因肺部组织异常，如肺大疱破裂，或外伤使气体进入胸腔。起病急骤，患者突然出现一侧胸痛，呈针刺样或刀割样，持续时间较短，随后出现胸闷、呼吸困难，严重程度与气胸量及肺部基础疾病有关，部分患者伴有刺激性咳嗽。

（四）肺血管疾病

肺动脉高压：是由多种原因引起的肺动脉压力异常升高，可分为原发性和继发性。原发性肺动脉高压病因不明，继发性多见于先天性心脏病、慢性阻塞性肺疾病、结缔组织病等。患者早期症状不典型，随病情进展出现呼吸困难，活动后加重，还可有心悸、胸痛、晕厥、乏力、下肢水肿等右心衰竭表现。

肺栓塞：多因下肢深静脉血栓脱落，栓子随血流阻塞肺动脉及其分支所致。起病急，患者突然出现呼吸困难、气促，活动后加剧，胸痛，多为胸膜炎性胸痛或心绞痛样疼痛，咯血，多为少量咯血，还伴有咳嗽、心悸、惊恐、濒死感、晕厥等症状，严重者可发生休克甚至猝死。

第二节 哮喘

哮喘作为一种常见且复杂的慢性气道炎症性疾病，全球患病率呈逐年上升趋势，给患者的生活质量与健康带来极大挑战。深入探究其发病机制、优化药物治疗方案，对于有效控制哮喘发作、改善患者预后意义重大。

一、哮喘的发病机制与病理特征

哮喘的发病机制涉及遗传、环境、免疫等诸多因素的相互交织。遗传因素赋予个体哮喘易感性，研究表明，多个基因位点突变与哮喘发病紧密相关，如位于5q31～33染色体区域的基因簇，涵盖细胞因子基因等，其变异可影响免疫调节，使气道炎症反应阈值降低。环境因素则是哮喘发作的重要触发剂，过敏原如花粉、尘螨、动物毛发皮屑等，被特应性体质个体吸入后，免疫系统将其识别为外来抗原，激活Th2细胞，促使其分泌白细胞介素-4（IL-4）、白细胞介素-5（IL-5）、白细胞介素-13（IL-13）等细胞因子。IL-4诱导B淋巴细胞产生IgE，IgE结合于肥大细胞、嗜碱性粒细胞表面，再次接触过敏原时，引发细胞脱颗粒，释放组胺、白三烯、前列腺素等炎性介质；IL-5招募并活化嗜酸性粒细胞，使其在气道大量浸润，进一步加重炎症。此外，病毒感染，尤其是呼吸道合胞病毒、鼻病毒等，能破坏气道上皮屏障完整性，激活免疫细胞，诱发气道炎症；空气污染中的二氧化硫、氮氧化物、颗粒物等，可刺激气道黏膜，促使炎症细胞释放炎性介质，引发气道高反应性。

在病理层面，哮喘主要呈现气道炎症、气道高反应性及气道重塑等特征。气道炎症以嗜酸性粒细胞、肥大细胞、T淋巴细胞等多种炎性细胞浸润为标志，这些细胞分泌的炎性介质致使气道黏膜充血、水肿，黏液分泌腺增生，黏液分泌增多，造成气道狭窄。气道高反应性表现为气道对各种刺激，如冷空气、运动、过敏原等，呈现过度收缩反应，即使是微弱刺激，也能引发气道平滑肌强烈痉挛，进一步加剧气道阻塞。长期反复的哮喘发作还会导致气道重塑，涉及气道平滑肌增生肥厚、细胞外基质沉积、气道壁纤维化等病理改变，使气道壁增厚、管腔狭窄且固定，气流受限不可逆，肺功能持续下降。

二、哮喘的长期药物治疗方案

（一）分级诊疗策略

哮喘的分级诊疗依据患者病情严重程度，精准匹配相应治疗级别，旨在实现哮喘症状的有效控制。全球哮喘防治创议（GINA）将哮喘病情分为五级，从间歇状态（第一级）到重度持续（第五级）。

第一级患者症状轻微，每月发作少于两次，肺功能正常，推荐选用低剂量吸入型糖皮质激素（ICS）与福莫特罗的联合制剂，如信必可都保（布地奈德福莫特罗粉吸入剂），按需使用，既能迅速舒张气道平滑肌，缓解急性症状，又可发挥抗炎作用，控制气道炎症；或低剂量ICS与短效β_2受体激动剂（SABA），如沙丁胺醇气雾剂，按需吸入，沙丁胺醇能快速激动气道平滑肌β_2受体，松弛气道平滑肌，缓解喘息、气急等症状。

第二级患者症状稍频繁，每月发作2次及以上，但少于每天1次，治疗方案可选择吸入低剂量ICS，如普米克都保（布地奈德粉吸入剂），抑制气道炎症；或按需吸入低剂量ICS与福莫特罗联合制剂；还可每日应用白三烯受体拮抗剂，如孟鲁司特钠咀嚼片，阻断白三烯介导的气道炎症与痉挛，或联用低剂量ICS与SABA。

第三级患者哮喘症状多数天数都有或每周发作1次及以上，此时需采用低剂量ICS与长效β_2受体激动剂（LABA）的联合制剂，像舒利迭（沙美特罗替卡松粉吸入剂），LABA能长时间舒张气道平滑肌，协同ICS增强抗炎效果；也可选择中剂量ICS或低剂量ICS与白三烯受体拮抗剂联合治疗。

第四级患者症状频繁且肺功能下降，推荐中等剂量ICS与LABA联合制剂，如信必可都保适当加量，同时可联用噻托溴铵干粉吸入剂，噻托溴铵作为长效抗胆碱能药物，可阻断胆碱能神经介导的气道收缩，进一步改善肺功能；或加用白三烯受体拮抗剂。

第五级为重度未控制哮喘，患者需短程口服激素，如泼尼松片，快速强效抗炎，同时高剂量ICS与LABA联合制剂强化治疗，并进行哮喘表型评估，必要时加入生物治疗，如抗IgE治疗（奥马珠单抗），针对IgE介导的过敏反应，精准靶向治疗；或抗白介素-5受体的治疗（美泊利单抗），抑制嗜酸性粒细胞活化与聚集，减轻气道炎症。

（二）药物调整依据

药物调整是哮喘长期管理的关键环节，主要依据哮喘控制水平、发作频率、肺功能指标等综合判断。当患者依据哮喘控制测试（ACT）或哮喘控制问卷（ACQ）评分显示哮喘控制不佳，如ACT评分低于20分，或ACQ评分高于1.5分，提示症状未得到有效控制；或发作频率增加，原本每月发作1～2次变为每周发作1次及以上；肺功能指标如第一秒用力呼气容积（FEV_1）占预计值百分比下降，较基线值降低10%及以上，或呼气峰流速（PEF）日内变异率增大，超过20%，均表明当前治疗方案需优化调整。

若患者病情控制良好，哮喘症状消失或轻微，ACT评分稳定在25分及以上，且维持3个月以上，可考虑降级治疗。降级时需谨慎，遵循缓慢、逐步减量原则，避免病情反跳。例如，联合使用中-高剂量ICS与LABA的患者，先将ICS剂量减少25%～50%，继续维持LABA使用，观察3个月，若病情稳定，可进一步调整；单独使用高剂量ICS的患者，可尝试改为每日1次用药，或降低剂量25%～50%，密切监测症状、肺功能变化。

（三）常用药物

吸入型糖皮质激素（ICS）：ICS是哮喘长期治疗的基石药物，具有强大抗炎作用，能有效抑制气道炎症细胞浸润、细胞因子与炎性介质释放，降低气道高反应性。布地奈德作为常用ICS，其局部抗炎活性强，通过雾化吸入，药物可直达气道靶部位，在气道黏膜形成高浓度，迅速起效，且全身不良反应少，对下丘脑-垂体-肾上腺轴抑制轻微，长期使用安全性较高。

白三烯调节剂：孟鲁司特是代表性白三烯调节剂，通过选择性阻断半胱氨酰白三烯受体，抑制白三烯诱发的气道平滑肌收缩、黏液分泌增加、血管通透性增高，减轻气道炎症与痉挛。尤其适用于运动诱发哮喘、阿司匹林诱发哮喘及合并过敏性鼻炎的患者，可单用或与ICS联合，口服给药方便，依从性好，常见不良反应轻微，如头痛、腹痛等，一般不影响治疗。

长效β_2受体激动剂（LABA）：沙美特罗、福莫特罗等LABA，能长时间激动气道平滑肌β_2受体，舒张气道，作用持久，通常与ICS联合用于中-重度哮喘患者。福莫特罗兼具快速起效特性，可在3 min内舒张气道，不仅能有效控制哮喘慢性症状，还可用于急性发作时的急救，与ICS联合使用，协同增效，显著改善肺功能，提高哮喘控制率。

三、哮喘急性发作期的处理

（一）病情评估

哮喘急性发作时，迅速且准确的病情评估至关重要，关乎后续治疗决策的科学性与有效性。主要依据患者症状、体征及肺功能检查等多维度综合判断。

轻度发作时，患者步行或上楼时感气短，可平卧，说话连续成句，情绪尚安静，呼吸频率轻度增加，一般不超过20次/min，双肺可闻及散在哮鸣音，肺功能FEV_1占预计值百分比大于80%，PEF正常或轻度降低，通常大于预计值或个人最佳值的80%。

中度发作患者稍事活动即感气短，喜座位，说话常有中断，时有焦虑，呼吸频率增快，20～30次/min，双肺可闻及响亮哮鸣音，心率增快，100～120次/min，FEV_1占预计值百分比60%～80%，PEF为预计值或个人最佳值的60%～80%。

重度发作患者休息时亦感气短，端坐呼吸，只能发单字表达，焦虑烦躁，大汗淋漓，呼吸频率大于30次/min，双肺哮鸣音响亮且弥漫，心率大于120次/min，可出现奇脉，FEV_1占预计值百分比小于60%，PEF低于预计值或个人最佳值的60%。

危重度发作极为凶险，患者不能讲话，嗜睡或意识模糊，哮鸣音减弱甚至消失，脉率变慢或不规则，可伴有呼吸衰竭、低血压、心律失常等严重并发症，随时危及生命，需紧急抢救。

（二）药物治疗选择

短效β_2受体激动剂（SABA）：沙丁胺醇雾化溶液是急性发作一线用药，通过雾化吸入，药物迅速到达气道，激动气道平滑肌β_2受体，使平滑肌舒张，快速缓解支气管痉挛。一般沙丁胺醇雾化吸入，剂量为2.5～5mg，可间隔20min重复给药1次，直至症状缓解，能在数分钟内起效，显著改善喘息、气急症状。

糖皮质激素：甲泼尼龙琥珀酸钠静脉滴注起效迅速，强大抗炎作用可抑制气道炎症风暴，减轻黏膜水肿，降低气道高反应性。对于中度及以上发作患者，通常剂量为40～120mg/d，根据病情严重程度调整，能有效控制病情进展，预防病情恶化。

抗胆碱能药物：异丙托溴铵气雾剂可阻断气道胆碱能神经介导的收缩反应，舒张气道，尤其适用于痰液黏稠不易咳出患者，与SABA联合使用，协同扩张气道，增强平喘效果，一般每次吸入20～40μg，每日3～4次。

（三）其他治疗措施

吸氧：依据患者血氧饱和度情况给予适当吸氧方式与氧流量，轻度低氧血症可经鼻导管吸氧，氧流量2～3L/min；若血氧饱和度低于90%，或伴有呼吸急促、发绀，可考虑面罩吸氧，氧流量4～6L/min，维持血氧饱和度在94%以上，确保机体供氧，缓解组织缺氧。

机械通气：对于重度、危重度患者，经药物治疗病情无改善，出现呼吸肌疲劳、二氧化碳潴留、意识障碍等情况，需及时进行机械通气。无创正压通气可作为过渡手段，采用双水平气道正压通气（BiPAP）模式，根据患者体重、病情设置合适吸气压力与呼气压力，改善通气；若病情持续恶化，应果断气管插管，进行有创机械通气，保障气体交换，挽救生命。

补液：哮喘急性发作患者常因呼吸急促、出汗多，导致体液丢失，适当补液可纠正脱水，稀释痰液，利于排出。一般根据患者失水情况，每日补液量2000～3000mL，遵循先快后慢原则，同时注意监测电解质，维持内环境稳定，促进病情恢复。

第三节　慢性阻塞性肺疾病的药物治疗

慢性阻塞性肺疾病（简称慢阻肺，COPD）是一种常见的、可预防和治疗的慢性气道炎症性疾病，其主要特征为持续存在的气流受限，且气流受限呈进行性发展，通常与肺部对有害颗粒或气体的异常炎症反应密切相关。这种气流受限不完全可逆，即使在使用支气管扩张剂后，肺功能指标如第一秒用力呼气容积（FEV_1）与用力肺活量（FVC）的比值（FEV_1/FVC）仍低于正常水平。

慢阻肺的发病与多种因素相关，吸烟是最为重要的环境致病因素，烟雾中的有害物质可直接损伤气道上皮细胞，引发炎症反应，进而导致气道狭窄和气流受限。长期暴露于职业粉尘（如煤矿工人、石棉工人等所处环境）、化学物质（如二氧化硫、二氧化氮等）以及室内外空气污染，同样会对呼吸道造成慢性刺激，促使疾病发生发展。此外，遗传因素在慢阻肺的发病中也起到一定作用，某些基因的突变或多态性可能使个体对有害因素更为敏感，增加患病风险。呼吸道感染（如细菌、病毒感染）则常常是慢阻肺急性加重的诱发因素，反复感染会加速肺功能的恶化。

在临床表现上，慢阻肺可分为稳定期和急性加重期。稳定期患者咳嗽、咳痰、气短等症状相对稳定，日常活动能力虽有所受限，但基本生活能够自理。急性加重期则是指患者在短期内出现咳嗽、咳痰、气短和（或）喘息加重，痰量增多，呈脓性或黏脓性，可伴有发热等全身症状，此时患者的肺功能急剧恶化，生活质量显著下降，甚至可能危及生命，需要及时就医并调整治疗方案。

一、稳定期药物治疗原则与综合管理

治疗原则：慢阻肺稳定期药物治疗旨在改善肺功能、减轻症状、降低急性加重风险，进而提高患者的生活质量和运动耐力，延缓疾病进展。治疗应遵循以下原则：

坚持长期规律用药：由于慢阻肺是一种慢性进展性疾病，气道炎症持续存在，因此需要长期使用药物来维持支气管舒张、减轻炎症，以控制病情。患者切不可因症状缓解而自行停药，应严格按照医嘱规律用药。

个体化治疗：根据患者的病情严重程度、症状特点、肺功能指标、并发症以及药物耐受性等因素，量身定制治疗方案。例如，对于轻度患者，可能仅需单一支气管扩张剂即可有效控制症状；而重度患者或频繁急性加重的患者，则可能需要联合使用多种药物。

分级诊疗：参照慢阻肺全球倡议（GOLD）指南，依据患者的肺功能分级（GOLD 1～4级）来选择合适的起始治疗药物。随着病情进展，适时调整药物种类和剂量。

关注药物不良反应：在治疗过程中，密切观察药物可能引发的不良反应，如支气管扩张剂可能导致心悸、手抖等，糖皮质激素可能引起口腔念珠菌感染、声音嘶哑等。一旦出现不良反应，及时调整用药方案。

常用药物：

支气管扩张剂：支气管扩张剂是慢阻肺稳定期治疗的核心药物，通过松弛支气管平滑肌，扩张气道，从而缓解气流受限，减轻呼吸困难症状。

β_2受体激动剂：可分为短效（如沙丁胺醇、特布他林）和长效（如沙美特罗、福莫特罗）两类。短效β_2受体激动剂起效迅速，通常在数分钟内即可发挥作用，能快速缓解急性发作时的喘息症状，常用于按需使用；长效β_2受体激动剂作用持续时间长达12h甚至更久，可有效维持支气管舒张状态，适用于稳定期的长期规律治疗，每日仅需用药1～2次，能显著改善患者的日常活动能力和肺功能。

抗胆碱能药物：同样有短效（如异丙托溴铵）和长效（如噻托溴铵）之分。抗胆碱能药物通过阻断气道平滑肌上的胆碱能受体，抑制胆碱能神经介导的支气管收缩，其舒张支气管的作用持久，尤其对慢阻肺患者的气道黏液分泌也有一定抑制作用。长效抗胆碱能药物噻托溴铵在改善肺功能、减少急性加重方面效果显著，每日用药一次即可。

茶碱类药物：如氨茶碱、多索茶碱等，除了具有舒张支气管平滑肌的作用外，还能增强呼吸肌力量、改善心功能，并有一定的抗炎作用。但茶碱类药物的治疗窗较窄，血药浓度过高时易引发恶心、呕吐、心律失常等不良反应，因此在使用过程中需密切监测血药浓度，根据患者个体情况调整剂量。

吸入给药优势：支气管扩张剂多采用吸入给药方式，这使得药物能够直接到达靶器官——肺部，起效迅速，同时减少了全身不良反应的发生。与口服或静脉给药相比，吸入药物所需剂量较小，安全性更高。常见的吸入装置包括定量吸入器（MDI）、干粉吸入器（DPI）等，患者需在医护人员指导下正确掌握吸入技术，以确保药物的有效输送。

糖皮质激素：糖皮质激素具有强大的抗炎作用，能抑制气道炎症细胞的活化、迁移和炎症介质的释放，减轻气道黏膜水肿，从而改善气流受限。在慢阻肺稳定期，对于伴有频繁急性加重（通常指每年急性加重≥2次）、血嗜酸粒细胞增多（一般指≥300个/μL）或合并哮喘的患者，推荐使用吸入糖皮质激素（ICS）与长效β_2受体激动剂（LABA）的联合制剂，如沙美特罗替卡松、布地奈德福莫特罗等。这些联合制剂既能发挥糖皮质激素的抗炎优势，又能借助长效β_2受体激动剂的支气管舒张作用，协同增效，有效减少急性加重风险，提高患者生活质量。然而，需要注意的是，不推荐慢阻肺患者单独使用吸入糖皮质激素，因为长期单一使用可能增加肺炎等不良反应的发生风险，且对肺功能改善的益处有限。对于病情稳定的患者，也不主张长期口服糖皮质激素，由于全身不良反应严重，如骨质疏松、高血压、糖尿病、感染风险增加等，仅在急性加重期且病情严重时，在医生严格评估下，短期内使用。

祛痰药：慢阻肺患者由于气道慢性炎症，痰液分泌增多且黏稠，不易咳出，痰液潴留不仅会加重气道阻塞，还易滋生细菌，诱发感染。祛痰药的作用在于稀释痰液，降低痰液黏稠度，促进痰液排出，改善通气。常用的祛痰药包括盐酸氨溴索、桉柠蒎肠溶胶囊、羧甲司坦、N-乙酰半胱氨酸等。氨溴索能促进呼吸道黏膜浆液腺的分泌，减少黏液腺分泌，使痰液变稀薄，易于咳出；桉柠蒎肠溶胶囊可溶解黏液，促进纤毛运动，加速痰液清除；羧甲司坦能降低痰液黏滞性，同时还有一定的抗炎作用；N-乙酰半胱氨酸则通过分解痰液中的黏蛋白，发挥强力祛痰功效，此外，它还具有抗氧化作用，有助于减轻气道氧化应激损伤。在使用祛痰药时，应避免同时联用强效镇咳药，以免抑制咳嗽反射，导致痰液无法咳出，反而加重气道阻塞。

抗氧化剂：氧化应激在慢阻肺的发病机制中扮演重要角色，过多的活性氧自由基可损伤气道上皮细胞、促进炎症反应。抗氧化剂能够清除自由基，减轻氧化应激对肺部的损伤，进而减少慢阻肺急性加重的频率。N-乙酰半胱氨酸是临床上常用的抗氧化剂，兼具祛痰和抗氧化双重功效，对于一些痰液黏稠、氧化应激指标升高的慢阻肺患者，长期应用N-乙酰半胱氨酸可带来一定益处。此外，一些富含抗氧化物质的食物（如新鲜蔬菜、水果）或营养补充剂在一定程度上也可能有助于改善患者的氧化-抗氧化失衡状态，但不能替代药物治疗。

综合管理：除药物治疗外，慢阻肺稳定期的综合管理对于控制病情同样至关重要。

戒烟：吸烟是慢阻肺的主要致病因素，戒烟是减缓疾病进展、改善预后的最有效措施。医护人员应向患者充分强调戒烟的重要性，提供戒烟咨询和辅助戒烟手段，如尼古丁替代疗法、伐克兰等药物辅助戒烟，帮助患者成功戒烟。

氧疗：对于存在慢性呼吸衰竭、静息状态下血氧饱和度≤88%或伴有肺动脉高压、右心衰竭等并发症的患者，长期家庭氧疗（LTOT）是重要的治疗手段。一般采用鼻导管吸氧，氧流量为1～2L/min，每日吸氧时间≥15h，以纠正低氧血症，减轻肺动脉高压，提高患者生存率和生活质量。

康复锻炼：包括呼吸肌锻炼（如缩唇呼吸、腹式呼吸）、有氧运动（如步行、太极拳、游泳等）以及全身肌肉力量训练。呼吸肌锻炼有助于增强呼吸肌力量，改善呼吸效率；有氧运动可提高患者的运动耐力，增强心肺功能；全身肌肉力量训练能预防肌肉萎缩，提高患者自理能力。康复锻炼需在专业人员指导下，根据患者个体情况制定个性化方案，并长期坚持。

疫苗接种：流感疫苗可有效预防流感病毒感染，减少慢阻肺患者因流感引发的急性加重风险，建议每年秋季接种；肺炎球菌疫苗能降低肺炎球菌肺炎的发病概率，对于年龄≥65岁或伴有严重心肺疾病的慢阻肺患者，推荐接种肺炎球菌多糖疫苗或结核疫苗。疫苗接种作为预防感染的重要措施，应纳入慢阻肺患者的常规管理。

定期复查：定期复查肺功能、血气分析、血常规、C反应蛋白等指标，以及时了解病情变化，评估治疗效果。根据复查结果，医生可适时调整治疗方案，确保患者得到最佳治疗。复查间隔时间一般为3～6个月，病情不稳定或急性加重后需缩短复查周期。

二、急性加重期药物治疗原则与综合管理

治疗原则：慢阻肺急性加重期的治疗原则是依据患者病情严重程度迅速评估并采取相应措施，以尽快缓解患者症状，改善呼吸功能，纠正缺氧和二氧化碳潴留，预防和治疗并发症，降低病死率。

及时就医与病情评估：一旦患者出现咳嗽、咳痰、气短加重，痰量增多且呈脓性，或伴有发热、呼吸困难加剧等急性加重表现，应立即就医。医生通过详细询问病史、体格检查、血气分析、胸部X线或CT检查、血常规、C反应蛋白、痰培养及药敏试验等，全面评估病情严重程度，判断是否需要住院治疗（包括普通病房或重症监护病房），以及确定后续的治疗方案。

缓解症状：优先采取措施缓解患者的呼吸困难、咳嗽咳痰等症状，减轻患者痛苦，改善呼吸状态，常用支气管扩张剂、糖皮质激素、祛痰药等药物。

抗感染治疗：鉴于细菌或病毒感染是慢阻肺急性加重的常见诱因，及时合理的抗感染治疗至关重要。根据病原学检查结果选用敏感抗菌药物，若暂无病原学依据，则需结合当地细菌耐药情况及患者既往用药史，经验性选择抗菌药物。

纠正缺氧与二氧化碳潴留：根据患者血气分析结果，给予适当的氧疗方式，如鼻导管吸氧、面罩吸氧等，必要时采取无创通气或有创机械通气，以维持患者血氧饱和度在合理范围，纠正二氧化碳潴留，避免呼吸衰竭进一步恶化。

防治并发症：密切监测患者病情变化，预防和及时处理可能出现的并发症，如心力衰竭、心律失常、肺性脑病、气胸等，这些并发症往往会显著增加患者的病死率，

一旦出现需立即采取针对性治疗措施。

（一）常用药物

支气管扩张剂：急性加重期通常需要增加支气管扩张剂的剂量和（或）使用频率，以迅速缓解气流受限，改善通气。可以在原有稳定期用药基础上，临时增加短效β_2受体激动剂（如沙丁胺醇）或短效抗胆碱能药物（如异丙托溴铵）的吸入次数，也可将两者联合使用，通过雾化吸入给药，使药物快速到达气道，发挥协同舒张支气管的作用。例如，可使用沙丁胺醇溶液联合异丙妥溴铵溶液雾化吸入，每20～30min一次，连续使用3次后评估疗效，根据患者症状缓解情况调整用药间隔时间。对于部分病情较重、常规短效药物效果不佳的患者，还可考虑静脉滴注茶碱类药物，但需严密监测血药浓度，防止不良反应发生。

糖皮质激素：全身应用糖皮质激素能够有效抑制炎症反应，减轻气道水肿，改善肺功能，缩短急性加重期病程，降低患者短期内再次急性加重的风险，对改善预后具有重要意义。一般选用甲泼尼龙、琥珀酸氢化可的松等药物，根据病情严重程度选择合适剂量，通常为40～80mg/d，静脉滴注，疗程一般为5～7天，之后根据患者症状及肺功能改善情况逐渐减量停药。对于轻度急性加重患者，在病情允许的情况下，也可考虑使用吸入型糖皮质激素联合支气管扩张剂雾化吸入替代全身激素治疗，但需密切观察疗效，若症状未得到有效控制，应及时调整为全身用药。

抗菌药物：准确的抗菌药物选择依赖于病原学诊断，但由于病原学检查结果往往需要一定时间才能回报，初始治疗多依据经验用药。对于病情较轻、无铜绿假单胞菌感染危险因素的患者，可选用阿莫西林/克拉维酸、头孢呋辛、左氧氟沙星等抗生素；若患者存在以下铜绿假单胞菌感染高危因素，如近期住院史、频繁使用抗菌药物、长期使用糖皮质激素、重度气流受限（FEV_1占预计值%＜30%）、既往有铜绿假单胞菌分离培养阳性等，则需选用具有抗铜绿假单胞菌活性的抗菌药物，如头孢他啶、头孢吡肟、哌拉西林/他唑巴坦、环丙沙星、阿米卡星等。在获得病原学结果后，应根据药敏试验及时调整抗菌药物，确保治疗的针对性。抗菌药物的疗程一般为5～14天，具体时长取决于病情严重程度及治疗反应，避免不必要的长期使用，以减少细菌耐药的发生。

祛痰药：急性加重期患者痰液增多且黏稠，促进痰液排出对于改善通气、减轻呼吸困难至关重要。可选用盐酸氨溴索、N-乙酰半胱氨酸、羧甲司坦等祛痰药，给药方式包括口服、雾化吸入等。雾化吸入能使药物直接作用于气道，起效更快，尤其适用于痰液黏稠不易咳出的患者。在选择祛痰药时，可根据痰液的性状进行调整，如对于白色黏痰为主的患者，盐酸氨溴索可能效果较好；而对于黄色脓痰，N-乙酰半胱氨酸的抗氧化及黏液溶解作用可能更为突出。

（二）综合管理

氧疗：根据患者血气分析结果，给予合适的氧疗方式。对于轻度低氧血症患者，可采用鼻导管吸氧，一般氧流量为1～2 L/min，维持血氧饱和度在90%～94%即可，避免吸氧浓度过高导致二氧化碳潴留加重；对于伴有严重呼吸急促、呼吸肌疲劳或低氧血症难以纠正的患者，可考虑面罩吸氧，吸氧浓度可适当提高，但同样需密切监测血气变化，防止氧中毒及二氧化碳麻醉的发生。若患者经吸氧后仍存在呼吸衰竭，血气分析提示二氧化碳分压持续升高，pH值下降，则需及时启动无创机械通气或有创机械通气治疗。

呼吸支持：无创机械通气（NIV）通过面罩连接患者，在不建立人工气道的情况下提供正压通气支持，帮助患者克服呼吸阻力，减轻呼吸肌疲劳，改善通气与氧合，降低呼吸功能，是慢阻肺急性加重合并呼吸衰竭患者的重要治疗手段。在患者意识清醒、能够配合、血流动力学稳定且无无创通气禁忌证（如面部创伤、严重上呼吸道梗阻等）的情况下，应尽早使用。常用的无创通气模式有持续气道正压通气（CPAP）和双水平气道正压通气（BiPAP），通气参数需根据患者体重、病情及耐受程度进行个体化调整。若无创通气治疗1～2 h后患者病情无改善甚至恶化，如呼吸频率、心率、血气指标等未见好转，或出现意识障碍加重、严重心律失常、误吸等并发症，则应及时改为有创机械通气，通过气管插管或气管切开建立人工气道，实施更为有效的通气支持，但有创通气并发症相对较多，后期撤机也较为复杂，需严格把握适应证。

营养支持：慢阻肺急性加重期患者由于呼吸功能增加、胃肠功能紊乱、摄入不足等原因，常伴有营养不良，而营养不良又会进一步削弱呼吸肌功能，影响患者康复。因此，应重视患者的营养支持，根据患者的基础营养状况、病情及代谢需求，制定合理的营养方案。保证充足的热量供给，一般给予患者高蛋白、高脂肪、低碳水化合物饮食，同时注意补充维生素、矿物质等微量元素。对于无法经口进食或进食量不足的患者，可考虑鼻饲营养或静脉营养支持，以维持患者良好的营养状态，增强机体免疫力，促进康复。

监测病情：对患者的生命体征（如体温、心率、呼吸频率、血压）、血气分析、血氧饱和度、神志、尿量等指标进行严密监测，每15～30 min记录一次，及时发现病情变化，评估治疗效果。例如，若患者在治疗过程中出现心率加快、呼吸急促加重、血氧饱和度下降、血气分析提示二氧化碳潴留恶化等情况，提示可能需要调整治疗方案，如增加氧疗浓度、更改通气模式或进一步排查有无并发症发生。

调整治疗：根据患者病情监测结果及治疗反应，动态调整药物剂量、种类及治疗措施。如患者抗菌药物治疗48～72 h后症状无改善，应重新评估病原学诊断，考虑更换抗菌药物；若糖皮质激素使用过程中出现不良反应，且患者病情已趋于稳定，可适当提前减量；若患者呼吸功能逐渐恢复，血气指标改善，应适时降低氧疗浓度、撤离无创或有创机械通气，逐步向稳定期治疗过渡。在整个治疗过程中，医护团队应与患者及家属保持充分沟通，告知病情变化及调整治疗方案的必要性，取得其理解与配合。

并发症处理：急性加重期患者常并发多种并发症，如肺部感染加重引发脓毒症、呼吸衰竭导致多脏器功能障碍综合征、长期卧床引起深静脉血栓形成及压疮等。对于肺部感染加重的患者，需进一步明确病原体，加强抗感染治疗，必要时联合使用抗菌药物；若出现脓毒症，应遵循脓毒症治疗指南，积极进行液体复苏、血管活性药物应用等治疗；针对呼吸衰竭导致的多脏器功能障碍，需密切监测各脏器功能，采取相应的支持治疗措施，如保护肝肾功能、维持水电解质及酸碱平衡等；对于长期卧床患者，应定期协助其翻身、拍背，使用减压床垫，预防压疮形成，并指导患者进行下肢被动运动，必要时给予抗凝药物，预防深静脉血栓形成。一旦发现并发症，应及时处理，防止病情恶化。

第四节　肺炎的药物治疗

肺炎是指终末气道、肺泡和肺间质的炎症，可由病原微生物、理化因素、免疫损伤、过敏及药物等多种因素所致，其中以病原微生物感染最为常见。引发肺炎的病原体种类繁多，细菌、病毒、支原体、衣原体、真菌等均可致病，不同病原体所致肺炎在临床表现、治疗方法及预后上存在差异。

在临床诊断方面，肺炎的确诊通常依据患者的症状、体征、实验室检查及影像学表现。患者常出现发热、咳嗽、咳痰、胸痛、气促等症状，肺部听诊可闻及湿啰音或哮鸣音。实验室检查中，血常规白细胞计数及分类有助于判断感染类型，细菌感染时白细胞总数常升高，中性粒细胞比例增加；病毒感染时白细胞计数正常或偏低，淋巴细胞比例相对升高。C反应蛋白（CRP）、降钙素原（PCT）等炎性指标对鉴别细菌与非细菌感染有一定参考价值，细菌感染时CRP、PCT往往明显升高。胸部X线或CT检查可直观显示肺部的炎症渗出、实变等病变形态与范围，为诊断提供关键依据。此外，通过痰液、肺泡灌洗液、血培养等病原学检查方法，明确病原体种类，对于精准治疗至关重要，但病原学结果通常需要一定时间才能获取，临床初始治疗常需结合经验用药。

一、不同病原体所致肺炎的针对性药物治疗

细菌性肺炎：细菌感染是肺炎的常见病因之一，不同种类的细菌所致肺炎在药物选择上各有侧重。

肺炎链球菌肺炎：肺炎链球菌是细菌性肺炎最常见的病原体，青霉素G至今仍是治疗肺炎链球菌肺炎的首选药物，它能有效抑制肺炎链球菌细胞壁的合成，使细菌失去细胞壁的保护而死亡，具有高效、杀菌作用强的特点。对于轻症患者，可采用青霉素G肌内注射或静脉滴注给药，通常用药后24～48h内体温可降至正常，症状显著改善。若患者对青霉素过敏，或存在耐青霉素肺炎链球菌（PRSP）感染时，可选用头孢曲松、头孢噻肟钠等第三代头孢菌素，或左氧氟沙星、莫西沙星等氟喹诺酮类药物作为替代。此外，在获得细菌药敏试验结果后，应根据药敏情况及时调整用药，确保治疗的精准性。

金黄色葡萄球菌肺炎：金黄色葡萄球菌产生的青霉素酶可破坏青霉素G的结构，使其失去抗菌活性，因此治疗金黄色葡萄球菌肺炎首选耐酶青霉素，如苯唑西林、氯唑西林等。这些药物对产酶金黄色葡萄球菌具有良好抗菌作用，能有效控制感染。对于病情较重、耐酶青霉素疗效不佳或存在耐甲氧西林金黄色葡萄球菌（MRSA）感染风险的患者，可选用万古霉素、去甲万古霉素、利奈唑胺等抗MRSA药物。万古霉素通过抑制细菌细胞壁的合成发挥抗菌作用，是治疗MRSA感染的经典药物，但使用过程中需密切监测血药浓度，以防耳毒性、肾毒性等不良反应发生；利奈唑胺则作用于细菌蛋白质合成的起始阶段，对革兰阳性菌包括MRSA有较强抗菌活性，且口服生物利用度高，使用相对便捷。

肺炎克雷伯杆菌肺炎：肺炎克雷伯杆菌为革兰阴性杆菌，易产生超广谱β-内酰胺酶（ESBLs），导致对多种抗菌药物耐药。临床上常选用第三代头孢菌素（如头孢他啶、头孢哌酮）联合氨基糖苷类药物（如阿米卡星、庆大霉素）作为初始经验性治疗方案。第三代头孢菌素对革兰阴性杆菌有较强抗菌活性，能透过细菌外膜，作用于细胞壁合成过程中的靶点；氨基糖苷类药物则通过抑制细菌蛋白质合成发挥协同抗菌作用，两者联合可增强抗菌效果。待药敏试验结果回报后，再依据药敏调整用药，若细菌产ESBLs，可换用碳青霉烯类药物（如美罗培南、亚胺培南），该类药物抗菌谱广，对包括产ESBLs菌株在内的多数革兰阴性菌具有强大抗菌活性，是治疗耐药革兰阴性菌感染的重要药物。

病毒性肺炎：随着病毒学研究的深入，病毒性肺炎的治疗逐渐受到重视，不同病毒所致肺炎的治疗药物有所不同。

流感病毒肺炎：由甲型或乙型流感病毒引起，奥司他韦是目前治疗流感病毒肺炎的一线用药，它属于神经氨酸酶抑制剂，通过抑制流感病毒表面的神经氨酸酶活性，阻止病毒从被感染细胞中释放，从而减少病毒在体内的传播。在发病后的24～48 h内用药效果最佳，一般疗程为5天，能显著缩短病程、减轻症状、降低并发症发生率。对于重症患者或伴有高危因素（如老年人、儿童、孕妇、合并基础疾病等）的患者，可适当延长疗程，并根据病情联合使用糖皮质激素、抗生素等药物。抗生素用于预防或治疗继发性细菌感染，糖皮质激素则在患者出现严重炎症反应、呼吸衰竭等情况下，在严密监测下谨慎使用，以减轻过度炎症对机体的损伤。

冠状病毒肺炎：以新型冠状病毒肺炎（COVID-19）为例，目前尚无特效抗病毒药物。治疗主要依据国家卫生健康部门发布的诊疗指南，采取对症支持治疗为主的综合措施。对于轻症患者，着重于隔离休息、营养支持、维持水电解质平衡，密切观察病情变化；对于重症患者，常需吸氧、机械通气、体外膜肺氧合（ECMO）等呼吸支持手段，以及循环支持、抗凝治疗等，以维持重要脏器功能。在抗病毒治疗方面，一些药物如瑞德西韦、利巴韦林等曾被尝试应用，瑞德西韦通过抑制病毒RNA依赖的RNA聚合酶活性，干扰病毒核酸合成，但这些药物的疗效仍有待进一步大规模临床试验验证。此外，康复者血浆治疗、免疫调节治疗（如使用托珠单抗抑制过度炎症反应介导的细胞因子风暴）等方法也在部分患者中探索应用，以期改善患者预后。

支原体肺炎：支原体肺炎是由肺炎支原体引起的肺部炎症，多见于儿童及青少年。大环内酯类抗生素是治疗支原体肺炎的首选药物，如红霉素、罗红霉素、阿奇霉素等。这类药物能与细菌核糖体50S亚基结合，抑制细菌蛋白质合成，从而发挥抗菌作用。阿奇霉素具有独特的药代动力学特点，组织半衰期长，在体内分布广泛，用药后可在肺部组织达到较高浓度，且每日仅需给药一次，使用方便，患者依从性好，因此在临床应用更为广泛。对于大环内酯类药物耐药或不耐受的患者，可选用氟喹诺酮类药物（如左氧氟沙星、莫西沙星）或四环素类药物（如多西环素、米诺环素）作为替代。但需注意，氟喹诺酮类药物禁用于18岁以下儿童及青少年，因其可能影响骨骼发育；四环素类药物可导致牙齿黄染，也不适用于8岁以下儿童。在治疗过程中，若患者咳嗽症状明显，可适当加用止咳药物（如右美沙芬、复方甘草片）缓解症状，痰液黏稠不易咳出时，配合使用祛痰药（如盐酸氨溴索、乙酰半胱氨酸）促进痰液排出，以改善患者舒适度，促进病情恢复。

二、肺炎治疗药物的作用机制

（一）抗生素作用机制

β-内酰胺类：包括青霉素类、头孢菌素类、碳青霉烯类等，这类药物的作用靶点是细菌细胞壁合成过程中的青霉素结合蛋白（PBPs）。通过与PBPs共价键合，抑制细菌细胞壁黏肽合成酶的活性，使细胞壁合成受阻，细菌在渗透压作用下膨胀、破裂死亡。不同代的头孢菌素抗菌谱有所差异，第一代头孢菌素主要对革兰阳性菌作用较强，第二代头孢菌素对革兰阳性菌及部分革兰阴性菌有抗菌活性，第三代头孢菌素对革兰阴性杆菌作用突出，且能透过血脑屏障，适用于颅内感染；碳青霉烯类抗菌谱最广，对革兰阳性菌、革兰阴性菌及厌氧菌均有强大抗菌活性，是治疗多重耐药菌感染的有力武器。

大环内酯类：如前所述，大环内酯类抗生素作用于细菌核糖体50S亚基，阻止肽酰基tRNA从A位移向P位，从而抑制细菌蛋白质合成，达到抗菌目的。除抗菌作用外，大环内酯类药物还具有一定的抗炎、免疫调节作用，可减轻气道炎症反应，这也是其在呼吸道感染治疗中发挥疗效的重要机制之一。

氟喹诺酮类：作用于细菌的DNA旋转酶（细菌拓扑异构酶Ⅱ）和拓扑异构酶Ⅳ，干扰细菌DNA的复制、转录和修复过程，使细菌遗传物质无法正常传递，最终导致细菌死亡。氟喹诺酮类药物抗菌谱广，对革兰阳性菌、革兰阴性菌及非典型病原体（如支原体、衣原体）均有较好抗菌活性，且口服吸收良好，组织穿透力强，在肺部、泌尿系统等组织中能达到有效治疗浓度。

（二）抗病毒药物作用机制

奥司他韦：作为神经氨酸酶抑制剂，奥司他韦能特异性地与流感病毒神经氨酸酶的活性位点结合，抑制该酶切断受感染细胞表面神经氨酸与子代病毒血凝素之间连接的功能，从而阻止子代病毒从感染细胞释放，减少病毒在体内的播散，减轻感染程度。

利巴韦林：是一种广谱抗病毒药物，其作用机制较为复杂，一方面可抑制病毒RNA聚合酶活性，阻碍病毒核酸合成；另一方面，它还能通过抑制肌苷单磷酸脱氢酶，影响鸟苷酸合成，间接干扰病毒复制。利巴韦林对多种RNA和DNA病毒具有抑制作用，但由于其不良反应相对较多，如溶血性贫血、致畸等，临床应用时需权衡利弊，严格掌握适应证。

（三）其他药物作用机制

糖皮质激素：在肺炎治疗中，糖皮质激素主要用于重症感染或伴有严重炎症反应的患者。它通过与细胞内糖皮质激素受体结合，进入细胞核，调节多种炎症相关基因的转录，抑制炎症细胞（如巨噬细胞、中性粒细胞）的活化、趋化和浸润，减少炎症介质（如肿瘤坏死因子-α、白细胞介素-6等）的合成与释放，从而减轻炎症反应对肺部组织的损伤，改善患者呼吸功能。但长期或大剂量使用糖皮质激素可能引发诸多不良反应，如感染扩散、骨质疏松、血糖升高、消化道溃疡等，因此需严格把握用药指征、剂量及疗程。

平喘药：对于伴有喘息、气促等支气管痉挛症状的肺炎患者，平喘药可有效舒张支气管平滑肌，改善通气。β_2受体激动剂（如沙丁胺醇、特布他林）通过激动支气管平滑肌细胞膜上的β_2受体，激活腺苷酸环化酶，使细胞内cAMP浓度升高，进而降低细胞内钙离子浓度，松弛平滑肌；抗胆碱能药物（如异丙托溴铵、噻托溴铵）则阻断M胆碱受体，抑制胆碱能神经介导的支气管收缩，达到平喘效果。茶碱类药物除舒张支气管外，还能增强呼吸肌力量、兴奋呼吸中枢，多环节改善呼吸功能，但其治疗窗窄，需密切监测血药浓度。

祛痰药：肺炎患者痰液增多、黏稠时，祛痰药可促进痰液排出。盐酸氨溴索能促进呼吸道黏膜浆液腺分泌，减少黏液腺分泌，使痰液稀释；同时它还可促进纤毛上皮细胞的纤毛摆动，加速痰液向喉部移动，利于咳出。N-乙酰半胱氨酸则通过其所含的巯基，断裂痰液中黏蛋白的二硫键，降低痰液黏稠度，发挥强效祛痰作用，此外，它的抗氧化特性有助于减轻肺部氧化应激损伤。羧甲司坦可使痰液黏滞性降低，同时抑制支气管腺体的高分泌状态，减少痰液生成，从源头减轻痰液潴留。

三、疗效评估

肺炎治疗过程中的疗效评估是调整治疗方案、判断预后的重要依据，需综合多方面指标进行动态观察。

症状评估：密切关注患者发热、咳嗽、咳痰、胸痛、气促等症状的变化。体温逐渐恢复正常，发热持续时间缩短，提示感染得到控制；咳嗽频率减少、程度减轻，咳痰量由多变少、由黏稠变稀薄且易咳出，胸痛缓解，气促改善，活动耐力增加等均表明病情好转。例如，患者初始咳嗽频繁，严重影响休息，经治疗后咳嗽次数明显减少，夜间可安稳入睡，这是症状改善的直观表现。

体征评估：肺部听诊是重要的体征评估手段，湿啰音、哮鸣音的变化反映肺部炎症及气道痉挛情况。随着治疗推进，肺部啰音逐渐减少或消失，提示肺部实变或渗出减轻，通气功能改善。如入院时双肺满布湿啰音，治疗几天后湿啰音局限于肺底部，即为病情好转的体征依据。此外，呼吸频率、心率、血压等生命体征的稳定也是疗效良好的体现，若呼吸频率由急促趋于平稳，心率恢复正常范围，说明机体缺氧状态改善，心肺功能趋于稳定。

实验室指标评估：血常规中白细胞计数、中性粒细胞比例恢复正常，C反应蛋白、降钙素原等炎性指标下降至正常水平，提示炎症反应得到有效控制。对于细菌感染患者，连续的血培养或痰培养结果转阴，表明病原菌被杀灭，抗感染治疗有效。例如，治疗前白细胞显著升高，CRP高达100 mg/L以上，经抗生素治疗一段时间后，白细胞计数正常，CRP降至10 mg/L以下，有力证明了治疗的有效性。

影像学评估：胸部X线或CT检查可直观呈现肺部炎症的吸收情况。炎症渗出影逐渐减少、消散，肺部实变区域缩小、恢复通气透亮，是判断肺炎好转的关键影像学证据。一般在治疗初期、中期及结束时分别复查影像学，对比观察肺部病变变化。如初始胸部CT显示大片肺部实变影，治疗2周后复查实变影明显吸收，仅残留少量条索状阴影，说明治疗效果显著。

需注意，肺炎的疗效评估应是综合性、动态性的，各项指标不能孤立看待，且不同病原体所致肺炎的恢复时间有所差异，需结合具体病情全面判断。若治疗过程中病情未见好转甚至恶化，应及时重新评估诊断、调整治疗策略，以确保患者获得最佳治疗效果。

第五节 肺结核

肺结核是由结核分枝杆菌引发的肺部感染性疾病，化学治疗是肺结核病的基本疗法，合理化疗可使病灶内细菌消灭，最终达到痊愈。抗结核药物治疗是治疗肺结核的关键手段，其治疗方案的制定需要综合考虑患者的病情、病史等多方面因素。

一、抗结核药物治疗方案

对于初治活动性肺结核，通常有每日用药方案和间歇用药方案。每日用药方案中，强化期采用异烟肼、利福平、吡嗪酰胺和乙胺丁醇顿服两个月，巩固期则是异烟肼和利福平顿服四个月。间歇用药方案下，强化期同样使用这四种药物，但隔日一次或每周三次，持续两个月，巩固期异烟肼和利福平也是隔日一次或每周三次，连服四个月。我国结核病规划采用的间歇方案，全程需要督导化疗管理，以此确保患者规律不间断用药。

复治肺结核适用于初治失败、规律用药满疗程后痰菌转阳、不规则化疗超一个月以及慢性排菌的患者。其标准方案有多种，例如异烟肼、利福平、吡嗪酰胺、乙胺丁醇、链霉素各每周三次，服用两个月，随后异烟肼、利福平、吡嗪酰胺、乙胺丁醇各每周三次，服用一个月，接着异烟肼、利福平、乙胺丁醇各每周三次巩固五个月；或者异烟肼、利福平、吡嗪酰胺、乙胺丁醇、链霉素各每日一次，服用两个月，随后异烟肼、利福平、吡嗪酰胺、乙胺丁醇各每日一次，服用一个月，再接着异烟肼、利福平、乙胺丁醇各每日一次巩固五个月。

在整个抗结核治疗过程中，必须遵循早期、联合、适量、规律、全程的原则。早期发现并及时用药，才能尽早控制病情；联合多种抗结核药物，可避免产生依赖性和耐药性；适量用药既能保证药效，又可降低副作用；规律服药确保药效稳定发挥；全程用药则是彻底治愈的保障，患者不可擅自停药或更改用药方案，务必在专业医师指导下进行治疗。

二、药物不良反应监测与处理

抗结核药物常见不良反应涉及多个方面。胃肠道反应较为普遍，患者服药后可能出现食欲缺乏、恶心、呕吐、腹泻、腹痛等症状，此时应依据医嘱服用健胃消食片等促消化药物缓解，若复查肝功能正常，可加强止吐保胃治疗，严重时需考虑停药或换药。

肝功能损害不容忽视，常表现为肝细胞坏死，转氨酶上升，还可能伴有恶心、呕吐、皮疹、高热等情况。一旦出现这些症状，需立即停药并向医生详细咨询，同时使用护肝药物，并且定期进行肝功能检查。

过敏反应也颇为常见，涵盖药物热、皮疹、皮肤瘙痒、流感综合征等。较严重过敏必须停药，待过敏状态消除后，需逐个药物小剂量试用；轻度过敏可服用抗过敏药物观察。多数情况下，出现过敏需到医院听从医师安排，必要时住院治疗。

此外，像异烟肼可能引发周围末梢神经炎，表现为四肢末端麻木、针刺感等，可加用维生素B_6对抗，一般每日5～10mg，大剂量异烟肼时可加至30～100mg；乙胺丁醇可能导致视神经损伤，造成视力下降等不可逆损伤甚至失明，出现后应立即停用乙胺丁醇，加用维生素B_6、烟酰胺、血管扩张药物，通常在2～6个月逐渐恢复；链霉素、阿米卡星、卷曲霉素类药物可能引起听力下降、前庭功能损伤、肾功能损伤，表现为眩晕、共济失调、肾功能指标上升等，一旦出现必须停用此类药物；吡嗪酰胺所致的高尿酸血症以及沙星类药物可能导致关节酸困，多喝水加快排泄可减轻症状；部分药物还可能引起血常规白细胞降低，严重可致骨髓抑制，可给予升白细胞对症治疗。

重点在于，抗结核治疗期间要定期复查，如每月复查血常规、肝肾功能，以便及时察觉异常并处理，最大程度降低副作用危害。

三、抗结核药相关要点

抗结核药的联合、规律用药至关重要。联合用药时，要依据患者具体情况，选取至少3种不同作用机制的药物，如杀菌药与抑菌药搭配，增强疗效的同时降低耐药风险。规律用药要求患者严格按照既定时间、剂量服药，不得漏服、擅自停药或更改剂量，这是确保治疗成功的核心要素。

耐药结核病的治疗颇具挑战。随着耐药结核菌的出现，传统治疗方案效果受限。近年来，一些新药应运而生，如贝达喹啉、普瑞玛尼等。世界卫生组织也更新了耐药结核病治疗指南，提出6个月BPaLM方案（包括贝达喹啉、普瑞玛尼、利奈唑胺、莫西沙星）和9个月全口服方案。这些方案各有其适用人群，例如6个月BPaLM方案适用于14岁及以上、确诊肺结核及多种肺外结核、既往暴露于相关药物少于1个月的MDR/RR–TB或准广泛耐药肺结核患者等，但不适用于14岁以下、孕期和哺乳期女性；9个月全口服方案适用于对氟喹诺酮无耐药的MDR/RR–TB、无广泛病灶性肺结核及无严重肺外结核、既往暴露相关药物少于1个月的患者等，且不同年龄段儿童、妊娠期和哺乳期妇女用药有特殊建议。

特殊人群用药需格外谨慎。儿童用药要依据体重、年龄精准计算剂量，部分药物可能影响儿童生长发育，需密切监测。老年人肝肾功能减退，药物代谢、排泄能力降低，用药剂量通常需适当减量，且要更频繁监测不良反应。妊娠期和哺乳期女性用药，要充分权衡药物对胎儿、婴儿的潜在影响，尽量选用对母婴安全的药物，必要时暂停哺乳。肝肾功能不全患者，需根据肝肾功能指标调整用药种类与剂量，避免药物蓄积加重肝肾负担。

第六节　呼吸系统常用药物

呼吸系统疾病常伴有咳嗽、咳痰、喘息等症状，合理使用呼吸系统常用药物能够有效缓解这些症状，提高患者生活质量。以下将详细阐述平喘药、镇咳药、祛痰药这三类呼吸系统常用药物。

一、平喘药

平喘药主要用于缓解支气管哮喘、慢性阻塞性肺疾病等引起的喘息症状。其作用机制涵盖多个方面，旨在舒张支气管平滑肌、减轻气道炎症、降低气道高反应性。

支气管扩张剂是常用的平喘药之一，又可细分为β2受体激动剂、抗胆碱药和茶碱类药物。β2受体激动剂，如沙丁胺醇、特布他林等，通过激动气道平滑肌β2受体，促使细胞内cAMP水平升高，进而舒张气道平滑肌，同时还能减少气道炎症介质的释放，快速缓解哮喘急性发作症状，适用于轻中度哮喘急性发作以及预防运动哮喘。但部分患者使用后可能出现心悸、手抖、低钾血症等不良反应，长期反复雾化使用还可能导致耐受性增加，甚至加重哮喘。抗胆碱药，像异丙托溴铵、噻托溴铵等，主要阻断节后迷走神经传出支，降低迷走神经张力，从而舒张支气管，对呼吸腺体与心血管系统作用相对较弱，常用于缓解慢性阻塞性肺疾病（COPD）引起的哮喘，预防哮喘发作。不过，使用时可能出现口干、咽干、声音嘶哑等症状，青光眼、前列腺增生患者需慎用，且与β-受体激动剂合用会增加青光眼急性发作风险。茶碱类药物，例如氨茶碱、多索茶碱，具有舒张支气管平滑肌、强心、利尿、兴奋呼吸中枢和呼吸肌等多重作用，可抑制磷酸二酯酶，减少cAMP水解，使细胞内cAMP含量升高，松弛支气管平滑肌，还能减轻支气管黏膜的充血和水肿，增强呼吸肌收缩力，减少呼吸肌疲劳。然而，其治疗窗较窄，不良反应较多，常见恶心、呕吐、心律失常等，使用时需密切监测血药浓度。

糖皮质激素在平喘治疗中也占据关键地位，具有强大的抗炎作用，能减轻气道炎症反应，缓解气道痉挛。吸入型糖皮质激素，如布地奈德、氟替卡松等，可直接作用于气道局部，减少全身不良反应，是哮喘长期控制的首选药物，能有效降低气道高反应性，抑制多种炎症细胞及炎症介质。但部分患者使用后可能出现口腔念珠菌感染、声音嘶哑等局部不良反应，长期大剂量使用还可能影响儿童生长发育、导致骨质疏松等全身不良反应。全身用糖皮质激素，如泼尼松、甲泼尼龙等，多用于哮喘急性发作或重度哮喘患者，能迅速控制炎症，但不良反应更为明显，需严格掌握适应证和疗程。

白三烯调节剂，如孟鲁司特、扎鲁司特等，通过调节白三烯的生物活性发挥抗炎作用，减轻气道炎症反应，同时还能舒张支气管平滑肌，是除吸入型糖皮质激素外，唯一可单独应用的控制哮喘药物，尤其适用于阿司匹林哮喘、运动性哮喘以及伴有过敏性鼻炎的哮喘患者。不良反应通常较轻微，主要为胃肠道反应，少数患者可能出现皮疹、血管性水肿、转氨酶升高等，停药后多可恢复正常。

二、镇咳药

镇咳药主要用于抑制咳嗽反射，减轻咳嗽症状，但不能治愈咳嗽的病因。依据作用机制，镇咳药分为中枢性镇咳药和外周性镇咳药。

中枢性镇咳药直接作用于延髓咳嗽中枢，抑制咳嗽冲动的产生。可待因是吗啡类生物碱，镇咳作用迅速而强大，兼具镇痛作用，常用于缓解胸膜炎伴胸痛的剧烈干咳以及其他病因引起的剧烈干咳，但因其具有成瘾性、呼吸抑制等不良反应，需慎用，必须使用时应严格限制用量。右美沙芬是目前应用广泛的非依赖性中枢性镇咳药，镇咳效果与可待因相似，正常剂量下无镇痛和催眠效果，对呼吸中枢无抑制作用，不产生依赖性和耐受性，适用于各种原因引起的干咳，但大剂量服用时可能产生中枢麻醉作用。喷托维林属于无成瘾性镇咳药，作用强度为可待因的1/3，还具有抗惊厥和解痉作用，有一定阿托品样作用，青光眼及心功能不全者应慎用。

外周性镇咳药通过抑制咳嗽反射弧中的感受器、传入神经或传出神经发挥镇咳作用。苯丙哌林是非麻醉性镇咳药，作用为可待因的2～4倍，可抑制外周传入神经，也能抑制咳嗽中枢，镇咳效果较强，无麻醉作用，不引起便秘、成瘾性、耐受性，也不引起胆道和十二指肠痉挛，常用于急性支气管炎、支气管哮喘、肺炎、肺癌等引起的刺激性干咳、阵咳等。那可丁为阿片所含的异喹啉类生物碱，镇咳作用与可待因相当，无依赖性，对呼吸中枢无抑制作用，但大剂量可引起呼吸兴奋，不宜与中枢兴奋药同用。

在临床应用中，对于干咳无痰且咳嗽剧烈影响生活质量的患者，可选用中枢性镇咳药；若伴有痰液黏稠难以咳出，应避免使用中枢性镇咳药，以免抑制咳嗽反射，导致痰液潴留加重感染，此时可选用外周性镇咳药或祛痰镇咳复方制剂。同时，驾驶员、高空作业者等特殊职业人群，使用镇咳药时需注意药物是否会引起嗜睡等不良反应，避免发生意外。

三、祛痰药

祛痰药旨在使痰液变稀薄，易于咳出，从而减轻咳嗽症状，减少呼吸道感染的发生。根据作用机制，祛痰药可分为黏痰溶解剂、黏液调节剂和恶心性祛痰药。

黏痰溶解剂能够分解痰液中的黏性成分，降低痰液黏稠度。乙酰半胱氨酸可使痰液中的二硫键断裂，分解痰液中的黏性物质，使其液化，常用于术后、炎症引起的咳痰困难，但使用时可能出现呛咳、支气管痉挛、胃部不适等不良反应，支气管哮喘者禁用，且不可与青霉素、头孢菌素、四环素等抗生素混合服用，以免降低药效。盐酸氨溴索能增加呼吸道黏膜浆液腺的分泌，减少黏液腺分泌，降低痰液黏度，还可促进肺表面活性物质的分泌，增加支气管纤毛运动，使痰液易于咳出，不良反应相对较少，偶见轻微胃肠道不适。

黏液调节剂作用于气管和支气管的黏液产生细胞，调节黏液分泌，使痰液变稀。羧甲司坦可使低黏度的唾液黏蛋白分泌增加，高黏度的岩藻黏蛋白产生减少，进而降低痰液的黏稠性，适用于慢性支气管炎、支气管哮喘等疾病引起的痰液黏稠、咳痰困难，不良反应有恶心、胃部不适、皮疹、过敏等，消化道溃疡活动期禁用。

恶心性祛痰药，如氯化铵、愈创甘油醚，口服后刺激胃黏膜，引起轻度恶心，反射性地促进呼吸道腺体分泌增加，使黏痰稀释便于咳出。氯化铵使用时需注意，大量服用可致酸中毒、肝肾功能不全，消化道溃疡者慎用；愈创甘油醚有一定的惊厥作用，过敏、嗜睡、恶心等不良反应较常见，禁用于肺出血、急性胃肠炎、肾炎患者。

祛痰药的选用需结合痰液的性质、患者的病情及身体状况综合判断。对于痰液黏稠不易咳出的患者，可优先选用黏痰溶解剂或黏液调节剂；若患者痰液量多且黏稠，伴有咳嗽无力，可适当选用恶心刺激型祛痰药辅助排痰，但要注意其不良反应。同时，在使用祛痰药过程中，应鼓励患者多饮水，以稀释痰液，促进痰液排出。

综上所述，我们详细探讨了从哮喘、慢阻肺到肺炎、肺结核等多种常见呼吸系统疾病各自的药物治疗策略，涵盖了治疗方案制定、药物不良反应监测及处理、不同药物作用机制等关键内容。在临床实践中，务必依据患者具体病情、个体差异等因素，综合权衡药物疗效与安全性，规范且合理地运用各类药物，同时关注该领域的研究进展，不断优化治疗方案，更好地服务于患者健康。

第八章　消化系统疾病的药物治疗

消化系统是人体极为重要的系统之一，涵盖食管、胃、肠、肝、胆、胰等多个器官，其功能的正常运转关乎营养摄取、代谢等诸多方面。然而，在日常生活中，消化系统易遭受诸如饮食、病菌感染、自身免疫等因素影响而出现各类疾病，像胃炎、胃溃疡、肠炎、肝炎、胆囊炎等。药物治疗在消化系统疾病的干预中扮演关键角色，不同疾病需要针对性的药物选择，从抑制胃酸分泌的药物应对胃部疾病，到抗感染药用于肠道炎症，再到保肝利胆药物作用于肝脏、胆囊相关病症等。精准把握药物治疗相关要点，依据具体病情、患者个体差异来合理用药，对改善治疗效果、促进患者康复意义重大。

第一节　消化系统疾病概述及常见类型

消化系统是人体九大系统之一，由消化管和消化腺组成。消化管从口腔开始，依次经过咽、食管、胃、小肠（十二指肠、空肠和回肠）和大肠（盲肠、阑尾、结肠、直肠和肛管），直至肛门，是食物通过的通道；消化腺则包括大消化腺，如肝脏、胰腺和大唾液腺，以及分布于消化管壁内的小消化腺，如胃腺、肠腺等，它们分泌的消化液对食物的消化起着关键作用。消化系统的基本功能是摄取食物、进行消化、吸收营养物质，并将食物残渣以粪便形式排出体外。

食管作为食物从口腔进入胃的通道，其主要功能是通过蠕动将食物推送至胃部。常见的食管疾病有胃食管反流病，由于食管下括约肌松弛等原因，导致胃酸及胃内容物反流至食管，引发胃灼热、反酸、胸骨后疼痛等症状，长期反流还可能造成食管炎、食管狭窄等并发症；食管癌则是食管黏膜上皮细胞恶变所致，与饮食习惯（如长期食用过热、过硬食物）、吸烟、饮酒等因素密切相关，患者会逐渐出现吞咽困难、胸骨有异物感等表现。

胃是人体重要的消化器官，可分为贲门部、胃底、胃体和幽门部。胃壁由黏膜层、黏膜下层、肌层和浆膜层构成，胃腺分泌胃液，其中的胃酸和胃蛋白酶能初步分解食物中的蛋白质。胃炎是胃黏膜的炎症，可由幽门螺杆菌（Hp）感染、饮食不规律、药物刺激等多种因素引发，患者常感到上腹部隐痛、胀满、恶心、呕吐、食欲缺乏等；胃溃疡和十二指肠溃疡，通常是由于胃酸分泌过多、胃黏膜保护作用减弱以及幽门螺杆菌感染等因素，致使胃或十二指肠黏膜出现溃疡性病变，典型症状为周期性、节律性的上腹部疼痛，胃溃疡多在餐后发作，十二指肠溃疡常于空腹或夜间发作，还可能伴有反酸、嗳气、黑便等症状。

小肠是消化和吸收的主要场所，其内壁的绒毛和微绒毛极大地增加了吸收面积，食物中的糖类、脂肪、蛋白质、维生素、矿物质等大部分营养物质在此被吸收。小肠疾病如肠易激综合征，是一种功能性胃肠病，病因与肠道敏感性增高、肠道动力异常、精神心理因素等有关，患者表现为腹痛、腹胀、腹泻或便秘，或腹泻与便秘交替出现，症状常因情绪波动、饮食变化而加重；克罗恩病和溃疡性结肠炎属于炎症性肠病，前者可累及全消化道，病变呈节段性分布，后者主要累及直肠和结肠，二者均表现为慢性、反复发作的腹泻、腹痛、黏液脓血便，还可能伴有发热、消瘦、贫血等全身症状，严重影响患者的生活质量，且存在癌变风险。

大肠主要负责吸收水分和电解质，形成并储存粪便。常见的大肠疾病有结肠炎，可由感染、免疫失调、遗传等因素引起，患者出现腹痛、腹泻、黏液便或脓血便等症状；结肠息肉是结肠黏膜表面突出的赘生物，多数患者无明显症状，少数可有便血、腹痛、腹泻等表现，部分息肉有恶变倾向；结肠癌是常见的消化道恶性肿瘤，与高脂肪饮食、膳食纤维摄入不足、遗传、肠道慢性炎症等因素相关，早期症状不明显，随着病情进展，可出现排便习惯改变（如便秘与腹泻交替、大便变细等）、便血、腹痛、腹部肿块、肠梗阻等症状。

肝脏是人体最大的内脏器官，具有多种重要功能，如合成与储存营养物质、代谢解毒、分泌胆汁以促进脂肪消化等。肝炎是肝脏的炎症，常见病因包括病毒感染（如甲型、乙型、丙型肝炎病毒）、药物损伤、酒精滥用、自身免疫等，患者可能出现乏力、食欲减退、恶心、呕吐、肝区疼痛、黄疸（皮肤和巩膜发黄）等症状；肝硬化则是由多种慢性肝病发展而来，如长期肝炎未得到有效控制，肝脏组织逐渐纤维化、变硬，导致门静脉高压和肝功能减退，患者表现为腹水、食管胃底静脉曲张（易破裂出血）、脾大、黄疸、肝性脑病等严重并发症；肝癌是肝脏的恶性肿瘤，与病毒性肝炎、肝硬化、黄曲霉毒素污染的食物、饮酒等因素有关，早期常无症状，中晚期可出现肝区疼痛、腹胀、消瘦、乏力、黄疸等症状，预后较差。

胆囊的主要功能是储存和浓缩胆汁，在进食后，胆囊收缩将胆汁排入十二指肠，协助脂肪消化。胆囊炎常因胆囊管梗阻、细菌感染等引发，患者出现右上腹疼痛，疼痛可向右肩部或背部放射，常伴有恶心、呕吐、发热等症状；胆石症是指胆囊或胆管内形成结石，结石刺激胆囊或胆管黏膜，可引起胆囊炎、胆管炎发作，患者出现胆绞痛、黄疸、发热等症状，严重时可导致急性胰腺炎等并发症。

胰腺兼具内分泌和外分泌功能，外分泌部分分泌胰液，内含多种消化酶，排入十二指肠帮助消化；内分泌部分分泌胰岛素、胰高血糖素等激素，调节血糖水平。胰腺炎多由胆石症、酗酒、暴饮暴食等因素诱发，急性胰腺炎发作时，患者出现剧烈的上腹部疼痛，疼痛向腰背部放射，伴有恶心、呕吐、发热，严重时可出现休克、多器官功能衰竭；慢性胰腺炎则是由于胰腺长期反复的炎症，导致胰腺功能受损，患者出现腹痛、脂肪泻（大便含有过多脂肪，呈油腻状）、糖尿病等症状。

消化系统疾病的发病机制较为复杂，通常是多种因素相互作用的结果。生活习惯对消化系统健康影响显著，饮食不规律，如长期不吃早餐、暴饮暴食，会打乱胃肠的正常消化节律，使胃黏膜受损，易引发胃炎、胃溃疡等疾病；过多食用辛辣、油腻、刺激性食物，会刺激胃肠道黏膜，导致黏膜充血、水肿、糜烂；酗酒无度，酒精直接损伤胃黏膜，还可损害肝脏，引发酒精性肝病、胰腺炎等；吸烟不仅危害肺部，其中的尼古丁等有害物质还会影响胃肠黏膜血液循环，刺激胃酸分泌，增加胃炎、胃溃疡的发病风险；长期精神紧张、焦虑、抑郁等不良情绪，可通过大脑皮层影响自主神经系统和内分泌系统，导致胃肠功能紊乱，胃酸分泌失调，是消化性溃疡、肠易激综合征等疾病的重要诱因；过度劳累会使身体疲劳，引起消化器官供血不足，影响其正常功能。

感染因素在消化系统疾病中也颇为常见，幽门螺杆菌感染是胃炎、胃溃疡、十二指肠溃疡甚至胃癌的重要致病因素，该菌可在胃黏膜表面定植，破坏胃黏膜屏障，引发炎症反应；肠道病毒、细菌、真菌等病原体感染，可导致肠炎、腹泻等疾病，如轮状病毒感染常引起婴幼儿秋季腹泻，大肠杆菌感染可引发细菌性痢疾等。

遗传因素在部分消化系统疾病的发病中起一定作用，某些遗传性疾病，如遗传性胰腺炎，患者因基因突变，导致胰腺容易反复发生炎症，增加胰腺癌的发病风险；家族性腺瘤性息肉病是一种常染色体显性遗传病，患者肠道内会大量生长息肉，如不及时治疗，几乎100％会发展为结肠癌。

此外，年龄增长会使消化系统器官功能逐渐衰退，如老年人胃肠蠕动减慢，消化液分泌减少，易出现消化不良、便秘等问题；药物副作用也不容忽视，一些非甾体抗炎药（如阿司匹林、布洛芬）、抗生素、抗肿瘤药等，长期或大量使用可能损伤胃黏膜，引发药物性胃炎、胃溃疡等。

消化系统疾病的常见病症多样，恶心与呕吐常相伴出现，恶心是上腹部一种紧迫欲吐的不适感，呕吐则是胃内容物经口腔强力排出的反射动作，可由多种原因引起，如胃炎、胃溃疡、肠梗阻、食物中毒、晕动病等，频繁呕吐可导致脱水、电解质紊乱，需及时补充水分和电解质；腹痛是消化系统疾病最常见的症状之一，疼痛部位、性质、程度和发作规律因病而异，如胃溃疡疼痛多位于上腹部偏左，呈节律性餐后痛，十二指肠溃疡疼痛常在上腹部偏右，为空腹痛或夜间痛，急性阑尾炎典型表现为初期脐周疼痛，后转移至右下腹固定压痛，胆囊炎疼痛位于右上腹，向右肩部放射，通过详细询问腹痛特点，有助于初步判断疾病类型；腹泻指排便次数增多，粪便稀薄或带有黏液、脓血等，可由肠道感染、炎症性肠病、肠易激综合征、食物中毒等引起，长期腹泻会导致营养吸收不良、脱水、体重下降，应及时止泻、补充营养；便秘则表现为排便困难、粪便干结、次数减少，与饮食中膳食纤维缺乏、运动量少、年龄增长、肠道疾病（如肠梗阻、直肠肿瘤）等因素有关，长期便秘可诱发痔疮、肛裂等肛门直肠疾病，还可能影响肠道内毒素排出，加重身体负担。

针对这些常见病症，相应的护理诊断与措施至关重要。对于恶心、呕吐患者，护理诊断包括体液不足的风险，因呕吐导致大量体液丢失；营养失调低于机体需要量，由于频繁呕吐影响进食。护理措施包括密切观察患者呕吐次数、量、性质，记录出入量，及时补充水分和电解质，可遵医嘱给予静脉补液；呕吐缓解后，逐渐给予清淡、易消化的食物，少食多餐，避免刺激性食物，以补充营养。

腹痛患者的护理诊断有疼痛与胃肠道痉挛、炎症刺激等有关。护理时应卧床休息，协助患者采取舒适体位，如屈膝仰卧位可缓解腹部肌肉紧张；观察腹痛的部位、性质、程度、持续时间及伴随症状，若腹痛加剧、出现腹膜刺激征（压痛、反跳痛、腹肌紧张）等异常情况，及时报告医生；在未明确病因前，慎用止痛剂，以免掩盖病情，可采用热敷、按摩等方法缓解疼痛，若为胃肠痉挛引起的腹痛，遵医嘱给予解痉药物。

腹泻患者存在体液不足的危险，因大量腹泻使水分和电解质丢失；皮肤完整性受损的风险，频繁排便刺激肛周皮肤。护理措施包括观察腹泻次数、量、颜色、性状，记录出入量，评估脱水程度，及时补充口服补液盐或静脉补液；保持肛周皮肤清洁干燥，便后用温水清洗，涂抹凡士林等保护皮肤，预防肛周皮肤破损、感染；给予低脂、少渣、易消化的食物，避免食用生冷、油腻、刺激性食物，以减轻肠道负担。

便秘患者的护理诊断为排便形态改变与饮食结构不合理、运动量少等因素有关。护理上应指导患者调整饮食结构，增加膳食纤维摄入，多吃蔬菜、水果、粗粮等，多饮水，每日清晨空腹饮一杯温水，可刺激肠道蠕动；鼓励患者适当增加运动量，如散步、慢跑、太极拳等，促进胃肠蠕动；养成定时排便的习惯，避免抑制便意；若便秘严重，可遵医嘱使用开塞露、缓泻剂等，但不可长期依赖，以免影响肠道正常功能。

第二节　消化性溃疡

一、药物治疗疗程

消化性溃疡的药物治疗疗程因病种及个体差异而异。一般而言，十二指肠溃疡的治疗周期通常为4～6周。这是因为十二指肠溃疡主要由胃酸分泌过多引发，在使用抑酸药物后，受损的黏膜能够相对较快地修复。例如，使用质子泵抑制剂如奥美拉唑，每日晨起空腹服用20mg，连续服用4周左右，多数患者的溃疡症状可得到明显缓解，疼痛减轻、反酸嗳气等症状减少。再经过1～2周的巩固治疗，黏膜基本能恢复至较为完好的状态。

胃溃疡的愈合则相对缓慢，治疗疗程一般需要6～8周。胃溃疡的发生除胃酸因素外，还与胃黏膜的防御机制受损关系密切，胃黏膜的再生修复过程更为复杂。以兰索拉唑为例，每天30mg，早餐前半小时服用，持续6周，其间配合胃黏膜保护剂，可促进溃疡面逐渐愈合。在治疗期间，患者务必严格按照医嘱定时、定量服药，切不可擅自增减药量或停药。若随意中断治疗，不仅会影响溃疡的愈合进程，还可能导致病情反复，增加后续治疗难度。

完成规定疗程的治疗后，患者还需定期复查。通常在停药后的1个月左右进行首次复查，复查项目包括胃镜检查，它能够直观地观察溃疡部位是否完全愈合，黏膜状态是否恢复正常；还有碳13或碳14呼气试验，用于检测幽门螺杆菌是否根除成功，若结果仍呈阳性，需进一步调整治疗方案，重新进行抗菌治疗，以防溃疡复发。

二、复发预防措施

消化性溃疡治预后复发率较高，多种因素均可诱发复发。幽门螺杆菌感染是首要原因，即便患者经过治疗后症状消失，若幽门螺杆菌未被彻底根除，其仍可在胃黏膜定植，持续破坏黏膜屏障，引发炎症反应，导致溃疡复发。据统计，幽门螺杆菌感染未根治的患者，溃疡复发率高达60%～80%。

不良生活习惯也是重要诱因。长期饮食不规律，饥一顿饱一顿，会使胃酸分泌紊乱，胃黏膜得不到规律的滋养与保护；过多食用辛辣、油腻、刺激性食物，如辣椒、油炸食品、浓茶、咖啡等，会直接刺激胃黏膜，使其充血、水肿，抵抗力下降；酗酒吸烟更是雪上加霜，酒精可溶解胃黏膜表面的黏液层，使胃酸直接接触黏膜上皮，引发损伤，烟草中的尼古丁等有害物质则会影响胃黏膜血液循环，降低黏膜的自我修复能力。

精神因素同样不容忽视。长期处于精神紧张、焦虑、抑郁状态下，人体会分泌过多的肾上腺素、皮质醇等应激激素，这些激素可促使胃酸分泌增加，同时抑制胃黏膜的保护机制，使得溃疡易于复发。例如，职场人士在面临高强度工作压力时，消化性溃疡复发的风险明显上升。

为预防消化性溃疡复发，首先应根治幽门螺杆菌。目前推荐采用质子泵抑制剂+铋剂+两种抗生素的四联疗法，疗程10～14天，按规定足量足疗程用药，确保幽门螺杆菌彻底清除。同时，养成良好生活习惯，保持饮食规律，定时进餐，避免暴饮暴食，减少食用刺激性食物，戒烟限酒；注重劳逸结合，保证充足睡眠，适当进行体育锻炼，增强体质。调节情绪也至关重要，学会通过合理方式缓解压力，如冥想、瑜伽、听音乐、旅游等，保持心情舒畅。对于需长期服用非甾体抗炎药等易致溃疡药物的患者，可预防性使用胃黏膜保护剂，如米索前列醇、硫糖铝等，降低溃疡复发风险。

三、抗消化性溃疡药的相关知识

抗消化性溃疡药物主要分为以下几类：

抗酸药：这类药物多为弱碱性物质，能直接中和胃酸，迅速缓解溃疡疼痛。其药理作用在于降低胃内酸度，减轻胃酸对胃黏膜的侵蚀，提高胃内pH值，使胃蛋白酶活性降低，从而保护胃黏膜。常见药物有碳酸氢钠、碳酸钙、氢氧化铝、氢氧化镁等。碳酸氢钠起效快，但中和胃酸后会产生二氧化碳气体，可能引起嗳气、腹胀，甚至诱发穿孔，故不宜长期大量使用；氢氧化铝在中和胃酸的同时，还能形成凝胶附着于黏膜表面，起到一定保护作用，但长期服用可致便秘，铝离子在体内蓄积也可能有潜在不良影响；氢氧化镁抗酸作用较强，且不易引起便秘，但其镁离子有导泻作用，可能导致腹泻，所以常将氢氧化铝与氢氧化镁制成复方制剂，取长补短，如铝碳酸镁片，既能有效中和胃酸，又可减少不良反应。

抑酸药：

H2受体阻断药：如西咪替丁、雷尼替丁、法莫替丁等，它们通过选择性阻断胃壁细胞上的H2受体，抑制组胺引起的胃酸分泌，从而降低胃酸浓度。西咪替丁是第一代H2受体阻断药，临床应用较早，但不良反应相对较多，如可影响男性性功能、导致肝功能异常、引起嗜睡、眩晕等神经系统症状；雷尼替丁作用较西咪替丁强，不良反应相对较少，对内分泌系统影响小；法莫替丁抑酸作用更强，持续时间久，且安全性高，副作用轻微，是目前常用的H2受体阻断药，一般用于治疗十二指肠溃疡、胃溃疡、反流性食管炎等胃酸分泌过多相关疾病，可在饭前或睡前服用，每日1～2次。

质子泵抑制剂：包括奥美拉唑、兰索拉唑、雷贝拉唑、艾司奥美拉唑等，它们作用于胃壁细胞的质子泵（H^+–K^+–ATP酶），抑制其活性，从源头阻断胃酸分泌，抑酸效果强大且持久。奥美拉唑是首个应用于临床的质子泵抑制剂，能有效治疗消化性溃疡、胃食管反流病等，常见不良反应有头痛、腹泻、恶心、皮疹等，长期使用可能增加骨折风险；兰索拉唑在化学结构上有改进，生物利用度更高，对胃酸分泌的抑制作用更强，还具有一定抗幽门螺杆菌活性；雷贝拉唑抑酸起效迅速，作用稳定，受食物影响小，药物相互作用少；艾司奥美拉唑是奥美拉唑的S–异构体，抑酸效果优于奥美拉唑，在治疗难治性溃疡、根除幽门螺杆菌等方面有较好疗效。质子泵抑制剂通常每日晨起空腹服用一次，对于病情较重者，可根据医嘱增加剂量或分两次服用。

胃黏膜保护药：此类药物能增强胃黏膜屏障功能，促进黏膜修复。米索前列醇是前列腺素衍生物，可刺激胃黏膜分泌黏液和碳酸氢盐，增加黏膜血流量，促进黏膜细胞更新，对预防和治疗非甾体抗炎药引起的胃黏膜损伤效果显著，但可能导致子宫收缩，孕妇禁用；硫糖铝在酸性环境下能形成胶体，黏附于溃疡表面，阻止胃酸、胃蛋白酶侵蚀，还能促进内源性前列腺素合成，加速溃疡愈合，不良反应少，主要为便秘，服用时需空腹，且不能与抗酸药、抑酸药同时服用，以免影响疗效；枸橼酸铋钾在胃内酸性环境下形成铋盐保护膜，覆盖溃疡面，同时还有一定抗菌作用，能抑制幽门螺杆菌生长，服药期间可能使舌苔、大便变黑，这是正常现象，停药后可自行消失，肾功能不全者慎用。

抗幽门螺杆菌药：幽门螺杆菌感染与消化性溃疡密切相关，根治幽门螺杆菌是治疗消化性溃疡、防止复发的关键。目前常用的是四联疗法，即质子泵抑制剂+铋剂+两种抗生素。抗生素常用阿莫西林、克拉霉素、甲硝唑、四环素等，阿莫西林抗菌谱广、杀菌力强，且不易产生耐药性，过敏者禁用；克拉霉素对幽门螺杆菌有较强抑制作用，但易产生耐药，与阿莫西林联用可提高疗效；甲硝唑对厌氧菌有特效，但胃肠道反应较大，还可能引起口腔金属味、神经系统症状等，用药期间需避免饮酒；四环素抗菌作用较强，但副作用相对较多，儿童、孕妇、哺乳期妇女禁用。铋剂常用胶体果胶铋、枸橼酸铋钾，它们除保护胃黏膜外，还能协助抗生素发挥抗菌作用，增强幽门螺杆菌的根除效果。在使用抗幽门螺杆菌药物治疗过程中，患者需严格按医嘱规律服药，避免漏服、错服，以免影响治疗效果，引发细菌耐药。

第三节　胃食管反流病的药物治疗与生活方式干预

一、疾病概述

胃食管反流病（gastroesophageal reflux disease，GERD）是指胃十二指肠内容物反流至食管，引起胃灼热、反酸等不适症状，部分患者可并发反流性食管炎，甚至造成食管外组织如咽喉、气道等损害的一组疾病。其发病机制主要涉及抗反流防御机制减弱以及反流物对食管黏膜的攻击作用增强两方面。食管下括约肌（lower esophageal sphincter，LES）功能障碍、食管清除作用降低以及食管黏膜屏障功能受损等均可导致抗反流防御机制失效；而胃酸、胃蛋白酶、胆汁等反流物则持续刺激食管黏膜，引发炎症反应。GERD的典型症状为胃灼热和反流，胃灼热是指胸骨后或剑突下烧灼感，常由胸骨下段向上延伸；反流则指胃内容物在无恶心和不用力的情况下涌入咽部或口腔的感觉，含酸味或仅为酸水。此外，患者还可能出现胸痛、吞咽困难、嗳气、咳嗽、咽喉异物感等非典型症状，这些食管外症状易导致误诊，延误治疗。长期未经有效治疗的GERD不仅严重影响患者的生活质量，还可能引发食管狭窄、Barrett食管，甚至食管腺癌等并发症，危害不容小觑。

二、生活方式干预

生活方式的调整在胃食管反流病的治疗中起着基石性作用，对缓解症状、预防复发意义重大。

在饮食方面，应避免食用可降低LES压力的食物，如高脂肪食物（油炸食品、肥肉等）、巧克力、咖啡、浓茶、辛辣食物以及薄荷等。此类食物易导致食管下括约肌松弛，促使反流发生。建议患者少食多餐，避免暴饮暴食，睡前3～4h内不宜进食，以减少夜间胃酸分泌及反流风险。同时，多摄入富含膳食纤维的食物，如蔬菜、水果、全谷物等，保持大便通畅，避免因便秘增加腹压诱发反流。

体重管理同样关键，肥胖是胃食管反流病的重要危险因素之一，超重或肥胖患者减轻体重有助于降低腹内压，缓解食管下括约肌压力，减少反流事件。通过合理饮食搭配适度运动，如每周进行至少150min的中等强度有氧运动（快走、慢跑、游泳等），循序渐进减轻体重。

睡眠姿势的调整不容忽视，睡觉时可将床头抬高15～20cm，利用重力作用减少夜间胃食管反流。可使用楔形枕头或在床腿下垫木块等方式实现。避免平卧或右侧卧位，尽量采用左侧卧位，该体位可使食管高于胃部，一定程度上阻止反流。

减少腹压增加的行为也很重要，应避免长时间弯腰、穿紧身衣物、束紧腰带等，防止腹部压力升高挤压胃部引发反流。对于合并慢性咳嗽、便秘的患者，需积极治疗基础疾病，以减轻腹压对食管下括约肌的影响。

情绪因素与胃食管反流病密切相关，焦虑、抑郁等不良情绪可影响胃肠动力及食管下括约肌功能，加重症状。患者应注意保持心情舒畅，通过听音乐、阅读、散步、冥想等方式缓解精神压力，必要时寻求心理医生帮助。

三、药物治疗

（一）治疗目标与原则

胃食管反流病的药物治疗旨在消除症状、防治并发症、治愈食管炎、提高患者生活质量并减少旧病复发。治疗原则强调个体化与综合治疗，需综合考虑患者的年龄、性别、症状严重程度、发作频率、是否伴有并发症以及药物耐受性等因素，制定精准的用药方案。对于轻症、间歇发作的患者，初始治疗可侧重于生活方式调整及按需使用药物缓解症状；而症状较重、频繁发作或伴有食管炎、食管外表现的患者，则需规律、足疗程的药物治疗，并适时评估疗效，调整用药策略。同时，应充分告知患者药物的使用方法、不良反应及注意事项，提高治疗依从性。

（二）适用药物特点与选择

1.抑酸药

作为治疗胃食管反流病的核心药物，抑酸药通过抑制胃酸分泌，降低胃内酸度，减少反流物对食管黏膜的刺激与损伤，促进食管黏膜愈合。

质子泵抑制剂（proton pump inhibitors，PPIs）：这类药物作用于胃壁细胞的H^+-K^+-ATP酶（质子泵），不可逆地抑制其活性，从而强效抑制胃酸分泌。常用的有奥美拉唑、兰索拉唑、泮托拉唑、雷贝拉唑和埃索美拉唑等。PPIs抑酸作用持久，能有效缓解胃灼热、反酸等症状，尤其适用于症状严重、有反流性食管炎或食管瘘症状的患者。一般早餐前半小时空腹服用，效果最佳，qd给药即可维持胃内pH在较高水平，利于食管黏膜修复。不同PPI在抑酸强度、起效时间、代谢途径及药物相互作用方面存在差异。例如，雷贝拉唑受细胞色素P450酶系统影响较小，药物相互作用相对较少，且起效迅速，在一些难治性胃食管反流病的治疗中显示出优势；埃索美拉唑是奥美拉唑的S-异构体，具有更高的生物利用度与更强的抑酸效能。然而，长期使用PPI可能带来一些不良反应，如骨折风险增加（尤其在老年患者）、低镁血症、维生素B_{12}缺乏、艰难梭菌感染风险上升等，故需权衡利弊，严格掌握用药指征与疗程。

H_2受体拮抗剂（H_2 receptor antagonists，H_2RAs）：可选择性地阻断胃壁细胞上的H_2受体，抑制组胺引起的胃酸分泌，减少胃酸产生。代表药物有西咪替丁、雷尼替丁、法莫替丁等。H_2RAs抑酸效果较PPI弱，能减少24h胃酸分泌50%～70%，但不能有效抑制进食刺激引起的胃酸分泌，适用于轻、中症患者，或作为PPI治疗后的维持治疗药物。通常分次给药，如雷尼替丁150mg，bid；法莫替丁20mg，bid。其优势在于不良反应相对较少，价格较为亲民，但在控制夜间酸突破方面不如PPI理想。

2.促胃肠动力药

通过促进胃肠蠕动，加速胃排空，减少胃内容物反流至食管，并增强食管蠕动清除能力，协同抑酸药改善症状。

多潘立酮：一种多巴胺受体拮抗剂，主要作用于上消化道，可增加食管下括约肌张力，促进胃排空，防止胃食管反流。常用剂量为10mg，tid，饭前15～30min服用。多潘立酮对缓解腹胀、嗳气、恶心等消化不良症状效果显著，但因其可能导致心脏不良反应（如QT间期延长、心律失常），尤其是与某些药物（如酮康唑、红霉素等强效CYP3A4抑制剂）合用时风险增加，故禁用于存在心脏传导异常、严重心律失常或正在接受可致QT间期延长药物治疗的患者，使用过程中需监测心电图。

莫沙必利：为5-羟色胺4（5-HT_4）受体激动剂，能刺激胃肠道胆碱能中间神经元及肌间神经丛释放乙酰胆碱，促进胃肠运动。5～10mg，tid，饭前服用，不仅可增强胃排空与食管蠕动，还对改善整个胃肠道动力有帮助，适用于伴有胃肠动力不足的胃食管反流病患者。不良反应相对轻微，常见腹泻、腹痛、口干等，一般不影响继续用药。与西沙必利相比，莫沙必利对心脏的不良反应风险极低，安全性更佳。

伊托必利：兼具多巴胺D_2受体拮抗剂和乙酰胆碱酯酶抑制剂双重作用，既能促进胃排空，又能增强食管下括约肌压力。常用剂量50mg，tid，饭前服用，在改善胃食管反流症状的同时，对消化不良、餐后饱胀等症状也有较好疗效。不良反应发生率低，主要为轻度的胃肠道不适与头晕等，无明显心脏毒性，耐受性良好。

3.黏膜保护药

此类药物在食管黏膜表面形成一层保护膜，隔离反流物与黏膜接触，减轻胃酸、胃蛋白酶等对食管黏膜的侵蚀，促进受损黏膜愈合。

铝碳酸镁：是一种抗酸与黏膜保护双重作用的药物，能迅速中和胃酸，升高胃内pH值，缓解胃灼热症状；同时，其独特的层状网络结构可吸附胆汁酸、胃蛋白酶等有害物质，并在食管及胃黏膜表面形成保护性屏障。嚼服效果最佳，0.5～1.0g，tid-qid，餐后1～2h或不适时服用。铝碳酸镁起效快，作用温和，短期使用不良反应少，偶见便秘、稀便、口干等，不影响血镁、血钙等电解质水平，适合作为临时缓解症状或辅助治疗用药，尤其适用于胆汁反流型胃食管反流病。

硫糖铝：在酸性环境下解离出硫酸蔗糖复合离子，聚合成带负电荷的不溶性胶体，与溃疡面或炎症处带正电荷的蛋白质渗出物相结合，形成一层保护膜，覆盖于黏膜表面，抵御胃酸与胃蛋白酶侵袭，促进黏膜修复。1g，qid，饭前1h及睡前空腹嚼服。硫糖铝口感欠佳，长期使用可能导致便秘、铝蓄积等问题，肾功能不全患者慎用。

瑞巴派特：通过增加胃黏膜血流量、促进前列腺素合成、清除氧自由基等多种机制，增强胃黏膜屏障功能，减轻炎症反应，促进受损食管及胃黏膜的愈合。0.1g， tid，饭前或饭后服用均可。不良反应较少，偶见皮疹、瘙痒、恶心、呕吐等，一般停药后可自行缓解，对预防胃食管反流病复发有一定辅助作用。

第四节　炎症性肠病的药物治疗

一、疾病概述

炎症性肠病（inflammatory bowel disease，IBD）是一组病因尚未完全明确的慢性非特异性肠道炎症性疾病，主要包括溃疡性结肠炎（ulcerative colitis，UC）和克罗恩病（Crohn' s disease，CD）。近年来，我国IBD的发病率呈逐年上升趋势，给患者的生活和健康带来了沉重负担。

溃疡性结肠炎通常累及直肠和结肠黏膜及黏膜下层，病变呈连续性分布。其发病机制涉及遗传易感性、肠道菌群失调、免疫异常以及环境因素等多方面。在遗传背景下，肠道黏膜免疫系统对肠道共生菌或外来抗原发生过度免疫反应，释放大量炎性介质，如肿瘤坏死因子-α（TNF-α）、白细胞介素（IL）等，导致肠道黏膜持续炎症损伤、溃疡形成。患者主要表现为反复发作的腹泻、黏液脓血便、腹痛，多伴有里急后重感，病情轻重不一，轻者每日排便2～3次，重者可达数十次。长期患病可导致贫血、营养不良、体重下降等全身症状，部分患者还存在关节疼痛、皮肤病变等肠外表现。若病情控制不佳，可引发中毒性巨结肠、结肠穿孔、结直肠癌等严重并发症。

克罗恩病可累及全消化道，从口腔至肛门均可发病，但好发于末端回肠和右半结肠，病变呈节段性、跳跃性分布，累及肠壁全层。其发病机制与溃疡性结肠炎有相似之处，同样涉及遗传、免疫、环境与肠道菌群的相互作用。免疫异常导致肠道黏膜免疫系统过度激活，炎症细胞浸润肠壁各层，引发肉芽肿性炎症，破坏肠道正常结构与功能。临床表现多样，常见腹痛、腹泻、腹部肿块、瘘管形成及肠梗阻症状。腹痛多位于右下腹或脐周，呈间歇性发作，餐后加重；腹泻可为糊状便，一般无脓血，次数因人而异。因肠道狭窄或穿透性病变，患者常并发肛瘘、肛周脓肿、肠瘘等，严重影响生活质量，且增加感染风险。长期慢性炎症还可能导致营养不良、生长发育迟缓（多见于儿童患者），以及肠道恶性肿瘤发病风险上升。

二、药物治疗选择

（一）氨基水杨酸类药物

氨基水杨酸类药物是治疗轻、中度溃疡性结肠炎的一线用药，也用于克罗恩病的诱导缓解与维持治疗（尤其适用于结肠型、回结肠型）。该类药物主要作用机制是通过在肠道局部释放5-氨基水杨酸（5-ASA），抑制前列腺素、白三烯等炎症介质合成，减轻肠道炎症反应，同时还具有抗氧化、抑制免疫细胞活化等作用，促进肠黏膜修复。

柳氮磺吡啶（sulfasalazine，SASP）作为传统氨基水杨酸类药物，在体内经肠道细菌分解为磺胺吡啶和5-ASA发挥作用。磺胺吡啶部分具有一定抗菌活性，5-ASA则是主要抗炎成分。适用于轻、中度溃疡性结肠炎，尤其是病变局限于直肠、乙状结肠的患者。一般初始剂量为3～4 g/d，分3～4次口服，待病情缓解后逐渐减量至2 g/d维持治疗。用药期间需注意多饮水，以防止药物结晶尿形成。不良反应较为常见，主要涉及胃肠道反应（如恶心、呕吐、厌食等）、血液系统异常（如粒细胞减少、溶血性贫血等）、皮肤过敏（如皮疹、瘙痒等），还可能影响男性生育功能。由于不良反应发生率相对较高，部分患者耐受性差，使用时需密切监测血常规、肝肾功能等指标。

美沙拉嗪（mesalazine）是5-ASA的特殊制剂，通过不同剂型（如口服片剂、缓释颗粒、灌肠剂、栓剂等）可使药物在肠道特定部位精准释放，提高局部药物浓度，增强疗效并减少全身不良反应。对溃疡性结肠炎各病变部位均有较好疗效，同样适用于轻、中度活动期患者诱导缓解及缓解期维持治疗，对克罗恩病的结肠病变也有一定作用。口服制剂常规剂量为1.5～4 g/d，分3～4次服用；栓剂适用于直肠炎患者，每晚睡前0.5～1 g纳肛；灌肠剂多用于病变累及直肠、乙状结肠患者，每晚4 g保留灌肠。美沙拉嗪不良反应明显少于柳氮磺吡啶，少数患者可能出现轻微胃肠道不适、头痛、皮疹等，通常不影响继续用药，耐受性良好，目前已成为氨基水杨酸类药物治疗的首选。

（二）糖皮质激素

糖皮质激素具有强大的抗炎及免疫抑制作用，适用于中、重度炎症性肠病患者，尤其是对胺基水杨酸类药物治疗无效或病情急性发作的患者，可迅速控制炎症，缓解症状。其作用机制主要通过抑制磷脂酶A_2活性，减少花生四烯酸生成，进而抑制前列腺素、白三烯等炎性介质合成；同时，可抑制炎症细胞（如巨噬细胞、淋巴细胞）向炎症部位趋化、聚集，并降低其活性，减轻免疫反应对肠道组织的损伤。

泼尼松（prednisone）是常用的口服糖皮质激素，一般用于中重度溃疡性结肠炎或克罗恩病活动期诱导缓解，初始剂量常为0.75～1mg/（kg·d），晨起顿服，病情缓解后逐渐减量，每周减5～10mg，至维持剂量5～10mg/d或停药。但长期使用易引发诸多不良反应，如向心性肥胖、满月脸、水牛背、皮肤紫纹、骨质疏松、高血压、高血糖、感染风险增加等，还可能导致精神症状（如焦虑、抑郁、失眠），故不宜长期大剂量应用，使用过程中需密切监测血压、血糖、骨密度等指标，并适时补充钙剂、维生素D预防骨质疏松。

布地奈德（budesonide）为新型糖皮质激素，属于局部作用糖皮质激素，口服后大部分药物在肠道首关代谢，全身生物利用度低，因此局部抗炎作用强，全身不良反应相对较少。主要用于轻、中度回结肠型克罗恩病，对病变局限于回肠末段、升结肠的患者效果尤佳，能有效减轻肠道炎症，缓解腹痛、腹泻等症状。常用剂型为肠溶制剂，剂量为3mg，tid，饭前半小时服用，疗程一般8～12周。尽管全身不良反应较轻，但仍可能出现轻度肾上腺皮质功能抑制、胃肠道不适等，少数患者可出现口腔念珠菌感染，用药期间需注意口腔卫生。

（三）免疫抑制剂

免疫抑制剂主要用于激素依赖或激素抵抗的炎症性肠病患者，以及用于维持缓解，减少旧病复发。这类药物通过抑制细胞免疫及体液免疫反应，调节机体免疫平衡，从根本上控制肠道炎症，防止病情反复。

硫唑嘌呤（azathioprine）是常用的免疫抑制剂，在体内代谢为6-巯基嘌呤发挥作用，其主要作用机制为抑制嘌呤合成，进而干扰DNA、RNA合成，抑制淋巴细胞增生，减少免疫活性细胞产生，降低机体免疫反应。适用于对糖皮质激素依赖或不耐受、频繁复发的溃疡性结肠炎及克罗恩病患者。初始剂量通常为1～1.5mg/（kg·d），维持剂量0.75～1mg/（kg·d），可根据病情及个体耐受情况调整。用药期间需定期监测血常规、肝功能，因其可能导致骨髓抑制（白细胞、血小板减少等）、肝功能损害，还可能增加感染、肿瘤发生风险。部分患者存在硫嘌呤甲基转移酶（TPMT）基因缺陷，使用硫唑嘌呤时易发生严重不良反应，故用药前建议检测TPMT基因型，以指导个体化用药。

氨甲蝶呤（methotrexate）作为抗叶酸代谢类免疫抑制剂，主要抑制二氢叶酸还原酶，阻碍嘌呤、嘧啶核苷酸合成，使细胞增生周期停滞于S期，抑制免疫细胞活化、增生，发挥免疫调节作用。适用于中重度克罗恩病，尤其是对硫唑嘌呤不耐受或无效的患者，对溃疡性结肠炎疗效相对较弱。一般采用每周一次给药方案，起始剂量为7.5～15 mg/周，可逐渐增加至25 mg/周，皮下注射或口服均可。不良反应涉及胃肠道反应（如恶心、呕吐、口腔溃疡等）、肝毒性（转氨酶升高、肝纤维化等）、血液系统毒性（白细胞减少、贫血等），用药期间需定期复查血常规、肝功能、肾功能，补充叶酸可减轻部分不良反应。此外，氨甲蝶呤具有致畸性，育龄期患者用药期间需严格避孕。

三、维持治疗策略

维持治疗是炎症性肠病治疗的关键环节，对于预防旧病复发、减少并发症、改善患者长期预后具有至关重要的意义。鉴于炎症性肠病具有慢性复发性特点，即使患者经诱导缓解治疗后症状消失、内镜下黏膜愈合，仍存在较高的复发风险，若过早停药，病情极易反复。因此，除轻度初发、病程短且发作间歇期长的患者外，多数患者均需接受长期维持治疗。

维持治疗药物的选择应依据患者的病情严重程度、病变范围、既往治疗反应以及药物耐受性等综合考量。对于轻、中度溃疡性结肠炎患者，经氨基水杨酸类药物诱导缓解后，常以美沙拉嗪作为维持治疗首选药物，剂量一般为1～2 g/d，长期服用，可有效维持缓解状态，降低复发率。对于中重度、激素依赖或频繁复发的溃疡性结肠炎以及克罗恩病患者，在激素或生物制剂诱导缓解后，多采用免疫抑制剂（如硫唑嘌呤、氨甲蝶呤）联合氨基水杨酸类药物维持治疗；部分患者也可单用免疫抑制剂维持，但需密切监测不良反应。若患者对上述药物不耐受或存在禁忌证，可考虑选用生物制剂维持治疗，如英夫利西单抗、阿达木单抗等，其能特异性阻断炎症介质，精准抑制肠道炎症，维持黏膜愈合，但费用相对高昂，且长期使用有感染、过敏等风险，需谨慎权衡利弊。

在维持治疗过程中，需根据患者个体差异及病情变化适时调整药物剂量与治疗方案。定期对患者进行临床评估，包括症状询问、体格检查、实验室检查（血常规、血沉、C反应蛋白、肝肾功能等）以及内镜检查，依据评估结果判断疾病活动度。若患者病情稳定，维持治疗药物剂量可适当递减；若出现症状复发、实验室指标异常升高或内镜下黏膜炎症表现，需及时强化治疗，增加药物剂量、更换药物种类或联合其他治疗手段，力求迅速控制病情，再次诱导缓解，而后调整维持方案。此外，还应关注患者的用药依从性，加强健康教育，告知患者维持治疗的必要性、药物使用方法、不良反应监测要点，提高患者配合度，确保治疗的连贯性与有效性，最大程度改善患者生活质量，延缓疾病进展。

第五节　肝硬化及其并发症

一、肝硬化概述

肝硬化是一种由不同病因长期作用于肝脏，引起的慢性、进行性、弥漫性肝病终末阶段。其病因多样，在我国，病毒性肝炎尤其是乙型肝炎病毒（HBV）感染是最为常见的病因，丙型肝炎病毒（HCV）感染次之；长期大量饮酒导致的酒精性肝病、非酒精性脂肪性肝病（NAFLD）随着生活方式的改变发病率逐年上升；胆汁淤积、药物或化学毒物损伤、遗传代谢性疾病、自身免疫性肝炎以及循环障碍等因素也均可引发肝硬化。

肝硬化的发病机制复杂，主要涉及肝细胞的持续损伤、炎症细胞浸润、肝星状细胞活化与增生，进而促使细胞外基质过度沉积，肝脏正常结构被破坏，逐渐形成纤维化结节，最终发展为肝硬化。

临床上，肝硬化分为代偿期和失代偿期。代偿期时，肝脏仍具有一定的代偿功能，患者症状相对较轻，可能仅有轻度乏力、腹胀、肝脾轻度肿大等表现，部分患者甚至无明显不适，肝功能检查也可能仅有轻度异常，这一阶段容易被忽视。而进入失代偿期后，肝功能显著减退，门静脉高压症突出，患者会出现一系列严重症状，如腹水、食管胃底静脉曲张破裂出血、肝性脑病、黄疸、脾功能亢进等，严重影响患者的生活质量与生存期限。早期诊断、及时干预对于延缓肝硬化进程、预防并发症、改善患者预后具有至关重要的意义。

二、肝硬化的药物治疗原则

肝硬化的药物治疗需综合考虑多方面因素。首先，应依据病因精准选药，针对病毒性肝炎引发的肝硬化，积极抗病毒治疗是关键；酒精性肝硬化则需戒酒并辅以促进肝细胞修复的药物；NAFLD相关肝硬化侧重于改善代谢紊乱。其次，根据病情严重程度调整用药方案，代偿期侧重于护肝、抗纤维化，阻止病情进展；失代偿期在对症处理并发症的同时，兼顾保护残余肝功能。再者，充分考虑患者个体差异，如年龄、性别、并发症等，老年人肝肾功能减退，用药剂量需谨慎调整；合并糖尿病、高血压等基础疾病时，需兼顾药物间相互作用，避免加重病情。治疗目标是最大限度控制病情发展，预防并发症，保护肝功能，提高患者生活质量，延长生存期。

三、肝硬化的具体药物治疗

（一）病因治疗药物

对于乙肝肝硬化，核苷酸类似物如恩替卡韦、替诺福韦酯等是一线抗病毒药物，它们能强效抑制乙肝病毒复制，降低病毒载量，减轻肝脏炎症损伤，长期应用可有效延缓肝硬化进展。恩替卡韦每日一次，空腹服用效果不佳；替诺福韦酯部分患者可能有轻微胃肠道不适、肾功能影响，用药期间需监测肾功能指标。

丙肝肝硬化，直接抗病毒药物（DAAs）带来了革命性突破，如索磷布韦维帕他韦、格卡瑞韦哌仑他韦等，可针对不同基因型丙肝病毒实现精准打击，治愈率高达90%以上，疗程通常为8～12周，副作用相对较少，显著改善了丙肝肝硬化的预后。

酒精性肝硬化，戒酒是首要任务，同时可给予巴氯芬等药物辅助戒酒，它能调节大脑神经递质，降低患者对酒精的渴望，减轻戒断反应。用法为每日3次，初始剂量宜小，根据耐受情况逐渐调整。

NAFLD所致肝硬化，改善胰岛素抵抗至关重要，二甲双胍可增加胰岛素敏感性，调节糖代谢，减少肝脏脂肪沉积，一般每次0.5g，每日3次；吡格列酮可激活过氧化物酶体增生物激活受体γ，改善肝脏脂质代谢，每日15～30mg，使用过程中需关注体重、肝功能变化。

（二）抗纤维化药物

抗纤维化药物旨在阻断或逆转肝纤维化进程。扶正化瘀胶囊是临床常用中成药，其含有的丹参、虫草菌丝等成分可抑制肝星状细胞活化，减少细胞外基质合成，促进其降解，每次1.5g，每日3次，长期服用安全性较好，少数患者可能有胃部不适。

安络化纤丸能软坚散结、化瘀通络，改善肝脏微循环，促进肝细胞再生，对肝纤维化有显著抑制作用，每袋6g，每日2～3次，用药期间注意监测肝功能、血常规。

复方鳖甲软肝片同样具有软坚散结、化瘀解毒功效，通过调节细胞因子网络，抑制纤维组织增生，每次4片，每日3次，部分患者用药初期可能出现轻度消化道反应，多可自行缓解。使用抗纤维化药物时，需定期评估肝纤维化指标，判断疗效，疗程通常较长，一般不少于6个月。

（三）对症治疗药物

针对肝硬化患者常见的乏力、食欲缺乏等症状，可选用复方甘草酸苷，它具有抗炎、保护肝细胞、调节免疫作用，能改善肝功能，减轻乏力感，每次2～3片，每日3次；促肝细胞生长素可促进肝细胞再生，提升肝脏储备功能，多用于病情较重患者，一般静脉滴注，依据病情调整剂量。

对于黄疸症状，熊去氧胆酸可促进胆汁排泄，降低胆红素水平，减轻胆汁淤积，每日每公斤体重13～15mg，分2～3次口服；腺苷蛋氨酸作为甲基供体，参与胆汁酸代谢，改善肝功能，初始治疗每日1000～2000mg，静脉滴注，后改为口服维持，可有效退黄，缓解瘙痒症状。

腹胀、消化不良时，莫沙必利可促进胃肠蠕动，改善胃肠动力，每次5mg，饭前半小时服用；复方消化酶能补充消化酶，增强消化功能，每次1～2粒，随餐服用，减轻腹胀不适，提高患者食欲。

四、肝硬化并发症的药物治疗

（一）腹水

利尿剂是治疗肝硬化腹水的基石，螺内酯为保钾利尿剂，通过拮抗醛固酮发挥利尿作用，一般初始剂量20～40mg/日，根据利尿效果逐渐加量，最大剂量不超过400mg/日；呋塞米为强效排钾利尿剂，利尿效果迅速，常与螺内酯联合使用，初始剂量20～40mg/日，可根据尿量、电解质情况调整。使用利尿剂时遵循缓慢、间歇、个体化原则，避免过度利尿引发电解质紊乱、肝性脑病等并发症，用药期间密切监测体重、24h尿量、血电解质。

当患者血浆白蛋白过低（＜30g/L）时，输注人血清白蛋白可提高胶体渗透压，促进腹水吸收，减轻组织水肿，一般依据病情每次输注10～20g，必要时可重复。同时，对于合并自发性细菌性腹膜炎的高危患者，合理使用抗生素预防感染，如第三代头孢菌素头孢曲松，每日1～2g，静脉滴注，依据腹水细菌培养及药敏结果及时调整。

（二）肝性脑病

肝性脑病发病与氨中毒、神经递质紊乱等密切相关。乳果糖作为一线治疗药物，在肠道内被细菌分解为乳酸、醋酸，酸化肠道环境，减少氨吸收，促进氨排出，一般初始剂量30～50mL，每日3次，根据大便次数调整剂量，保持每日2～3次软便为宜。

门冬氨酸鸟氨酸可提供鸟氨酸、门冬氨酸，加速尿素合成，降低血氨水平，每日10～20g，静脉滴注；支链氨基酸能纠正氨基酸失衡，调节神经递质，减少假性神经递质生成，一般每日250～500mL，静脉滴注，改善患者意识状态。同时，积极祛除诱因，如控制感染、纠正电解质紊乱，配合护肝药物综合治疗，提高患者神志清醒率。

（三）食管胃底静脉曲张破裂出血

血管收缩剂如垂体后叶素，可收缩内脏血管，降低门静脉压力，紧急止血时常用，一般初始剂量0.2～0.4U/min静脉滴注，根据止血效果调整，但因其可引起腹痛、心律失常等不良反应，常联合硝酸甘油使用减轻副作用。

生长抑素及其类似物奥曲肽，能选择性收缩内脏血管，减少门静脉血流，止血效果确切且不良反应少，生长抑素首剂250μg静脉推注，继以250μg/h持续静脉滴注；奥曲肽首剂50μg静脉推注，后25～50μg/h静脉滴注，直至出血停止。

非选择性β受体阻滞剂如普萘洛尔，可长期预防再出血，通过降低门静脉压力，减少曲张静脉破裂风险，初始剂量10mg，每日2～3次，根据心率、血压调整，使心率较基础心率降低25%左右为宜。

内镜下治疗也是重要手段，如硬化剂注射、套扎术等，术前术后常需使用抑酸药物预防出血部位再损伤，常用奥美拉唑40mg，每日1～2次静脉滴注，促进创面愈合。

五、肝硬化药物治疗的注意事项

在肝硬化药物治疗全过程，定期监测至关重要。密切关注肝功能指标如转氨酶、胆红素、白蛋白、凝血功能，反映肝脏损伤与合成功能恢复情况；血常规监测白细胞、血小板，了解脾功能亢进改善程度；肾功能指标判断利尿剂、抗病毒药物对肾脏的潜在影响；腹部超声定期评估肝脏形态、腹水消长。

患者必须严格遵医嘱用药，按时、按量服药，不得擅自增减剂量、停药或换药。核苷（酸）类抗病毒药物随意停药易引发病毒反弹，加重肝损伤，甚至诱发肝衰竭；利尿剂不规范使用会导致电解质紊乱，危及生命。

用药期间需高度警惕不良反应，如恩替卡韦可能的头痛、疲劳，干扰素的发热、流感样症状，利尿剂引发的低钾、低钠血症等。一旦出现不适，及时告知医生，调整用药方案。

由于肝硬化患者常联用多种药物，药物相互作用风险高。如抗生素与保肝药联用时，可能影响药效或增加肝肾负担；抗纤维化中药与西药间也可能存在相互作用，用药前需详细评估，调整用药间隔或更换药物，确保治疗安全、有效。

此外，当患者出现病情变化如感染、消化道出血、肝肾功能急剧恶化时，应及时调整用药；接受手术、介入治疗前后，也需根据机体状态、治疗需求，暂停、调整或更换部分药物，保障患者平稳度过治疗关键期，提高综合治疗效果。

第六节　急性胰腺炎

一、急性胰腺炎概述

急性胰腺炎是一种常见且凶险的急腹症，其发病机制主要源于胰酶的异常激活，致使胰腺自身发生消化，进而引发胰腺组织的水肿、出血甚至坏死等一系列炎性损伤。正常情况下，胰酶以无活性的酶原形式存在于胰腺内，当受到如胆道疾病、酒精、高脂血症等多种致病因素影响时，胰管内压力骤升，腺泡细胞内钙离子浓度显著上升，溶酶体提前激活酶原，大量活化的胰酶，如胰蛋白酶、弹性蛋白酶、磷脂酶A2等开始“反噬”胰腺自身组织，激活炎症反应，造成血管通透性增加、炎性渗出，同时胰腺微循环出现障碍，进一步加重胰腺损伤。

急性胰腺炎的常见病因多样。在我国，胆道疾病，尤其是胆石症及胆道感染占据主导地位，由于胰管与胆总管汇合成共同通道开口于十二指肠壶腹部，一旦结石嵌顿、胆管发炎或胆石移行损伤Oddi括约肌，就会导致胰管流出不畅，胰管内高压，诱发急性胰腺炎；长期酗酒也是重要诱因，酒精不但能促使胰液大量分泌，还会在胰腺内氧化代谢产生大量活性氧，损伤腺泡细胞，激活炎症级联反应；再者，高甘油三酯血症（血甘油三酯＞11.3mmol/L）时，过多的乳糜微粒阻塞胰管，引发胰腺炎；此外，胰管阻塞（结石、蛔虫、狭窄、肿瘤等）、十二指肠降段疾病、腹部手术与创伤、某些药物（如噻嗪类利尿剂、糖皮质激素等）以及感染等因素，均可触发急性胰腺炎。

临床上，急性胰腺炎患者通常表现为急性发作的持续性上腹部剧痛，疼痛多向腰背部放射，常伴有恶心、呕吐，呕吐后腹痛往往不缓解，腹胀也较为常见，还可能出现发热、黄疸等症状。依据病情严重程度，可分为轻症急性胰腺炎和重症急性胰腺炎。轻症患者主要表现为胰腺的水肿，无器官功能衰竭及局部或全身并发症，经积极治疗后，一般在1周左右即可恢复；而重症患者胰腺多出现出血、坏死，可迅速并发多器官功能衰竭，如呼吸衰竭、肾衰竭、循环衰竭等，死亡率颇高，治疗周期长且复杂，后续还可能遗留胰腺假性囊肿、胰腺脓肿等并发症，严重威胁患者生命健康，对治疗方案的选择与预后评估有着决定性影响。

二、急性胰腺炎的药物治疗

（一）抑制胰液分泌药物

生长抑素及其类似物，如奥曲肽，是急性胰腺炎治疗的关键药物之一。它们能够与胰腺细胞表面的生长抑素受体特异性结合，强效抑制胰液分泌，减少胰腺内外分泌功能，进而减轻胰腺自身消化进程。生长抑素一般首剂250 μg静脉推注，之后以250 μg/h的速度持续静脉滴注；奥曲肽首剂50 μg静脉推注，随后按照25～50 μg/h静脉滴注，持续用药直至患者腹痛缓解、血淀粉酶恢复正常。多项临床研究表明，早期足量应用生长抑素及其类似物，可显著缩短患者病程，降低并发症发生率。

质子泵抑制剂，像奥美拉唑、泮托拉唑等，通过抑制胃酸分泌，间接减少胃酸对十二指肠黏膜促胰液素的刺激，从而降低胰液分泌量，缓解胰管内压力。通常采用静脉滴注方式，奥美拉唑40 mg，每日1～2次；泮托拉唑40 mg，每日1～2次。在急性胰腺炎发病初期，与生长抑素类药物联用，协同抑制胰腺分泌，效果更佳。用药期间需密切监测患者胃液pH值，确保抑酸效果，同时注意观察有无头痛、腹泻、皮疹等不良反应。

（二）抑制胰酶活性药物

乌司他丁作为一种广谱蛋白酶抑制剂，从人尿中提取或通过基因重组技术制备，能够抑制胰蛋白酶、弹性蛋白酶、磷脂酶A2等多种胰酶的活性，减轻胰腺组织的自身消化，还具有抗炎、改善微循环、保护器官功能等多重功效。一般每日10～30万U，分2～3次静脉滴注，早期用药可有效阻止病情恶化，降低重症胰腺炎的发生率。

加贝酯也是常用的胰酶抑制剂，它能特异性抑制胰蛋白酶、激肽释放酶等，阻止胰酶原激活，对胰腺细胞起到保护作用。静脉滴注时，初始剂量为300 mg，之后以1 mg/（kg・h）的速度持续给药，疗程通常为7～10天。使用过程中需注意监测患者的凝血功能、肝肾功能等指标，部分患者可能出现皮疹、发热等过敏反应，一旦出现应及时停药并给予相应处理。

（三）抗感染药物

急性胰腺炎患者，尤其是重症患者，由于肠道屏障功能受损、机体免疫力下降，极易发生细菌感染，常见感染菌为革兰阴性菌（如大肠杆菌、克雷伯菌等）及厌氧菌。

因此，合理选用抗感染药物至关重要。临床上通常依据细菌培养及药敏试验结果精准选药，在结果回报前，经验性用药常选用能透过血胰屏障的抗生素，如第三代头孢菌素（头孢他啶、头孢曲松钠）联合甲硝唑或奥硝唑。头孢他啶一般每日2～6g，分2～3次静脉滴注；头孢曲松每日1～2g，静脉滴注；甲硝唑0.5g，每日2～3次静脉滴注；奥硝唑0.5g，每日2次静脉滴注。抗感染治疗过程中，需密切观察患者体温、血常规、C反应蛋白等指标变化，根据病情调整用药疗程，避免抗生素滥用引发耐药菌产生。

（四）镇痛药物

急性胰腺炎所致的腹痛剧烈难忍，及时有效的镇痛是必要的治疗措施。哌替啶是常用的镇痛药物，它作用于中枢神经系统的阿片受体，发挥强效镇痛作用，一般50～100mg肌内注射，必要时可4～6h重复给药。与吗啡相比，哌替啶引起Oddi括约肌痉挛的风险相对较低，对胰腺分泌影响较小。

但需注意，使用镇痛药时应遵循个体化原则，从小剂量开始，密切观察患者呼吸、血压、心率等生命体征，防止呼吸抑制、低血压等不良反应。对于腹痛较轻的患者，也可试用胆碱能受体拮抗剂，如山莨菪碱，它既能缓解平滑肌痉挛，减轻腹痛，又有助于改善胰腺微循环，一般10～20mg静脉注射，但青光眼、前列腺肥大患者禁用。

三、急性胰腺炎的营养支持

（一）营养支持的重要性

急性胰腺炎患者处于高代谢状态，能量消耗大幅增加，同时由于禁食、胃肠功能紊乱，营养摄入严重不足。若不能及时给予合理的营养支持，患者极易出现营养不良，导致机体免疫力下降、感染风险增加，影响胰腺组织修复与器官功能恢复，延长住院时间，甚至增加死亡率。营养支持不仅能提供机体所需的能量与营养底物，维持氮平衡，还可调节机体免疫功能，保护肠道黏膜屏障，减少肠道细菌移位，对急性胰腺炎患者的康复起着不可或缺的支撑作用。并且在不同病程阶段，患者对营养的需求与耐受程度存在差异，需精准评估、动态调整营养支持方案。

（二）营养支持的时机与途径

在急性胰腺炎早期，尤其是发病后的1～2天内，患者胃肠功能尚未恢复，腹痛、腹胀明显，此时一般主张禁食，给予肠外营养支持，通过静脉途径输注葡萄糖、氨基酸、脂肪乳、维生素、微量元素等，迅速补充患者所需营养，维持内环境稳定。待患者腹痛、腹胀症状缓解，胃肠蠕动恢复，出现肛门排气、排便后，可逐步过渡至肠内营养支持。

肠内营养具有符合生理、维护肠道黏膜屏障、减少感染并发症等诸多优势，可通过鼻胃管、鼻空肠管或经皮内镜下胃造瘘（PEG）、空肠造瘘（PEJ）等途径给予。对于轻症患者，若能耐受，早期经鼻胃管实施肠内营养是可行的；而重症患者，为避免胃潴留、反流误吸风险，多优先选择鼻空肠管或空肠造瘘途径给予营养制剂，确保营养物质直接进入空肠吸收，降低胰腺刺激，促进患者康复。选择营养支持途径时，需综合考量患者病情、胃肠功能、误吸风险等因素，以达到最佳治疗效果。

（三）营养支持的具体方案

能量供给方面，依据患者的年龄、性别、体重、病情严重程度及活动水平等综合评估，一般轻症患者每日给予25～30 kcal/kg，重症患者30～35 kcal/kg，采用间接测热法测定能量消耗更为精准。

蛋白质供应，优质蛋白质应占总蛋白的50%以上，以促进组织修复与免疫球蛋白合成，轻症患者每日1.0～1.2 g/kg，重症患者1.2～1.5 g/kg，可选用氨基酸制剂或富含蛋白质的肠内营养制剂。

脂肪乳的使用需谨慎，尤其在高脂血症性胰腺炎患者中，发病初期应避免使用，待血脂恢复正常后，可选用中长链脂肪乳，占总能量的20%～30%，同时密切监测血脂变化。

碳水化合物作为主要供能物质，占总能量的50%～60%，注意控制血糖水平，避免高血糖对机体的不良影响，可选用葡萄糖、果糖、木糖醇等混合制剂，并根据血糖监测结果加用胰岛素调控。

此外，还需补充充足的维生素（如维生素C、维生素B族、维生素K等）、微量元素（如锌、硒、钙、镁等），它们参与机体代谢、抗氧化、免疫调节等诸多生理过程，对胰腺组织修复、抗感染具有关键作用。在营养支持过程中，需定期评估患者营养状况（如血清蛋白、前白蛋白、氮平衡等指标）、胃肠功能及病情变化，动态调整营养配方、输注速度与剂量，确保营养支持安全、有效，助力患者早日康复。

四、消化系统常用药物

（一）抗消化性溃疡药

1.质子泵抑制剂

质子泵抑制剂（PPI）通过特异性地抑制胃壁细胞内的质子泵（H^+-K^+-ATP酶），

从而阻断胃酸分泌的最终环节，强效抑制胃酸分泌。该类药物对基础胃酸分泌以及由组胺、胃泌素、食物等刺激引起的胃酸分泌均有显著抑制作用，能迅速提高胃内pH值，为溃疡愈合创造有利的酸性环境。在临床上，PPI是治疗消化性溃疡、胃食管反流病、卓－艾综合征等酸相关性疾病的一线用药。

奥美拉唑作为第一代PPI的代表药物，具有较高的临床应用率。它呈弱碱性，口服后可浓集于酸性环境的壁细胞分泌小管中，转化为活性形式，与质子泵不可逆结合，抑制其活性。一般用于十二指肠溃疡，疗程通常为2～4周；胃溃疡则需4～8周，每日剂量20～40mg，晨起或睡前空腹服用效果更佳。

泮托拉唑在化学结构上与奥美拉唑有所不同，其稳定性更高，与其他药物相互作用相对较少。它对细胞色素P450酶系的亲和力较低，在使用时不易受同时服用的其他药物影响，尤其适用于老年患者、合并多种基础疾病需联用多种药物的人群。治疗剂量一般为每日40mg，同样建议空腹服用。

兰索拉唑在胃酸中稳定性优于奥美拉唑，且生物利用度更高，对幽门螺杆菌（Hp）也有一定的抑制作用。其口服制剂常用于治疗反流性食管炎、消化性溃疡等，每日30mg，饭前服用；注射剂常用于不能口服给药的患者，如重症患者急性期，剂量为30mg，静脉滴注，每日1～2次。

雷贝拉唑是新一代PPI，其最大特点是起效迅速，抑酸效果更稳定，且与质子泵的解离速度快，在一定程度上克服了其他PPI可能出现的夜间酸突破现象。对于糜烂性食管炎、十二指肠溃疡等，常规剂量为每日10～20mg，饭前服用，能快速缓解症状，促进黏膜愈合。

使用PPI时需注意，长期或高剂量使用可能增加骨折风险，尤其是老年患者；还可能引发胃肠道感染（如艰难梭菌感染）、维生素B_{12}缺乏、低镁血症等不良反应。此外，PPI抑制胃酸分泌会影响一些药物的吸收，如抗血小板药物氯吡格雷，两者联用时需谨慎评估风险，必要时调整用药方案。

2.H2受体拮抗剂

H_2受体拮抗剂能选择性地阻断胃壁细胞上的H_2受体，抑制组胺引起的胃酸分泌，从而降低胃酸浓度，减轻胃酸对胃十二指肠黏膜的刺激，促进溃疡愈合。相较于PPI，H_2受体拮抗剂抑酸作用相对较弱，但价格较为亲民，不良反应发生率较低，在一些病情较轻的酸相关性疾病或预防性用药场景中仍有广泛应用。

西咪替丁是最早应用于临床的H_2受体拮抗剂，它对基础胃酸分泌和夜间胃酸分泌有较好的抑制效果，可用于治疗十二指肠溃疡、胃溃疡等，一般每次200mg，每日3次，饭后及睡前各服一次；或睡前一次性服用800mg。不过，西咪替丁对细胞色素P450酶系有较强抑制作用，与多种药物存在相互作用，可能影响其他药物代谢，增加不良反应发生风险，如与华法林联用可增强抗凝作用，导致出血倾向增加。

雷尼替丁抑酸效力比西咪替丁强5～10倍，且对细胞色素P450酶系的影响较小，药物相互作用相对较少。常用于治疗胃食管反流病、消化性溃疡等，每日剂量150mg，分2次服用，或睡前一次性服用300mg。其不良反应多较轻微，如头痛、头晕、乏力、便秘或腹泻等，一般不影响继续用药。

法莫替丁是第三代H_2受体拮抗剂，抑酸作用更强，持续时间更长，且不易透过血脑屏障，中枢神经系统不良反应少。对于十二指肠溃疡、胃溃疡等，常规剂量为20mg，每日2次，或睡前一次服用40mg，能有效缓解胃酸相关症状，促进溃疡愈合。

H_2受体拮抗剂总体安全性较好，但长期使用可能导致胃内细菌过度生长，增加亚硝酸类物质生成风险，故也不宜滥用，用药期间若出现异常症状应及时就医。

3.胃黏膜保护剂

铝碳酸镁是一种兼具抗酸与胃黏膜保护作用的药物，它能迅速中和胃酸，升高胃内pH值，缓解胃酸过多引起的胃灼热、反酸等症状；同时，其独特的层状网络结构可吸附胃蛋白酶、胆酸等有害物质，在溃疡表面或炎症部位形成一层保护膜，阻止胃酸、胃蛋白酶及胆汁对胃黏膜的进一步损伤，促进黏膜修复。适用于急慢性胃炎、消化性溃疡、胆汁反流性胃炎等多种胃部疾病。一般每次0.5～1g，饭后1～2h或胃部不适时嚼服，每日3～4次。使用过程中需注意，由于它含有铝离子，长期大剂量服用可能导致铝蓄积，对于肾功能不全患者应慎用，且不宜与四环素类抗生素、含铁药物等同时服用，以免影响药物吸收。

硫糖铝在酸性环境下可解离出硫酸蔗糖复合离子，聚合成带负电荷的不溶性胶体，与溃疡面上带正电荷的渗出蛋白质结合，形成一层保护膜，覆盖于溃疡面，抵御胃酸和胃蛋白酶的侵蚀，促进溃疡愈合；还能吸附胃蛋白酶、中和胃酸，起到辅助治疗作用。常用于胃溃疡、十二指肠溃疡的治疗，每次1g，每日4次，饭前1h及睡前空腹嚼服。硫糖铝可能会引起便秘，少数患者有口干、恶心等不适，通常不影响治疗，若便秘症状严重，可适当调整用药或采取通便措施。

胶体果胶铋为铋剂，在胃酸作用下形成稳定的胶体，沉积于溃疡表面及黏膜损伤处，与蛋白质结合形成保护膜，隔绝胃酸、胃蛋白酶及食物对溃疡黏膜的刺激；同时，铋离子还具有一定的杀灭幽门螺杆菌作用，在根除Hp治疗方案中常作为铋剂使用。一般用于消化性溃疡、慢性浅表性胃炎、慢性萎缩性胃炎等，治疗消化性溃疡时，每次150mg，每日4次，三餐前半小时及睡前服用；根除Hp时，与抗生素、PPI联用，疗程10～14天。铋剂服用后可能使大便变黑，这是正常现象，停药后可恢复正常；但长期或大剂量使用铋剂可能导致铋在体内蓄积，引发铋中毒，故铋剂不宜连续使用超过2个月，肾功能不全者禁用。

胃黏膜保护剂常与抑酸药物联合使用，以增强疗效。例如，在治疗胃溃疡时，PPI与铝碳酸镁或胶体果胶铋联用，既能快速抑制胃酸分泌，又能有效保护胃黏膜，促进溃疡愈合。联合用药时，应注意药物的服用时间间隔，一般胃黏膜保护剂在饭前半小时至1h服用，PPI或H_2受体拮抗剂根据其特性选择饭前或空腹服用，确保药物充分发挥各自作用，提高治疗效果。

（二）胃肠动力药

1.促胃肠动力药

多潘立酮为外周多巴胺受体拮抗剂，主要作用于胃肠道的多巴胺D_2受体，增加胃肠道蠕动，促进胃排空，协调胃肠运动，有效改善消化不良、腹胀、呃逆、恶心、呕吐等症状，尤其适用于胃食管反流病、功能性消化不良伴有胃排空延缓的患者。常规剂量为每次10mg，每日3～4次，饭前15～30min服用。由于多潘立酮不易透过血脑屏障，相较于传统促动力药甲氧氯普胺（甲氧氯普胺），其锥体外系不良反应明显减少，但仍可能出现口干、头痛、皮疹等轻微不良反应，过量服用时可导致心律失常等严重问题，故务必按医嘱用药。

莫沙必利是一种选择性5-羟色胺4（5-HT_4）受体激动剂，通过刺激胃肠道胆碱能中间神经元及肌间神经丛的5-HT_4受体，释放乙酰胆碱，增强胃肠运动，对整个胃肠道均有促动力作用，可显著改善上腹胀满、早饱、恶心、呕吐、便秘等消化不良症状，广泛应用于功能性消化不良、糖尿病性胃轻瘫、胃食管反流病等。一般每次5mg，每日3次，饭前服用。莫沙必利安全性较高，不良反应发生率低，常见不良反应有腹泻、腹痛、口干等，多可自行缓解；但对于胃肠道出血、机械性肠梗阻或穿孔患者禁用，以免加重病情。

促胃肠动力药在使用时需综合考虑患者病情、年龄、基础疾病等因素，避免与可能影响胃肠动力的药物联用，如抗胆碱能药物会减弱其促动力效果。用药过程中，应密切观察患者症状改善情况，若症状持续不缓解或出现新的不适，及时调整治疗方案。

2.止吐药

甲氧氯普胺通过阻断中枢化学感受区多巴胺D_2受体发挥止吐作用，同时还能促进胃及上部肠段的运动，加速胃排空，增强食管蠕动和食管下括约肌张力，防止胃食管反流。适用于各种原因引起的呕吐，如化疗、放疗、手术、胃肠功能紊乱等，常用剂量为每次5～10mg，每日3次，饭前半小时服用；对于呕吐严重者，可肌内注射或静脉滴注，每次10～20mg。但因其易透过血脑屏障，可能引发锥体外系反应，如震颤、肌强直、运动迟缓等，尤其多见于年轻人及儿童，长期或大剂量使用时风险更高，故用药期间需密切观察，一旦出现相关症状应立即停药。

昂丹司琼是一种高选择性的5-HT_3受体拮抗剂，主要作用于中枢化学感受区及迷走神经传入纤维的5-HT_3受体，对化疗、放疗引起的恶心呕吐有强效预防和治疗作用，也可用于术后恶心呕吐的防治。一般用于预防化疗呕吐时，在化疗前30min静脉注射8mg，之后根据情况可间隔8～12h重复给药；治疗放疗或术后呕吐，每次4～8mg，口服或静脉注射均可。昂丹司琼不良反应相对较少，常见有头痛、头晕、便秘、腹泻等，通常程度较轻，不影响继续用药。

格拉司琼也是5-HT_3受体拮抗剂，与昂丹司琼作用机制相似，止吐效果确切，作用时间较长。对于中度致吐性化疗，化疗前单剂量静脉注射3mg即可有效预防呕吐；对于重度致吐化疗，可联合其他止吐药物，剂量及用法依病情而定。其不良反应与昂丹司琼类似，耐受性良好。

止吐药的选择应根据呕吐病因、严重程度及患者个体情况综合判断，联合用药时需注意药物间相互作用，避免不良反应叠加。同时，积极治疗原发病因是缓解呕吐的根本措施，止吐药物仅为对症治疗手段。

（三）泻药

1.容积性泻药

容积性泻药主要通过在肠道内吸收水分，使粪便膨胀，增加粪便容积，刺激肠道蠕动，从而促进排便。此类药物一般不被肠道吸收，安全性较高，适用于轻度便秘患者，尤其是膳食纤维摄入不足的人群。

硫酸镁是常用的容积性泻药之一，口服后不易被肠道吸收，在肠内形成高渗溶液，保留大量水分，使肠内容积增大，刺激肠壁，引起肠道蠕动加快，促使排便。多用于肠道检查或术前准备，以清洁肠道，一般将硫酸镁5～20g溶解于100～400mL水中，清晨空腹一次服下，服用后应大量饮水，以加速导泻作用并防止脱水。但硫酸镁导泻作用较剧烈，可引起恶心、呕吐、腹痛等不适，对于肠道出血、急腹症、肾功能不全患者禁用，孕妇、哺乳期妇女慎用。

硫酸钠作用机制与硫酸镁相似，也是通过在肠道内形成高渗环境，吸收水分，促进排便。通常用于口服肠道准备，剂量为10～20g，溶解后服用，同样需大量饮水。其不良反应与硫酸镁类似，使用时需谨慎评估患者耐受性。

服用容积性泻药时，务必保证充足的水分摄入，一般建议饮水量在1500～2000mL/d，以充分发挥药物的导泻作用，同时避免粪便干结导致肠梗阻。若用药后出现严重腹痛、腹胀或排便困难持续不缓解，应及时就医。

2.渗透性泻药

渗透性泻药通过在肠道内形成高渗环境，吸收水分，使肠内容物变软，体积增大，刺激肠道蠕动，促进排便。该类药物作用相对温和，不良反应较少，适用于慢性便秘、习惯性便秘以及肠道准备等多种场景。

乳果糖口服后在结肠内被细菌分解为乳酸、醋酸等有机酸，使肠腔内渗透压升高，保留水分，同时酸化肠道环境，抑制有害菌生长，促进有益菌繁殖，改善肠道微生态。常用于治疗慢性功能性便秘，每日剂量15～30mL，分1～2次服用，根据大便性状调整剂量，以每日1～2次软便为宜；也可用于防治肝性脑病，通过酸化肠道，减少氨的吸收，起到辅助治疗作用。乳果糖不良反应较少，偶见腹胀、腹痛、腹泻等，一般在调整剂量后可缓解。

聚乙二醇是一种长链聚合物，不被肠道吸收，通过氢键结合水分子，增加粪便含水量，软化粪便，促进排便。其肠道清洁效果好，且不影响肠道正常生理功能，广泛应用于肠镜检查、术前肠道准备，一般在检查或术前一天，将聚乙二醇电解质散溶于2000mL水中，在2h内分次喝完；用于治疗便秘时，每日1～2袋，溶解后服用。聚乙二醇安全性高，几乎无不良反应，少数患者可能有恶心、饱胀感，多可自行耐受。

对于老年人、儿童、孕妇等特殊人群，渗透性泻药通常是较为安全的选择，但用药时仍需在医生指导下，根据个体情况调整剂量，确保用药安全有效。

3.刺激性泻药

刺激性泻药通过刺激肠黏膜感觉神经末梢，增强肠道蠕动，促进排便。这类药物作用迅速，但长期或滥用可能导致肠道黏膜损伤、肠功能紊乱，增加药物依赖性，故一般仅用于短期缓解便秘症状，在其他泻药无效或必要时谨慎使用。

比沙可啶口服后在肠道内与肠黏膜接触，刺激黏膜下神经丛，引起肠反射性蠕动增强，在6～12h内促使排便。常用于治疗急性便秘、习惯性便秘，一般每次5～10mg，睡前整片吞服，避免嚼碎，以免刺激口腔及食管黏膜。不良反应主要有腹痛、腹泻、腹部不适等，偶见皮疹、瘙痒等过敏反应，若出现严重腹痛、腹泻不止，应立即停药并就医。

酚酞曾是常用的刺激性泻药，口服后在肠道碱性环境下形成可溶性钠盐，刺激肠壁，促进蠕动，一般用药后4～8h排便。但由于长期应用酚酞可能导致结肠黑变病，增加肠道肿瘤风险，近年来其临床应用逐渐减少。

使用刺激性泻药时，必须严格遵循医嘱，控制用药频率与剂量，避免形成药物依赖。一旦便秘症状缓解，应及时调整治疗方案，注重饮食调整、增加运动等生活方式干预，维持肠道正常功能。

（四）止泻药

1.吸附剂

蒙脱石散是一种高效的止泻吸附剂，其主要成分蒙脱石具有层纹状结构及非均匀性电荷分布，能吸附肠道内的病原体、毒素、气体以及多余的水分，覆盖在肠黏膜表面，形成一层保护膜，减轻肠道黏膜受到的刺激，维护肠细胞的正常吸收与分泌功能，从而有效止泻。适用于各种急慢性腹泻，尤其对感染性腹泻，能快速缓解腹泻症状，缩短病程。一般每次3g，用50mL温水冲服，每日3次；对于儿童，根据年龄不同调整剂量，一般1岁以下每日3g，分2～3次服用；1～2岁每日3～6g，分3次服用；2岁以上同成人剂量。蒙脱石散安全性极高，几乎不被人体吸收，无明显不良反应，但服用时需注意与其他药物间隔1～2h，以免影响其他药物吸收。

2.抗动力药

洛哌丁胺能抑制肠道平滑肌收缩，减少肠道蠕动，延长肠内容物通过时间，从而达到止泻目的。它对霍乱毒素、肠毒素等引起的分泌性腹泻以及功能性腹泻均有良好疗效，且能有效减少腹泻次数，增加粪便稠度。一般用于成人急性腹泻时，初始剂量为4mg，之后每次腹泻后再服2mg，直至腹泻停止，每日剂量不超过16mg；慢性腹泻患者，起始剂量为2mg，每日3～4次，根据病情调整。洛哌丁胺不良反应相对较少，偶见口干、腹胀、恶心、呕吐、便秘等，过量使用可能导致肠梗阻，故务必严格按照医嘱用药。

地芬诺酯是一种人工合成的止泻药，通过作用于肠壁阿片受体，抑制肠道蠕动，提高肠张力，减少推进性蠕动，从而止泻。常用于急慢性功能性腹泻，每次2.5～5mg，每日3～4次。地芬诺酯大剂量使用可产生欣快感，长期服用有成瘾性，故必须严格控制剂量，避免滥用；同时，对于患有溃疡性结肠炎、假膜性肠炎等感染性腹泻患者禁用，以免延误病情。

止泻药仅为对症治疗，在使用过程中应密切观察患者病情变化，若腹泻持续不缓解、伴有发热、脓血便、脱水等症状，应及时就医，明确病因，针对病因进行治疗，避免单纯止泻掩盖病情。对于感染性腹泻，使用止泻药时需谨慎，因其可能抑制病原体及毒素排出，延误病情。在用药同时，应积极进行病原学检查，明确病原体类型，如细菌、病毒或寄生虫等。若为细菌感染，需根据药敏试验结果，合理选用敏感的抗菌药物进行抗感染治疗，如喹诺酮类、头孢菌素类等，从根本上控制感染源；若为病毒感染，目前尚无特效抗病毒药物，主要以对症支持治疗为主，包括补液纠正脱水和电解质紊乱，使用肠黏膜保护剂修复受损肠黏膜等；对于寄生虫感染，则需使用相应的驱虫药物，如甲硝唑治疗贾第虫感染、吡喹酮治疗血吸虫感染等。此外，还应注意患者的饮食卫生，避免食用生冷、不洁食物，防止交叉感染，同时加强营养支持，补充足够的热量、蛋白质和维生素，增强机体抵抗力，促进病情恢复。

综上所述，消化系统疾病种类繁多，病情复杂多变，药物治疗作为核心治疗手段，贯穿于各类疾病的各个阶段。从常见的消化性溃疡、胃炎，到危急的肝硬化并发症、急性胰腺炎，精准合理选药、个体化给药以及规范用药监测至关重要。抗消化性溃疡药针对胃酸分泌与黏膜保护多管齐下；胃肠动力药调节胃肠蠕动紊乱，改善消化不良；泻药、止泻药对症处理排便异常，维护肠道功能稳态；肝胆疾病用药围绕病因、保肝、抗纤维化、对症处理并发症全方位出击。但药物治疗绝非孤立，多学科协作是未来趋势，消化内科、普外科、影像科、营养科等携手，整合诊断、治疗、康复资源，为患者量身定制最佳方案。临床药师参与全程药学监护，依据药代动力学、药效学优化给药剂量、频率、途径，借助血药浓度监测、药物基因组学实现精准用药，预防不良反应，提升疗效。同时，随着医学发展，消化系统疾病药物研发不断突破，靶向药物、生物制剂、基因治疗崭露头角，为攻克难治性疾病带来曙光。广大医务工作者需要紧跟前沿，不断学习实践，将新药、新技术融入临床，为患者健康保驾护航，推动消化系统疾病治疗迈向新高度。

第九章　泌尿系统疾病的药物治疗

泌尿系统在人体中承担着重要的排泄等功能，然而这一系统容易受到各类因素影响而出现疾病，比如泌尿系统感染、结石以及肾相关疾病等。药物治疗在泌尿系统疾病的应对中起着关键作用。不同类型的泌尿系统疾病有着各自适宜的药物干预手段，从抗菌药物用以对抗感染，到溶石排石药物处理结石问题，再到针对肾病调节机体代谢、改善功能的各类药物等。合理准确地运用药物，依据疾病的诊断、患者个体情况等来制定用药方案，关乎着治疗效果与患者的康复进程，因此深入了解泌尿系统疾病的药物治疗相关内容十分必要。

第一节　泌尿系统疾病概述及常见类型

一、泌尿系统的结构与功能

泌尿系统由肾脏、输尿管、膀胱和尿道组成，各器官结构独特、功能各异，协同维持机体内环境稳定。肾脏作为核心器官，左右各一，呈蚕豆状，位于腹膜后脊柱两侧。其内部微观结构精密，约100万个肾单位构成肾脏基本功能单位，肾单位又由肾小体及肾小管组成。肾小体含肾小球与肾小囊，肾小球毛细血管网是过滤血液的关键部位，正常成人安静时双肾血流量约1 L/min，血液在此滤过形成原尿；肾小管分近端小管、细段、远端小管，有重吸收、分泌排泄、浓缩稀释等功能，可选择性重吸收原尿中大部分物质，如近曲小管重吸收葡萄糖、氨基酸等，还能调节电解质与酸碱平衡，缺水时促进抗利尿激素分泌，浓缩尿液。

输尿管是一对细长的肌性管道，长25～35 cm，起于肾盂，止于膀胱，借平滑肌蠕动将肾脏产生的尿液输送至膀胱，其全程有肾盂输尿管移行处、跨越髂血管处、膀胱壁内三个狭窄部，易滞留结石。膀胱为肌性囊状器官，位于盆腔，空虚呈锥体形，充盈变卵圆形，成人容量300～500 mL，肌层逼尿肌收缩可排尿，底部膀胱三角是肿瘤、结核好发区。尿道是膀胱排尿通道，男性尿道长约18 cm，起自膀胱尿道内口，经前列腺部、膜部、阴茎海绵体部，止于尿道外口，有三处狭窄；女性尿道宽、短、直，长约3～5 cm，起于尿道内口，开口于阴道前庭，后方邻近肛门，易发生尿路逆行感染。总之，泌尿系统各器官紧密协作，过滤排泄代谢废物、调节水盐平衡与酸碱平衡，对维持生命活动意义重大。

二、泌尿系统疾病的发病机制

泌尿系统疾病发病机制复杂，涉及免疫、感染、遗传、代谢等诸多因素。免疫异常是关键因素，肾小球肾炎多为免疫介导炎症，如急性肾小球肾炎常由β-溶血性链球菌“致肾炎菌株”感染诱发，抗原抗体结合形成免疫复合物，沉积于肾小球系膜区、内皮细胞下、基底膜等，激活补体，吸引炎性细胞浸润，损伤肾小球滤过屏障，致蛋白尿、血尿；自身免疫性疾病如系统性红斑狼疮，自身抗体攻击肾小球，引发狼疮性肾炎。

感染因素不容忽视，细菌、病毒、真菌等病原体可侵袭泌尿系统引发炎症。肾盂肾炎多由大肠杆菌等上行感染，经尿道、膀胱侵入肾盂，女性尿道短直、男性前列腺增生等尿路梗阻情况更易发病；膀胱炎、尿道炎也常因细菌感染，性生活不洁、憋尿、尿路器械检查等为常见诱因。

遗传因素在部分泌尿系统疾病中有重要作用，多囊肾是常染色体显性遗传病，基因突变致肾脏皮质、髓质出现多个液性囊肿，囊肿增大压迫肾组织，影响肾功能；遗传性肾炎如Alport综合征，因编码肾小球基底膜Ⅳ型胶原基因突变，引发血尿、进行性肾功能减退，伴感音神经性耳聋、眼部异常。

代谢紊乱也可累及泌尿系统，糖尿病患者长期高血糖，肾小动脉硬化，肾小球滤过率改变，引发糖尿病肾病；高尿酸血症患者，尿酸盐结晶沉积于肾脏，形成肾结石，损伤肾小管间质，致痛风性肾病；肥胖使肾脏负担加重，脂肪细胞分泌炎症因子，影响肾脏血流动力学与代谢功能，增加慢性肾脏病风险。此外，药物不良反应、环境污染物、不良生活方式（如吸烟、酗酒、高脂高盐饮食）等也与泌尿系统疾病发生相关，各因素常相互交织，共同致病。

三、常见泌尿系统疾病病症

常见泌尿系统疾病各具特征性症状。肾小球肾炎有多种类型，急性肾小球肾炎起病急，常于前驱感染1～3周后发病，表现为血尿，肉眼观尿液呈洗肉水样或茶色，镜下见大量红细胞；蛋白尿，尿蛋白定性常为+~+++；水肿，始于眼睑、颜面部，晨起明显，后可波及全身；高血压，因水钠潴留、肾素-血管紧张素系统激活所致，多为轻、中度；部分患者有少尿，尿量少于400 mL/d，严重时可致急性肾损伤。慢性肾小球肾炎起病隐匿、病程长，以蛋白尿、血尿、水肿、高血压为基本临床表现，蛋白尿程度不一，可为轻度持续蛋白尿或大量蛋白尿，血尿多为镜下血尿，水肿时轻时重，可伴不同程度肾功能减退，晚期发展为慢性肾衰竭。

肾盂肾炎分为急性与慢性。急性肾盂肾炎发病急骤，高热寒战，体温可达38℃以上，伴乏力、恶心呕吐等全身症状；腰痛，可为钝痛或酸痛，肋脊角压痛、叩击痛明显；尿路刺激征突出，尿频、尿急、尿痛，排尿时有烧灼感；部分患者可见血尿。慢性肾盂肾炎表现相对缓和，腰部隐痛或酸胀不适，反复发作；尿频、尿急、尿痛等尿路刺激征不典型，劳累、免疫力低下、性生活后易加重；肾小管功能受损，出现夜尿增多、低比重尿；病情迁延可致肾功能不全，有水肿、高血压、贫血等。

膀胱炎主要是膀胱黏膜炎症，急性膀胱炎常见症状为尿频、尿急、尿痛，排尿次数频繁，几分钟一次，有急迫排尿感，尿道烧灼感；耻骨上膀胱区疼痛或压痛，部分患者有血尿，尿液终末段明显，一般无全身感染症状，少数有低热。慢性膀胱炎表现类似急性膀胱炎，但程度较轻，病程长，反复发作，可伴膀胱容量减少，出现憋尿困难、下腹部坠胀感。

尿道炎分为淋菌性与非淋菌性。淋菌性尿道炎由淋病奈瑟球菌感染，尿道口红肿、发痒、刺痛，有稀薄黏液流出，24 h后症状加剧，分泌物变为黄色脓性，量多，尿频、尿急、尿痛明显；可伴腹股沟淋巴结肿大、疼痛。非淋菌性尿道炎病原体以沙眼衣原体、支原体常见，起病较缓，尿道刺痒、灼痛，伴轻重不一尿频、尿急，尿道口轻度红肿，分泌物稀薄、量少，呈浆液性或黏液脓性，晨起尿道口有“糊口”现象。

泌尿系统结石因部位不同而症状有别。肾结石典型症状为肾绞痛，疼痛剧烈，呈刀割样，位于腰部或上腹部，可沿输尿管放射至同侧下腹部、腹股沟、大腿内侧，伴恶心呕吐、大汗淋漓；血尿多为镜下血尿，活动后加重；结石合并感染时有发热、寒战，部分患者无症状，体检时偶然发现。输尿管结石多由肾结石下移形成，肾绞痛更剧烈，还可出现尿频、尿急，因结石刺激输尿管膀胱壁段，若结石完全梗阻，可致患侧肾脏积水，肾功能受损。膀胱结石主要表现为排尿中断，改变体位后又可继续排尿，伴下腹部疼痛、排尿困难，结石损伤膀胱黏膜可有血尿，儿童患者常用手牵拉阴茎，跑跳或改变体位以缓解疼痛。

肾囊肿常见单纯性肾囊肿与多囊肾。单纯性肾囊肿多无症状，常在体检时超声发现，囊肿较大（直径>5cm）时，可压迫周围组织，引起腰部隐痛、酸胀，囊内出血或感染时，疼痛加剧，伴发热、血尿。多囊肾随年龄增长囊肿增多、增大，双侧肾脏布满大小不等囊肿，早期无症状，中年后渐出现腹部肿块、腰痛，疼痛为胀痛或钝痛，可因囊肿破裂、出血、感染加重；肾功能受损，出现高血压、蛋白尿、肾功能不全，晚期发展为尿毒症。熟悉这些常见病症，有助于早发现、早诊断泌尿系统疾病，及时干预治疗。

第二节　肾小球肾炎

一、急性肾小球肾炎

（一）病因与发病机制

急性肾小球肾炎常由β-溶血性链球菌“致肾炎菌株”感染引发，其中A组12型最为常见，多继发于上呼吸道感染（如扁桃体炎）、猩红热、皮肤感染（脓疱疮）等链球菌感染之后。其发病核心是免疫介导的炎症反应，链球菌细胞壁的M蛋白、胞浆成分等作为致病抗原，刺激机体免疫系统产生相应抗体，抗原抗体结合形成循环免疫复合物，这些复合物随血流沉积至肾小球系膜区、内皮细胞下、基底膜等部位，激活补体系统，产生多种活性物质，如C3a、C5a等过敏毒素，吸引中性粒细胞、单核细胞等炎性细胞浸润，释放炎性介质，损伤肾小球滤过屏障，使肾小球基底膜通透性增加，引发血尿、蛋白尿；同时，炎症导致肾小球毛细血管袢阻塞，肾小球滤过率下降，引发水钠潴留，进而出现水肿、高血压等一系列临床表现。此外，少数情况下，链球菌抗原可先“种植”于肾小球，再结合循环中的抗体形成原位免疫复合物，同样启动免疫损伤过程。

（二）临床症状

急性肾小球肾炎起病较急，前驱感染后常有1～3周潜伏期。血尿常为首发症状，几乎所有患者均有肾小球源性血尿，30%～40%表现为肉眼血尿，尿液呈洗肉水样或茶色，镜下可见大量变性红细胞；蛋白尿程度不一，多数为轻、中度蛋白尿，尿蛋白定量一般在0.5～3.5g/d，少数成年患者可出现大量蛋白尿（＞3.5g/d）。水肿多见于疾病早期，轻者晨起眼睑水肿，严重时波及全身，呈凹陷性水肿，与水钠潴留相关。高血压见于约80%患者，多为轻、中度升高，因水钠潴留致血容量增加、肾素－血管紧张素系统激活所致，患者可有头痛、头晕、呕吐等表现。部分患者起病初期尿量减少，多数为少尿（尿量＜400mL/d），少数发展至无尿（尿量＜100mL/d），持续少尿可引发氮质血症，血肌酐、尿素氮升高，一般经利尿治疗后尿量逐渐恢复，肾功能多可好转，仅极少数进展至急性肾衰竭。此外，患者还常伴有乏力、厌食、恶心、呕吐、腰部钝痛等全身症状，儿童患者有时可出现心力衰竭，表现为呼吸困难、端坐呼吸、咳粉红色泡沫样痰等。

（三）药物治疗

急性肾小球肾炎治疗以休息、对症治疗为主，旨在缓解症状、保护肾功能，多数患者预后良好，可自发缓解。发病初期需卧床休息，直至肉眼血尿消失、水肿消退、血压恢复正常，一般需2～3周，之后可逐渐增加活动量；饮食上应低盐饮食（每日食盐摄入量＜3g），控制液体入量，以减轻水肿。针对感染灶，若发病时仍有咽部、皮肤感染灶，应选用无肾毒性抗生素，如青霉素类、头孢菌素类，足疗程（一般10～14天）抗感染，清除体内残存链球菌，避免持续免疫刺激，但不宜长期预防性使用抗生素。对症治疗方面，水肿显著者选用利尿剂，如呋塞米、氢氯噻嗪等，促进水钠排出，减轻水肿与心脏负荷；高血压患者首选钙通道阻滞剂（如硝苯地平）、血管紧张素转换酶抑制剂（ACEI）或血管紧张素Ⅱ受体拮抗剂（ARB，若血肌酐未显著升高时），应控制血压平稳，降压不宜过快或过慢，以免肾灌注不足，一般将血压控制在130/80mmHg左右。若患者出现少尿性急性肾衰竭、严重高钾血症、急性左心衰竭且药物治疗无效时，应及时行透析治疗，帮助患者度过急性期，待肾功能恢复后可停止透析。

（四）常用药物

抗感染药物常用青霉素，其作用机制是抑制细菌细胞壁合成，对β–溶血性链球菌高度敏感，杀菌力强，肌内注射或静脉滴注给药，用药前需皮试，预防过敏反应；头孢菌素类如头孢曲松、头孢噻肟等，抗菌谱广，对革兰阳性菌、阴性菌均有作用，且肾毒性相对较低，适用于青霉素过敏或感染较重患者，用法依据病情而定，可静脉滴注。利尿剂中，呋塞米为强效袢利尿剂，作用于髓袢升支粗段，抑制Na^+–K^+–$2Cl^-$同向转运体，阻碍氯化钠重吸收，利尿作用迅速强大，适用于中、重度水肿，口服或静脉注射，使用时注意防止低钾血症、低血压等不良反应；氢氯噻嗪属中效噻嗪类利尿剂，作用于远曲小管近端，抑制Na^+–Cl^-同向转运体，利尿同时有一定降压作用，常用于轻度水肿、高血压伴水肿患者，长期使用注意监测电解质、血糖、血脂等，可口服给药。降压药里，硝苯地平为二氢吡啶类钙通道阻滞剂，通过阻断血管平滑肌细胞膜上钙通道，抑制细胞外钙离子内流，松弛血管平滑肌，扩张外周血管、冠状动脉，降压效果显著，起效快，常用于急性血压升高，可舌下含服或口服，常见不良反应有面部潮红、头痛、心悸等；卡托普利是ACEI类代表药，抑制血管紧张肽Ⅰ转化为血管紧张肽Ⅱ，减少醛固酮分泌，扩张血管、降低血压，同时降低肾小球内压，减少蛋白尿，适用于高血压、蛋白尿患者，需注意干咳、高钾血症、肾功能减退等不良反应，可口服，用药初期应监测肾功能、血钾。

（五）病情监测要点

病情监测对急性肾小球肾炎治疗至关重要。需密切监测血压，每日定时测量，观察血压波动，因血压骤升可致心脑血管意外，降压不佳影响肾功能恢复，依据血压调整降压药剂量、种类；准确记录尿量，观察尿量变化趋势，少尿、无尿是病情加重标志，尿量增多提示肾功能改善，若持续少尿伴血肌酐快速上升，警惕急性肾衰竭，需及时干预；定期复查肾功能指标，如血肌酐、尿素氮、肾小球滤过率（GFR），每周至少1～2次，了解肾功能动态，血肌酐、尿素氮持续升高、GFR下降提示肾功能恶化；检测尿蛋白定量，每1～2周1次，评估肾小球损伤修复情况，尿蛋白减少是好转表现；关注患者水肿程度、范围变化，每日评估，指导利尿剂使用；留意有无头痛、头晕、心慌、呼吸困难等伴随症状，及时发现并发症迹象；儿童患者还需关注生长发育、精神状态，综合判断病情，以便适时调整治疗方案，促进患者康复。

二、慢性肾小球肾炎

（一）病因与发病机制

慢性肾小球肾炎病因多样，起始多为免疫介导性炎症，如感染、自身免疫等诱发肾小球内免疫反应，循环或原位免疫复合物沉积，激活补体，吸引炎性细胞，损伤肾小球。持续存在的免疫炎症促使肾脏固有细胞增生、凋亡失衡，细胞外基质合成增多、降解减少，导致肾小球硬化。随着病程迁延，非免疫因素作用凸显，高血压使肾小球内高压、高灌注、高过滤，加速肾小球硬化；高血脂增加血液黏稠度，促进血栓形成，影响肾脏微循环，且脂质过氧化损伤肾组织；长期大量蛋白尿不仅是肾小球损伤结果，还作为独立致病因素，加重肾小管间质损伤，诱导纤维化。这些因素相互影响，形成恶性循环，造成肾小球逐渐硬化、肾小管萎缩、肾间质纤维化，肾功能持续减退，最终发展为慢性肾衰竭。遗传因素在部分患者发病中也起作用，某些基因多态性影响个体对致病因素易感性、免疫反应强度及肾脏纤维化进程。

（二）临床症状

慢性肾小球肾炎起病隐匿、病程冗长，多数患者早期症状不明显，常见蛋白尿，程度不一，可为轻度微量白蛋白尿，或中、重度蛋白尿（＞1 g/d），持续蛋白尿是肾脏损伤持续存在标志；血尿多为镜下血尿，红细胞形态以变形为主，少数患者有肉眼血尿发作；水肿程度轻重不同，轻者眼睑、下肢轻微水肿，重者可全身性水肿，常与水钠潴留、低蛋白血症（大量蛋白尿致血浆白蛋白降低）有关，部分患者水肿呈间歇性；高血压常见，与水钠潴留、肾素-血管紧张肽系统激活、血管内皮功能障碍等有关，血压控制不佳加速肾功能恶化；随病情进展，肾功能逐渐减退，血肌酐、尿素氮缓慢升高，内生肌酐清除率下降，患者可出现贫血、乏力、食欲减退、夜尿增多等症状，晚期进入慢性肾衰竭，出现严重电解质紊乱、酸碱失衡、全身多系统并发症。与急性肾小球肾炎相比，慢性肾炎症状相对缓和、隐匿，但病情持续进展，危害不容小觑。

（三）药物治疗原则

慢性肾小球肾炎治疗是长期过程，目标为延缓肾功能恶化、防治并发症、改善临床症状、提高患者生活质量。治疗强调个体化，依据患者临床表现、肾功能、病理类型、并发症等综合制定方案。积极控制高血压是关键，降压目标通常为＜130/80 mmHg，优先选用ACEI或ARB类药物，在降压同时可降低蛋白尿、保护肾功能，但血肌酐＞265 μmol/L时使用需谨慎，防高钾血症、肾功能急剧恶化；若单药降压不佳，可联合钙通道阻滞剂、利尿剂等。减少蛋白尿至关重要，足量ACEI、ARB是基础，必要时加用糖皮质激素、免疫抑制剂，但后者副作用多，需严格掌握适应证，依据肾活检病理诊断，如膜型肾病、微小病变型肾病等部分病理类型对激素、免疫抑制剂敏感。针对高血脂，应用他汀类等降脂药，控制血脂达标，减轻脂质肾损伤；纠正水钠潴留，合理选用利尿剂，防电解质紊乱。重视并发症防治，如纠正贫血（促红细胞生成素等）、防治钙磷代谢紊乱（活性维生素D、钙剂、磷结合剂），定期监测、调整治疗，延缓疾病进展。

（四）常用药物

血管紧张素转换酶抑制剂（ACEI）如贝那普利、福辛普利等，抑制血管紧张素Ⅰ转化，减少血管紧张肽Ⅱ生成，舒张肾小球出、入球小动脉，降低肾小球内压，减少蛋白尿，保护肾功能，还抑制缓激肽降解，发挥扩血管等有益作用，用药初期监测肾功能、血钾，干咳是常见不良反应；血管紧张素Ⅱ受体拮抗剂（ARB）像氯沙坦、缬沙坦等，阻断血管紧张素Ⅱ与受体结合，作用类似ACEI，但无干咳副作用，耐受性好，适用于不能耐受ACEI干咳者，降压、降尿蛋白效果确切。糖皮质激素如泼尼松、甲泼尼龙，有强大抗炎、免疫抑制作用，通过抑制免疫细胞活性、减少炎性介质释放，减轻肾小球炎症，常用于肾病综合征型慢性肾炎，足量、足疗程“冲击”治疗后渐减量，应用时警惕感染、骨质疏松、血糖升高等副作用；免疫抑制剂如环磷酰胺、他克莫司、吗替麦考酚酯等，协同激素或用于激素抵抗、依赖患者，环磷酰胺干扰DNA合成，抑制细胞增生，他克莫司抑制T淋巴细胞活化，吗替麦考酚酯阻断嘌呤合成，抑制淋巴细胞增生，不同免疫抑制剂副作用各异，有骨髓抑制、肝肾功能损害、感染风险增加等，需严密监测。利尿剂氢氯噻嗪、呋塞米，前已述及，依水肿、高血压程度选用；降压药硝苯地平、氨氯地平等钙通道阻滞剂，舒张血管平滑肌降压，氨氯地平长效平稳，适用于血压波动大患者，联合用药时协同降压，减少不良反应。

（五）病情监测与长期管理

慢性肾小球肾炎患者需长期病情监测与管理。定期复查肾功能（血肌酐、尿素氮、内生肌酐清除率），每1～3个月1次，及时察觉肾功能微小变化；尿常规每月1～2次，观察尿蛋白、血尿动态，尿蛋白增减反映病情稳定与否；监测血压，家庭自测与医院测量结合，确保血压稳定达标，为调整降压药依据；关注血红蛋白、人血白蛋白等营养指标，反映机体状态，指导营养支持；重视电解质（钾、钠、钙、磷）、酸碱平衡监测，防紊乱引发心律失常、抽搐等严重后果。同时，加强生活方式管理，低盐（＜6g/d）、低脂、优质低蛋白（0.6～1.0g/kg·d）饮食，减轻肾脏负担，戒烟限酒，规律作息，避免劳累、感染、肾毒性药物；做好心理疏导，疾病迁延、经济负担易使患者焦虑、抑郁，不良情绪影响治疗依从性、病情康复，医护、家属给予心理支持，助其树立战胜疾病信心，通过长期、全面管理，延缓肾衰竭进程，提高患者生存质量、延长生存期。

第三节　肾病综合征

一、药物治疗概述

肾病综合征（nephrotic syndrome，NS）是一组常见的肾小球疾病临床综合征，其主要特征包括大量蛋白尿（≥3.5g/d）、低白蛋白血症（≤30.0g/L）、高度水肿以及高脂血症，其中大量蛋白尿和低白蛋白血症为诊断必备条件。肾病综合征的发病机制较为复杂，多与免疫系统功能异常、感染等因素相关，导致肾小球滤过膜通透性增加，进而出现蛋白尿，大量蛋白质丢失引发低白蛋白血症，胶体渗透压降低促使水肿形成，同时肝脏代偿性脂蛋白合成增加造成高脂血症。药物治疗在肾病综合征的管理中占据核心地位，旨在缓解症状、减少蛋白尿、保护肾功能、预防并发症以及延缓疾病进展，是改善患者预后的关键手段。

二、糖皮质激素的应用

糖皮质激素是肾病综合征治疗的基石药物，其应用原则依据患者的病理类型、病情严重程度及个体反应有所不同。对于微小病变性肾病，糖皮质激素多为首选且单用常可获效；而对于系膜增生性肾小球肾炎、膜性肾病等其他病理类型，常需联合免疫抑制剂。初始治疗一般采用足量泼尼松（1mg/kg·d，最大剂量不超过60mg/d），晨起顿服，以诱导疾病缓解，通常持续8～12周，之后依据患者尿蛋白转阴情况逐渐减量，每2～3周减原剂量的10%，减至小剂量（5～10mg/d）时维持半年左右，整个疗程一般不少于1年。疗效判定主要观察尿蛋白定量，若治疗后尿蛋白转阴或显著减少，血浆白蛋白回升，水肿消退，则视为有效。然而，糖皮质激素长期使用副作用不容忽视，常见的有向心性肥胖、满月脸、水牛背、皮肤紫纹、骨质疏松、高血压、高血糖、消化道溃疡、感染风险增加等。为减轻副作用并增强疗效，常联合其他药物，如与钙剂、维生素D联用预防骨质疏松；对于激素抵抗或依赖患者，联合免疫抑制剂如环磷酰胺、他克莫司等。

三、免疫抑制剂的应用

免疫抑制剂种类多样，作用机制各异。环磷酰胺属烷化剂，通过干扰细胞周期，抑制细胞增生，对细胞和体液免疫均有抑制作用，尤其对B细胞毒性较大，能烷化DNA，干扰DNA合成。临床常用于狼疮性肾炎、难治性肾病、局灶节段性肾小球硬化等，可口服或静脉冲击给药，如间断性静脉冲击联合泼尼松治疗狼疮性肾炎，能显著提高患者生存率。但环磷酰胺副作用明显，包括白细胞减少、肝功能异常、肠道反应、出血性膀胱炎、骨髓抑制、脱发、感染，长期服用还可能导致性腺损伤、诱发肿瘤。

环孢霉素A是从多孢木真菌代谢产物中提取的环化多肽，主要干扰淋巴细胞活性，选择性抑制细胞周期中G0或G1期T淋巴细胞早期阶段，与细胞质受体环孢亲和素蛋白结合，抑制钙调磷酸酶活性，阻断细胞因子转录，抑制IL-2、IL-3、IL-4以及干扰素产生，还可改变肾小球血流动力学。适用于难治性肾病综合征，尤其是对激素依赖或抵抗患者，但使用时需监测血药浓度，防止肾毒性、高血压、高尿酸血症、牙龈增生、多毛等不良反应，且药物价格相对昂贵。

他克莫司作用机制与环孢霉素A相似，通过与FKBP12结合，抑制T淋巴细胞活化及增生，抑制细胞因子产生，其免疫抑制作用更强，肾毒性相对较小。在难治性肾病综合征治疗中展现出良好疗效，起始剂量一般为0.05～0.1mg/kg · d，分两次口服，用药期间需密切监测血药浓度、肾功能、血糖等指标。

霉酚酸酯能选择性抑制T、B淋巴细胞增生，抑制抗体形成，通过抑制肌苷酸脱氢酶，阻断鸟嘌呤核苷酸合成，进而抑制细胞免疫和体液免疫反应，对肾脏毒性较小。常用于预防肾移植术后排斥反应，近年来也广泛应用于肾病综合征治疗，特别是对不能耐受环磷酰胺、环孢霉素A等药物副作用的患者，一般剂量为1.5～2.0g/d，分两次口服。

免疫抑制剂的使用需严格遵循原则，应根据患者病理类型、病情严重程度、年龄、身体状况、药物耐受性等综合考量，精准选择药物及剂量，严密监测药物不良反应，及时调整治疗方案，强调个体化用药，以最大程度发挥免疫抑制剂疗效，降低风险。

四、并发症防治

肾病综合征患者由于免疫功能紊乱、蛋白质大量丢失、高脂血症以及血液高凝状态等因素，易并发多种疾病，严重影响预后，故而并发症防治至关重要。

感染是肾病综合征最常见并发症之一，由于患者大量蛋白质从尿中丢失，免疫球蛋白水平降低，机体抵抗力下降，加之长期使用糖皮质激素和免疫抑制剂进一步抑制免疫功能，使得感染风险大增。常见感染部位有呼吸道、泌尿系统、皮肤等，病原体涵盖细菌、病毒、真菌等。预防感染需加强患者营养支持，保证充足蛋白质、热量摄入，注意个人卫生，减少人员密集场所接触，预防接种流感疫苗等；一旦发生感染，应及时选用敏感、强效、无肾毒性的抗微生物药物治疗，避免滥用抗生素，以防真菌双重感染，对于经常发生感染者可适当应用免疫增强剂。

血栓及栓塞并发症同样不容忽视，患者血液处于高凝状态，原因包括肝脏合成凝血因子增加、抗凝血酶Ⅲ丢失、血浆纤溶酶原激活物抑制剂-1升高、血小板功能亢进等，常见血栓部位有肾静脉、下肢静脉、肺血管等，可引发急性肾功能不全、肺栓塞等严重后果。预防血栓应在血浆白蛋白＜20g/L时即给予肝素抗凝，可皮下注射肝素钙或肝素，使凝血时间（试管法）达到正常2倍，同时配合抗血小板聚集药如潘生丁、阿司匹林；若血栓已形成，需及时给予尿激酶、链激酶或组织型纤溶酶原激活剂，之后持续抗凝半年以上，口服抗凝药如华法林需密切监测凝血酶原时间。

高脂血症不仅可促进动脉粥样硬化，引发心血管疾病，还可能对肾小球系膜细胞产生刺激或毒性作用，加速肾小球硬化。对于估计肾病综合征难以迅速缓解、脂代谢紊乱持续时间较长的患者，应尽早启动降脂治疗。以血清胆固醇增高为主者，首选他汀类药物，如洛伐他汀、辛伐他汀、普伐他汀等，能有效降低总胆固醇、低密度脂蛋白（LDL）和极低密度脂蛋白（VLDL），升高高密度脂蛋白（HDL），晚餐时顿服效果更佳，与去胆汁酸药物联用可增强降脂效果，但不宜与纤维酸衍生物并用；以血清甘油三酯增高为主者，首选纤维衍生物，如苯扎贝特等，可降低甘油三酯（TG）及极低密度脂蛋白，升高高密度脂蛋白，还可能降低血清脂蛋白（a），但用药时需注意减量，避免肝毒性增加，且不宜与他汀类药物（氟伐他汀除外）联用，饮食治疗配合药物治疗可提升降脂成效。

低蛋白血症及营养不良也是肾病综合征常见问题，长期大量蛋白尿导致机体负氮平衡，引发低蛋白血症，进而造成血浆胶体渗透压降低，水肿加重，有效血容量不足，血液黏稠度增加，诱发血栓，还会使药物结合蛋白减少，影响药物疗效与毒性。治疗上应在保证每日优质蛋白摄入（0.8～1.0g/kg·d）的同时，积极治疗原发病，减少蛋白尿，必要时可静脉补充白蛋白，但需注意避免过度输注引发肾小球高滤过损伤。

急性肾功能不全在肾病综合征患者中时有发生，多因有效血容量不足、肾间质水肿压迫肾小管、肾静脉血栓形成等因素所致。预防关键在于及时纠正低血容量，合理使用利尿剂，避免肾毒性药物，密切监测肾功能变化；一旦发生急性肾功能不全，需根据病因采取相应措施，如扩容、利尿、抗凝、透析等。

五、所用药物特点总结

糖皮质激素具有强大的抗炎、免疫抑制作用，能快速缓解肾病综合征患者蛋白尿、水肿症状，但副作用广泛，长期使用需警惕。免疫抑制剂针对不同免疫环节发挥作用，环磷酰胺免疫抑制强但毒性大；环孢霉素A和他克莫司对难治性肾病有独特优势，需监测血药浓度；霉酚酸酯肾毒性小，适用特定人群，使用时应权衡疗效与风险，个体化选药。利尿剂可有效减轻水肿，袢利尿剂如呋塞米利尿作用强，噻嗪类利尿剂适用于轻度水肿，保钾利尿剂常与其他利尿剂联用，防止低钾血症，但使用时需注意电解质紊乱。抗凝药预防和治疗血栓栓塞并发症，肝素起效快、需注射，华法林口服方便、需监测凝血指标，抗血小板聚集药辅助抗凝，用药过程要精准调控剂量，规避出血风险。降脂药依血脂异常类型选用，他汀类和纤维衍生物降脂各有侧重，与其他药物联用时注意相互作用，配合饮食调整实现降脂目标。临床用药时，应全面考量药物特点、患者病情、耐受性等，优化治疗方案，提升治疗效果，保障患者安全。

第四节　慢性肾衰竭

一、一体化药物治疗理念

慢性肾衰竭（chronic renal failure，CRF）作为各种慢性肾脏病持续进展的终末阶段，是一类严重威胁人类健康的临床综合征，其病情呈渐进性恶化，不仅累及肾脏本身的排泄、代谢与内分泌功能，还会引发全身多系统并发症，显著降低患者生活质量，增加死亡率。近年来，慢性肾衰竭的一体化治疗理念备受关注，这一创新理念强调从疾病早期发现、进展延缓、并发症防控到肾脏替代治疗前准备等各个环节，进行全方位、多靶点、多环节的综合干预。它打破了传统单一治疗模式的局限，依据患者个体差异，整合多种治疗手段，如精准的药物治疗、科学的饮食管理、适度的运动康复以及必要的心理支持等，旨在最大程度延缓肾功能减退速率，减少并发症风险，提升患者生存质量，延长生存期，为慢性肾衰竭患者的全程管理开辟了新路径。

二、降压药物的应用

高血压是慢性肾衰竭常见且关键的并发症之一，二者相互影响，形成恶性循环，有效控制血压对于延缓慢性肾衰竭进展至关重要。降压治疗的核心目标不仅是降低血压数值，更在于优化肾脏血流动力学，减轻肾小球内高压、高灌注及高滤过状态，进而保护残余肾功能。

血管紧张素转化酶抑制剂（ACEI）与血管紧张素Ⅱ受体拮抗剂（ARB）在慢性肾衰竭降压治疗中占据重要地位。ACEI通过抑制血管紧张素I转化为血管紧张素Ⅱ，减少醛固酮分泌，扩张出球小动脉，降低肾小球内压，减少蛋白尿，发挥肾脏保护功效，适用于多数慢性肾衰竭患者，尤其是伴有蛋白尿者。以贝那普利为例，初始剂量通常为5～10mg/d，可依据患者血压与耐受性逐步递增至20～40mg/d，用药期间需密切监测血肌酐、血钾水平，谨防急性肾损伤与高钾血症风险。ARB则通过选择性阻断血管紧张素Ⅱ与受体1（AT1）结合，发挥与ACEI相似的降压及肾脏保护作用，且干咳等不良反应相对较少，氯沙坦常用剂量为50～100mg/d，缬沙坦80～160mg/d。对于双侧肾动脉狭窄、高钾血症、妊娠等特殊情况，二者均需谨慎使用。

钙通道阻滞剂（CCB）亦是常用降压药物，可分为二氢吡啶类与非二氢吡啶类。二氢吡啶类如硝苯地平控释片、氨氯地平，能阻滞血管平滑肌细胞钙通道，扩张外周血管与冠状动脉，降低血压，同时减轻肾小球入球小动脉收缩，改善肾脏血流灌注，对肾功能影响较小。硝苯地平控释片起始剂量30mg/d，氨氯地平初始5mg/d，最大可至10mg/d，长效制剂可平稳控制24h血压，减少血压波动。非二氢吡啶类如维拉帕米、地尔硫卓，除降压外，还可抑制心肌收缩与传导，适用于合并心律失常的慢性肾衰竭患者，但因其抑制心脏功能，使用时需关注心率、心功能变化。

利尿剂在慢性肾衰竭伴水肿、水钠潴留患者中不可或缺。袢利尿剂如呋塞米，利尿作用强大，可抑制髓袢升支粗段对氯化钠的重吸收，增加尿钠、水排泄，减轻水肿与容量负荷，常从小剂量开始，20～40mg/d，必要时可渐加量，但大剂量使用易引发电解质紊乱、耳毒性等不良反应。噻嗪类利尿剂如氢氯噻嗪，适用于轻度水肿、肾功能正常或轻度受损患者，常用剂量12.5～25mg/d，其作用依赖于肾小球滤过功能，肾衰竭晚期疗效欠佳，且可导致低钾血症、高尿酸血症等。保钾利尿剂如螺内酯，常与其他利尿剂联用，预防低钾血症，一般剂量20～40mg/d，高钾血症、肾功能严重受损患者禁用。

临床实践中，常依据患者血压水平、肾功能状况、并发症等因素，采取联合用药方案，如ACEI/ARB与CCB、利尿剂联用，优势互补，协同降压，增强肾脏保护作用，同时减少单药剂量，降低不良反应风险。但联合用药时务必严密监测不良反应，定期评估肾功能、电解质，动态调整用药方案，确保降压治疗安全、有效。

三、纠正贫血药物的应用

慢性肾衰竭患者几乎均伴有不同程度的肾性贫血，主要源于肾脏促红细胞生成素（EPO）生成不足，以及铁缺乏、慢性炎症、甲状旁腺功能亢进等因素协同影响，贫血不仅加重患者乏力、心悸、呼吸困难等症状，降低生活质量，还会影响心脏、大脑等重要脏器功能，增加心血管事件风险，纠正贫血是慢性肾衰竭综合治疗的关键环节。

重组人促红细胞生成素（rHuEPO）是治疗肾性贫血的核心药物，通过与骨髓红系祖细胞表面受体结合，促进红细胞增生、分化与成熟，提升血红蛋白水平。初始剂量需依据患者贫血程度、体重、个体反应等精准确定，一般为每周80～120IU/kg，分2～3次皮下注射，治疗过程中密切监测血红蛋白上升速率，避免过快升高引发高血压、血栓等并发症，以每月血红蛋白升高10～20g/L为宜，目标值通常设定为110～120g/L。部分患者使用rHuEPO后疗效欠佳，可能与铁缺乏、感染、慢性失血、继发性甲状旁腺功能亢进等因素相关，需排查并针对性处理。

铁剂在肾性贫血治疗中举足轻重，因慢性肾衰竭患者肠道铁吸收障碍、失血等因素，常合并缺铁。口服铁剂如多糖铁复合物、琥珀酸亚铁等，服用方便，成本较低，但胃肠道反应相对常见，且部分患者吸收不佳。多糖铁复合物一般每次150mg，每日1～2次；琥珀酸亚铁0.1～0.2g，每日3次，建议餐后服用以减轻胃肠道刺激，可同时服用维生素C促进铁吸收。对于口服铁剂不耐受、吸收不良或严重缺铁患者，静脉铁剂是有效选择，如蔗糖铁、右旋糖酐铁等，能迅速补充铁储备，提高rHuEPO疗效。蔗糖铁首次使用需进行过敏试验，无过敏反应后，可按每周100～200mg剂量静脉滴注，根据患者铁代谢指标、血红蛋白水平调整疗程，治疗期间监测血清铁蛋白、转铁蛋白饱和度，谨防铁过载引发不良反应。

此外，对于存在慢性炎症、甲状旁腺功能亢进等因素影响贫血纠正的患者，应积极控制炎症，合理治疗甲状旁腺功能亢进，以优化贫血治疗效果。同时，定期评估患者营养状态，保证充足的蛋白质、叶酸、维生素B12等造血原料摄入，全方位改善贫血状况。

四、调节钙磷代谢药物的应用

慢性肾衰竭患者随着肾功能减退，钙磷代谢紊乱日益突出，表现为血磷升高、血钙降低，进而刺激甲状旁腺激素（PTH）分泌增加，引发继发性甲状旁腺功能亢进，导致肾性骨营养不良、血管钙化等严重并发症，显著增加患者骨折、心血管疾病风险，调节钙磷代谢成为慢性肾衰竭治疗的重要任务。

钙剂是纠正低钙血症、对抗高磷血症的基础用药。碳酸钙最为常用，其不仅含钙量高，且能在肠道与磷结合，减少磷吸收，一举两得。一般每次进餐时口服1～2 g，可根据血钙、血磷水平调整剂量。枸橼酸钙适用于高钙血症风险较低、合并高尿酸血症或肾结石患者，因其枸橼酸根可增加尿钙溶解度，减少结石形成风险，剂量为0.5～2 g/d。钙剂使用过程中需定期监测血钙，避免高钙血症，尤其是合并使用活性维生素D及其类似物时，更需谨慎。

活性维生素D及其类似物在调节钙磷代谢、抑制甲状旁腺功能亢进方面发挥关键作用。骨化三醇可直接作用于甲状旁腺细胞维生素D受体，抑制PTH基因转录，减少PTH合成与分泌，同时促进肠道钙吸收，升高血钙。初始剂量多为0.25 μg/d，依据PTH、血钙、血磷水平每2～4周调整一次，最大剂量一般不超过0.5 μg/d，治疗期间严密监测血钙、血磷，谨防高钙、高磷血症诱发异位钙化。阿法维生素D需在肝脏经25～羟化酶作用转化为骨化三醇发挥作用，起效相对较慢，剂量调整原则与骨化三醇相似，常用剂量0.25～1 μg/d。近年来新型维生素D类似物如帕立维生素D、度维生素D等不断涌现，其选择性作用于甲状旁腺维生素D受体，对血钙、血磷影响相对较小，为临床治疗提供了更多选择。

磷结合剂用于降低血磷水平，减轻高磷血症对甲状旁腺的刺激。含钙磷结合剂（如碳酸钙、醋酸钙）前文已述，在降磷同时可补充钙剂，但使用过量易致高钙血症。非含钙磷结合剂如司维拉姆，为不含钙的阴离子交换树脂，在肠道内与磷结合，随粪便排出体外，有效降低血磷，且不增加钙负荷，适用于高钙血症或对钙敏感患者，初始剂量每次0.8～1.6 g，每日3次，餐中嚼服，可依据血磷调整剂量。碳酸镧作为新型磷结合剂，降磷效果显著，胃肠道吸收极少，安全性较高，常用剂量每次500～1000 mg，每日3次，随餐服用。

调节钙磷代谢药物的应用需精细管理，定期监测血钙、血磷、PTH等指标，依据病情变化及时、精准调整药物种类与剂量，力求达到钙磷代谢平衡，预防并发症发生。

五、其他辅助药物的应用

除上述核心药物治疗外，一些辅助药物在慢性肾衰竭治疗中亦发挥独特作用，协同改善患者病情与预后。

改善营养状态的药物不容忽视，慢性肾衰竭患者常因食欲减退、蛋白质限制、代谢紊乱等因素，面临营养不良风险，而营养不良又进一步影响机体免疫力、伤口愈合及整体康复进程。复方α-酮酸片是常用的营养补充剂，含有多种必需氨基酸及α-酮酸，α-酮酸在体内经转氨基作用可转化为相应氨基酸，一方面补充机体营养需求，另一方面可减少尿毒症毒素生成，减轻氮质血症。通常每次4～8片，每日3次，餐中服用，配合低蛋白饮食，有助于改善患者营养指标，提升生活质量。

调节肠道菌群的药物近年来备受关注，慢性肾衰竭患者肠道微生态失衡，有害菌增多，有益菌减少，肠道屏障功能受损，促使毒素入血，加重尿毒症症状。益生菌制剂如双歧杆菌四联活菌片、枯草杆菌二联活菌肠溶胶囊等，可补充肠道有益菌，抑制有害菌生长，改善肠道微生态，减少尿毒症毒素生成与吸收。双歧杆菌四联活菌片每次3片，每日3次；枯草杆菌二联活菌肠溶胶囊每次1～2粒，每日2～3次，温水送服，需注意避免与抗生素同时使用，以免影响疗效。

抗氧化应激药物在慢性肾衰竭治疗中有一定应用前景，肾衰竭状态下，体内氧化应激水平显著升高，过多活性氧自由基损伤细胞、组织与器官，加速肾脏纤维化及全身并发症进展。维生素E、还原型谷胱甘肽等抗氧化剂可中和自由基，减轻氧化损伤。维生素E作为脂溶性抗氧化剂，能保护细胞膜免受自由基攻击，一般每日补充100～200mg；还原型谷胱甘肽可参与体内多种氧化还原反应，清除自由基，静脉滴注常用剂量1.2～1.8g/d，依病情调整，但其临床疗效及长期安全性尚需更多研究证实。

第五节　泌尿系统结石

一、药物辅助排石治疗

在泌尿系统结石的治疗体系中，药物辅助排石占据着重要地位。对于直径小于0.6cm的结石，尤其是表面光滑、结石以下尿路无梗阻的情况，药物辅助排石往往能发挥显著功效。其核心优势在于，可避免或减少侵入性操作给患者带来的痛苦与创伤，同时降低医疗成本，缩短康复周期。通过药物的作用，促使输尿管平滑肌松弛，减轻痉挛，增加输尿管的蠕动频率与幅度，联合大量饮水与适度运动，为结石的顺利排出营造有利条件。

二、常用排石药物介绍

（一）α 受体阻断药

α受体阻断药的作用机制基于输尿管平滑肌中丰富的α受体分布。以坦索罗辛为例，它能特异性阻断α受体，削弱去甲肾上腺素对输尿管平滑肌的收缩刺激，使平滑肌松弛，输尿管管径得以扩张。这不仅有效缓解了结石移动引发的输尿管痉挛性疼痛，还为结石排出拓宽了通道。临床研究表明，输尿管下段结石患者服用坦索罗辛后，结石排出时间显著缩短，排石成功率大幅提升。多沙唑嗪等同类药物也具备相似功效，在临床应用中，尤其适用于输尿管下段结石以及伴有前列腺增生的患者，因为此类患者尿路梗阻风险更高，α受体阻断药既能助力结石排出，又可缓解前列腺增生导致的排尿困难。

（二）钙离子通道阻滞药

钙离子通道阻滞药如硝苯地平、维拉帕米，通过与细胞膜上的L型钙离子通道α1c亚单位特异性结合，抑制细胞外钙离子内流。输尿管平滑肌细胞内钙离子浓度降低，肌动蛋白-肌球蛋白相互作用受阻，平滑肌舒张，输尿管痉挛得以缓解。相较于α受体阻断药，钙离子通道阻滞药对输尿管平滑肌的舒张作用更为广泛，不仅作用于输尿管下段，对上段输尿管同样有效。在部分α受体阻断药不耐受或疗效欠佳的患者中，改用钙离子通道阻滞药后，仍能取得较好的排石辅助效果。不过，二者不良反应有相似之处，都可能引发头晕、头痛、低血压等，用药期间需密切监测血压等生命体征变化。

（三）其他排石药物

5型磷酸二酯酶抑制剂，像西地那非，原本用于治疗男性勃起功能障碍，近年来研究发现其能增加输尿管平滑肌内的环磷酸鸟苷（cGMP）水平，促使平滑肌舒张，助力结石排出。虽尚未成为一线排石药物，但在特定难治性结石病例中，与传统排石药联合使用，展现出一定应用前景。类固醇激素如孕酮，能降低输尿管平滑肌的兴奋性，同时具有一定的抗炎作用，可减轻结石周围组织的炎性水肿，为结石移动减少阻碍，适用于各类输尿管结石，尤其对女性患者更为适用，因其在发挥排石功效的同时，对女性内分泌系统的影响相对较小。

三、溶石药物的应用

（一）尿酸结石的溶石治疗

尿酸结石的形成与体内尿酸代谢紊乱紧密相关，尿液中尿酸浓度过高，在酸性环境下尿酸溶解度降低，逐渐析出形成结石。针对尿酸结石，溶石治疗是重要手段。枸橼酸氢钾钠为常用溶石药物，口服后经代谢使尿液碱化，提升尿酸盐在尿液中的溶解度，促使结石溶解。别嘌呤醇则通过抑制黄嘌呤氧化酶活性，减少尿酸生成，从根源上降低尿液尿酸含量，协同枸橼酸氢钾钠加速溶石进程。临床实践中，对于直径小于0.6cm、结石表面相对光滑且尿路无梗阻的尿酸结石，采用枸橼酸氢钾钠联合别嘌呤醇治疗，配合大量饮水（保证每日尿量超2000mL），多数患者结石体积在数月内显著缩小甚至完全溶解。治疗期间，严格的饮食控制不可或缺，需禁食动物内脏、海鲜、啤酒等高嘌呤食物，以防尿酸生成反弹。

（二）胱氨酸结石的溶石治疗

胱氨酸结石源于胱氨酸尿症，患者肾小管对胱氨酸重吸收障碍，致使尿液中胱氨酸浓度升高，超过其溶解度后结晶析出形成结石。由于胱氨酸在碱性环境中稳定性差，易分解，故碱化尿液是溶石关键。口服碳酸氢钠或枸橼酸氢钾钠，将尿液pH维持在7.0～7.5，可大幅提高胱氨酸溶解度。同时，硫普罗宁、卡托普利等含巯基药物能与胱氨酸结合，形成可溶性复合物，进一步促进结石溶解。对于结石直径小于1cm的患者，单纯药物溶石有较高成功率；若结石较大，可先行体外冲击波碎石或经皮肾镜碎石，将结石击碎后再行药物溶石，能显著提升治疗效果。治疗全程需密切监测尿液pH，避免过度碱化引发其他类型结石。

（三）感染性结石的溶石治疗

感染性结石主要由产脲酶细菌感染所致，细菌产生的脲酶催化尿素分解为氨与二氧化碳，尿液碱化，铵离子与磷酸根、镁离子等结合形成磷酸镁铵等难溶性结晶，逐渐沉积形成结石。溶石治疗时，首先需选用敏感抗生素控制感染，这是基础环节。氯化铵、甲硫氨酸等酸化尿液药物可降低尿液pH，抑制脲酶活性，减少结石形成并促进已有结石溶解。脲酶抑制剂如乙酰羟肟酸，能特异性抑制细菌脲酶，从发病机制层面阻断结石生长，但因其可能存在一定不良反应，如溶血性贫血、周围神经炎等，临床使用需严格把握适应证，权衡利弊。对于结石负荷较大、梗阻严重的患者，在感染控制、全身状况允许的前提下，可联合手术取石，术后再以药物辅助溶石、预防结石复发。

四、药物辅助治疗的综合考量

泌尿系统结石的药物辅助治疗务必遵循个性化原则。在制定治疗方案前，需综合考量结石的大小、形态、位置，患者的年龄、性别、基础健康状况（如是否合并高血压、冠心病、肾功能不全等）以及尿路解剖结构有无异常等因素。例如，老年患者或合并心血管疾病者，选用α受体阻断药或钙离子通道阻滞药时，需从小剂量起始，谨慎调整剂量，严密监测血压、心率变化，以防低血压、心律失常等严重不良反应。联合用药时，更要关注药物间相互作用。如别嘌呤醇与硫唑嘌呤等免疫抑制剂合用时，会增加骨髓抑制风险，需调整剂量或更换药物；部分排石、溶石药物可能影响肝肾功能，对于肝肾功能不全患者，用药期间应加强肝肾功能监测，必要时调整用药间隔或更换对肝肾毒性小的药物。总之，精准、个性化的药物辅助治疗方案，是提升泌尿系统结石治疗效果、保障患者安全的关键。

第六节　泌尿系统常用药物

一、利尿药

（一）高效利尿药

高效利尿药主要作用于髓袢升支粗段，特异性地抑制Na^{+}-K^{+}-2Cl^{-}同向转运系统，阻碍氯化钠的重吸收。由于此段氯化钠重吸收量约占肾小球滤过氯化钠总量的20%～25%，抑制此处重吸收，能极大地影响尿液稀释与浓缩功能，产生强大利尿作用。呋塞米是此类代表药物，口服后30～60 min起效，静脉注射5 min即可起效，1～2 h达利尿高峰，持续6～8 h。依他尼酸、布美他尼作用机制与呋塞米相似，布美他尼利尿效果更强，且对听力影响小，适用于对呋塞米疗效不佳或不耐受者。这类药物常用于急性肺水肿、脑水肿，能迅速减轻水肿症状；在充血性心力衰竭时，可有效减轻心脏前负荷；对急、慢性肾衰竭患者，能增加尿量，冲刷肾小管，防止肾小管萎缩、坏死；还可用于高钙血症，促进钙排泄。但因其强大利尿作用，易引发水、电解质紊乱，如低钾血症、低钠血症、低氯性碱中毒，长期使用还可能导致耳毒性，表现为耳鸣、听力减退甚至耳聋，故用药期间需严密监测电解质与听力变化。

（二）中效利尿药

中效利尿药作用于远曲小管近端，抑制Na^+–Cl^-同向转运体，减少氯化钠重吸收，发挥中等强度利尿作用。噻嗪类是其典型代表，以氢氯噻嗪应用最广，利尿作用温和持久，口服后1～2h起效，4～6h达峰，持续12～18h。除利尿外，它能减少血容量，早期降压；还可通过排钠使血管平滑肌细胞内钠浓度降低，进而减少钠–钙交换，降低细胞内钙浓度，舒张血管，发挥长期降压功效，是高血压治疗的一线基础用药。在水肿治疗方面，适用于轻、中度心源性水肿，是慢性心衰急性发作时消除水肿的常用药；对轻型肾性水肿效果良好，但肾功能严重减退者，因肾小球滤过率降低，药物作用减弱且易致蓄积中毒，需慎用；肝性水肿常与螺内酯联用，可增强利尿效果并预防低钾血症诱发肝性脑病，不过用药时需警惕高血氨风险。不良反应有低血钾、低血钠、低血氯、高血钙等电解质紊乱，以及血糖、血脂、尿酸升高，故痛风、糖尿病、高脂血症患者使用时需权衡利弊，密切监测相关指标。

（三）低效利尿药

低效利尿药作用于远曲小管和集合管，干扰醛固酮介导的Na^+–K^+交换或直接阻滞肾小管上皮细胞钠离子通道，发挥保钾利尿作用。螺内酯作为醛固酮受体拮抗剂，结构与醛固酮相似，竞争性结合醛固酮受体，拮抗醛固酮保钠排钾作用，促进钠、氯排泄，减少钾排出。常用于治疗与醛固酮升高相关的顽固性水肿，如肝硬化腹水、充血性心力衰竭伴水肿；也是原发性醛固酮增多症的特效治疗药物；在高血压治疗中，与其他降压药联用，可增强降压效果并稳定血钾水平。氨苯蝶啶、阿米洛利属肾小管上皮细胞钠离子通道抑制药，直接抑制远曲小管和集合管钠离子重吸收，减少钾离子分泌，保钾利尿。常与排钾利尿药合用，纠正低钾血症，预防心律失常，适用于低钾血症倾向或不能耐受钾流失的水肿患者。不过，螺内酯可能引发高血钾，尤其在肾功能不全、合用ACEI/ARB或补钾制剂时风险更高；还可能导致男性乳房发育、女性月经紊乱等内分泌紊乱症状，用药期间需监测血钾与内分泌功能。氨苯蝶啶、阿米洛利过量可致高血钾、恶心、呕吐、腹泻等，肾功能不全者慎用。

二、脱水药

（一）甘露醇

甘露醇为多醇糖，静脉注射后，凭借其在体内不被代谢、不易透过毛细血管壁、不进入细胞内的特性，迅速提高血浆渗透压，使组织间液向血浆转移，产生组织脱水作用，有效降低颅内压、眼内压，缓解脑水肿、青光眼症状。同时，甘露醇经肾小球滤过后，几乎不被肾小管重吸收，增加肾小管腔内渗透压，减少水重吸收，发挥利尿功效，可预防急性肾衰竭，促进药物、毒物排泄。用于治疗颅内占位性病变、颅脑外伤、脑缺血等引发的脑水肿时，快速静脉滴注能迅速减轻脑水肿，降低颅内压，为后续治疗争取时机；在青光眼急性发作或术前准备中，降低眼内压效果显著。但大剂量或长期使用，可致水、电解质紊乱，如低钾血症、低钠血症；还可能损伤肾小管，引发急性肾衰竭，尤其在老年、肾功能不全患者中风险更高，故用药期间需监测电解质、肾功能，肾功能不全者慎用，一旦出现少尿、无尿等肾功能恶化迹象，应立即停药。

（二）其他脱水药

山梨醇是甘露醇的同分异构体，作用机制与甘露醇相似，但其进入体内后，部分可转化为果糖被代谢，脱水、利尿作用稍弱，不良反应也相对较轻，常用于脑水肿、青光眼的辅助治疗，或在患者对甘露醇不耐受时作为替代药物。尿素通过提高血浆渗透压，促使组织脱水，降低颅内压，但其作用维持时间短，且有一定刺激性，可导致局部静脉炎，还可能透过血脑屏障，进入脑脊液后“反跳”现象较明显，即停药后颅内压回升较快，现临床应用相对受限，多用于急性颅脑外伤、脑疝等危急情况的急救处理。高渗葡萄糖也具脱水作用，静脉注射后，葡萄糖迅速进入细胞内被代谢，使血浆渗透压短暂升高，实现脱水，但因其可进入组织细胞，脱水效果不持久，且易引发高血糖，一般仅用于脑水肿轻症患者或与甘露醇交替使用，以减少甘露醇用量与不良反应。

三、其他泌尿系统药物

抗微生物药物在泌尿系统感染治疗中至关重要。对于细菌感染，依据药敏试验精准选用抗生素，如喹诺酮类（左氧氟沙星、环丙沙星），对革兰阴性杆菌抗菌活性强，广泛用于肾盂肾炎、膀胱炎，可口服或静脉给药，用药时注意胃肠道反应、中枢神经系统不良反应及光敏反应；β-内酰胺类（阿莫西林、头孢菌素），适用于多种泌尿系统细菌感染，尤其是对青霉素酶稳定的品种，用于上尿路感染时多静脉滴注，以确保足够血药浓度，常见过敏反应需警惕。抗真菌药物如氟康唑，针对泌尿系统真菌感染，常用于肾移植术后、长期使用广谱抗生素或免疫抑制剂患者，其肝毒性、胃肠道反应需监测。抗病毒药物在疱疹病毒引发的尿道炎、膀胱炎时有应用，阿昔洛韦能抑制病毒DNA合成，减轻症状、缩短病程，肾功能不全者需调整剂量，以防药物蓄积中毒。

前列腺疾病常用药方面，α_1受体阻断药（坦索洛辛、特拉唑嗪）可松弛前列腺平滑肌，改善前列腺增生患者排尿困难，适用于轻、中度症状者，能快速缓解尿频、尿急、尿不尽感，用药初期可能出现直立性低血压，需叮嘱患者缓慢起身。5α-还原酶抑制剂（非那雄胺、度他雄胺）抑制睾酮向双氢睾酮转化，缩小前列腺体积，从病因层面治疗前列腺增生，需长期用药，一般3～6个月起效，常见不良反应有性欲减退、勃起功能障碍、射精异常，对性功能要求高的患者用药前需充分沟通。植物制剂（锯棕榈提取物、普适泰）含多种天然成分，通过抗炎、抗水肿、松弛平滑肌等多靶点作用，改善前列腺增生、前列腺炎症状，安全性相对较高，不良反应少，可作为辅助用药或轻症患者的一线用药。

四、合理应用要点

泌尿系统药物治疗必须严格遵循个体化原则。用药前全面评估患者年龄、性别、体重、肝肾功能、基础疾病（如高血压、糖尿病、心脏病）、过敏史等。例如，老年患者肾功能减退，药物排泄减慢，利尿药、抗生素等起始剂量宜小，用药间隔适当延长，以防蓄积中毒；合并糖尿病者，噻嗪类利尿药因升糖作用尽量避免使用，若必须使用，需密切监测血糖并调整降糖方案；肝肾功能不全患者，避免使用经肝肾代谢或排泄且毒性大的药物，如氨基糖苷类抗生素、部分强效利尿药，必要时根据肌酐清除率等指标精准调整剂量。

用药过程全程监测至关重要。定期复查尿常规、肾功能、电解质等指标，利尿药使用时，依据血钾、血钠水平及时补钾或调整用药，预防电解质紊乱引发心律失常、肌无力等严重后果；使用抗生素，密切观察体温、症状变化，评估抗感染疗效，按药敏结果及病情变化适时调整药物种类与疗程，警惕二重感染；抗前列腺增生药物，定期评估前列腺体积、国际前列腺症状评分、尿流率等，判断药物疗效与不良反应，以便调整治疗策略。总之，精准选药、合理用药、严密监测，是保障泌尿系统药物治疗安全、有效的关键，能最大程度提高患者治愈率与生活质量。

综上所述，针对泌尿系统不同的病症，药物的选择、使用剂量、疗程等都有着严格要求。准确的诊断是合理用药的前提，同时还要考虑患者的年龄、身体基础状况等诸多因素，以最大程度发挥药物疗效，减少不良反应。从常见的泌尿系统感染抗菌用药，到复杂肾病的综合药物调理，我们要不断加深对各类药物作用机制、使用要点的掌握，从而更好地运用药物治疗手段为泌尿系统疾病患者带来健康保障。

第十章　血液系统疾病的药物治疗

血液系统在人体中起着至关重要的作用，它负责运输氧气、营养物质，参与免疫防御以及维持凝血止血平衡等诸多关键功能。然而，由于遗传、环境、不良生活方式等多种因素影响，血液系统疾病频发，像各类贫血、凝血功能障碍、白细胞异常等病症给患者健康带来严重威胁。药物治疗是应对这些血液系统疾病的重要手段，不同类型的药物有着各自独特的作用机制与适用场景，从抗贫血药改善造血，到止血药、抗凝血药调控凝血功能，再到抗血小板药、造血生长因子发挥针对性功效等。准确把握各类药物的应用要点，依据患者具体病情合理用药，对于提升治疗效果意义非凡。

第一节　血液系统疾病概述及常见类型

一、血液系统的构成与功能

血液系统是维持人体生命活动的关键系统之一，主要由血液和造血器官构成。血液作为一种流体组织，在心血管系统内循环流动，它包含血浆以及悬浮其中的血细胞。血浆是血液的液体成分，占血液总量的55%左右，主要由水、血浆蛋白（如白蛋白、球蛋白、纤维蛋白原等）、电解质、营养物质、代谢产物及激素等组成。血浆蛋白具备多种重要功能，白蛋白可形成胶体渗透压，维持血管内外的水平衡；球蛋白参与免疫防御，抵御病原体入侵；纤维蛋白原在凝血过程中起着关键作用，能促使血液凝固，防止出血。

血细胞则包含红细胞、白细胞和血小板，约占血液容积的45%。红细胞数量最多，呈双凹圆盘状，无细胞核，富含血红蛋白，其主要职责是运输氧气，将肺部吸入的氧输送至全身各组织细胞，并把组织细胞产生的二氧化碳带回肺部排出体外，以此保障机体的氧供与二氧化碳排出，维持正常的生理代谢。白细胞包含中性粒细胞、淋巴细胞、单核细胞、嗜酸性粒细胞和嗜碱性粒细胞等不同类型，它们是机体免疫系统的关键组成部分，如同忠诚的卫士，能识别并抵御外来病原体，如细菌、病毒、真菌等，还能清除体内衰老、损伤或恶变的细胞，维护内环境的稳定。血小板是骨髓巨核细胞脱落的胞质小块，体积小但功能强大，在生理止血过程中发挥着核心作用，当血管受损时，血小板迅速黏附、聚集在破损处，形成血小板血栓，进而启动凝血过程，阻止出血。

造血器官是生成血细胞的场所，骨髓堪称最为重要的造血器官，成年人的红骨髓主要分布于脊椎骨、肋骨、髂骨和长骨骨骺等部位，造血干细胞在此定居，并分化为各种血细胞，源源不断地为血液系统补充新鲜力量。此外，胸腺在淋巴细胞的发育与成熟过程中扮演关键角色，特别是T淋巴细胞在此经历复杂的分化、成熟步骤，为细胞免疫奠定基础；脾脏不仅是过滤血液、清除衰老血细胞的重要部位，还能在机体需要时储存一定量的血细胞，发挥应急造血功能；淋巴结则是淋巴细胞聚集之处，是免疫应答的重要场所，能有效捕捉、处理抗原，激活免疫反应。

二、血液系统疾病的发病机制

（一）遗传因素

许多血液系统疾病与遗传紧密相关，基因突变是常见诱因。例如，血友病是一种X连锁隐性遗传病（X-linked recessive inheritance），患者体内因基因突变，致使凝血因子Ⅷ（甲型血友病）或凝血因子Ⅸ（乙型血友病）缺乏，轻微创伤便可能引发严重出血，出血时间延长且难以止住。关节、肌肉反复出血可导致关节畸形、肌肉萎缩等残疾。地中海贫血同样是典型的遗传性溶血性贫血。由于珠蛋白基因缺陷，使得血红蛋白中的珠蛋白肽链合成受阻，红细胞形态异常，寿命缩短，进而引发贫血症状。患者常出现面色苍白、乏力、黄疸、肝大、脾大等表现，病情严重程度因基因突变类型及个体差异而有所不同。

某些血液系统肿瘤也存在遗传易感性。家族中有白血病患者的人群，其患白血病的风险明显高于普通人群。部分白血病与特定基因突变有关，这些突变影响造血干细胞的正常分化与增生，使其恶变，产生大量异常白细胞，抑制正常造血功能，导致贫血、出血、感染等一系列症状。

（二）环境因素

环境因素对血液系统的影响不容小觑。长期接触化学物质，如苯及其衍生物，多见于橡胶、制革、油漆、装修等行业，苯可进入人体，干扰骨髓造血干细胞的正常代谢，诱发基因突变，增加白血病、再生障碍性贫血等疾病的发病概率。甲醛亦是常见的室内污染物，长期暴露可损伤造血微环境，抑制骨髓造血功能，引发血细胞减少。

放射线照射是导致血液系统疾病的重要危险因素。从事放射线工作的人员、接受放射治疗的患者，若长时间或大剂量接触放射线，可致使造血干细胞DNA损伤，引发基因突变，进而可能诱发白血病、再生障碍性贫血等。例如，广岛、长崎原子弹爆炸后，幸存者中白血病的发病率显著升高，且发病时间多集中在爆炸后的数年至数十年间。

病毒、细菌感染同样可对血液系统造成危害。EB病毒与Burkitt淋巴瘤、传染性单核细胞增多症密切相关，病毒感染人体后，可潜伏在淋巴细胞内，改变细胞的遗传物质，促使细胞异常增生；人类T细胞白血病病毒I型（HTLV–I）可引发成人T细胞白血病，病毒感染T淋巴细胞后，激活癌基因，使细胞恶变；幽门螺杆菌感染与胃黏膜相关淋巴组织淋巴瘤存在关联，细菌引发的慢性炎症刺激，可促使淋巴细胞异常增生，最终恶变。

三、常见血液系统疾病类型及病症

（一）红细胞疾病

红细胞疾病种类繁多，病因各异。缺铁性贫血是最为常见的贫血类型，多因铁摄入不足（如素食主义者、婴幼儿辅食添加不当）、铁吸收障碍（如胃肠道疾病影响铁吸收）或慢性失血（如月经过多、痔疮出血、消化道溃疡出血等），导致体内铁储备耗竭，血红蛋白合成不足，红细胞体积变小、颜色变淡，呈小细胞低色素性贫血。患者常感乏力、易疲倦、头晕、眼花、心慌气短，活动耐力下降，皮肤黏膜苍白，指甲扁平、易脆裂等。

再生障碍性贫血则是一种骨髓造血功能衰竭症，分为先天性再生障碍性贫血和获得性再生障碍性贫血。病因包括化学药物（如氯霉素、抗肿瘤药等）、放射线、病毒感染、免疫异常等，骨髓造血干细胞受损，造血微环境遭到破坏，使得全血细胞减少，红细胞、白细胞、血小板生成均受抑制。患者除贫血症状外，还极易发生感染，发热反复出现，口腔、咽部、肺部等部位常为感染高发区，且出血倾向明显，皮肤瘀点瘀斑、鼻出血、牙龈出血、月经过多等，严重时可危及生命。

溶血性贫血是由于红细胞自身异常或外部因素致使红细胞破坏加速，超过骨髓代偿能力而引发的贫血。自身免疫性溶血性贫血是因机体免疫系统紊乱，产生自身抗体，攻击红细胞，使其寿命缩短；遗传性球形红细胞增多症则因红细胞膜缺陷，红细胞呈球形，变形性差，易在脾脏被破坏。患者除贫血表现外，常伴有黄疸，巩膜、皮肤黄染，尿色加深，部分患者还可有脾肿大。

（二）白细胞疾病

白血病是白细胞疾病中的典型代表，属于造血系统恶性肿瘤。其病因与遗传、环境（化学物质、放射线、病毒感染）、免疫异常等多种因素相关。白血病细胞源自造血干细胞的恶变，分化受阻，在骨髓及其他造血组织中大量增生累积，抑制正常造血，并浸润全身各组织器官。急性白血病起病急骤，患者常突发高热、贫血进行性加重、出血症状明显，皮肤瘀斑、鼻出血、牙龈出血，甚至颅内出血；还可出现肝脾淋巴结肿大，骨骼、关节疼痛，胸骨压痛较为常见，部分患者伴有中枢神经系统症状，如头痛、呕吐、颈项强直等。慢性白血病病情进展相对缓慢，早期症状隐匿，患者可能仅有乏力、低热、盗汗、消瘦等非特异性表现，随着病情发展，逐渐出现脾肿大、贫血、出血等症状。

淋巴瘤是起源于淋巴结和淋巴组织的恶性肿瘤，主要与感染（如EB病毒、幽门螺杆菌）、免疫功能缺陷、遗传等因素有关。淋巴瘤细胞在淋巴组织中异常增生，形成肿块，可累及全身多处淋巴结，颈部、腋窝、腹股沟等部位淋巴结无痛性肿大最为常见，肿块质地硬、活动度差，可相互融合。患者还可能出现发热、盗汗、消瘦、皮肤瘙痒等全身症状，以及肝脾肿大、胃肠道症状（腹痛、腹泻、肠梗阻）、呼吸道症状（咳嗽、胸痛、呼吸困难）等结外器官受累表现。

（三）血小板疾病

血小板减少性紫癜可分为原发性免疫性血小板减少症及继发性血小板减少性紫癜，前者多因自身免疫异常，机体产生针对血小板的自身抗体，致使血小板在脾脏被过度破坏，同时骨髓巨核细胞生成血小板功能受抑制，血小板数量显著减少。患者皮肤、黏膜出血症状突出，针尖样大小的瘀点广泛分布于四肢皮肤，瘀斑大小不一，鼻出血、牙龈出血频繁，口腔血疱，女性月经量增多，严重时可出现内脏出血，如消化道出血、颅内出血等，危及生命。继发性血小板减少性紫癜常继发于其他疾病，如系统性红斑狼疮、类风湿关节炎、感染、药物不良反应等，发病机制与原发病相关，血小板减少引发的出血表现类似。

血小板增多症一般指原发性血小板增多症，是一种骨髓增生性肿瘤（MPN），病因与基因突变（如JAK2、CALR、MPL等）有关，致使骨髓巨核细胞异常增生，血小板生成过多。患者血液处于高凝状态，易形成血栓，可发生在肢体血管，导致肢体麻木、疼痛、发凉，甚至坏疽；也可累及内脏血管，如冠状动脉、脑动脉，引发心肌梗死、脑梗死等严重后果。部分患者还可伴有出血倾向，鼻出血、牙龈出血、胃肠道出血等。这是由于血小板功能异常导致，虽血小板数量增多，但止血功能紊乱。

（四）凝血功能障碍疾病

血友病是凝血功能障碍疾病的典型，以甲型和乙型血友病最为常见，分别因凝血因子Ⅷ、Ⅸ基因缺陷，导致体内相应凝血因子缺乏，凝血过程受阻。患者自幼便有出血倾向，轻微碰撞、创伤即可引发关节、肌肉深部出血，关节反复出血可致关节畸形，肌肉出血可引起肌肉萎缩，影响肢体功能。手术、拔牙等创伤性操作后出血难止，出血时间延长，若不及时补充凝血因子，出血可能持续数小时甚至数天，严重时可因颅内出血、内脏大出血危及生命。此外，维生素K缺乏、肝脏疾病等也可引发凝血功能障碍，维生素K参与凝血因子Ⅱ、Ⅶ、Ⅸ、Ⅹ的合成，饮食中维生素K摄入不足、肠道吸收不良或长期使用抗生素抑制肠道菌群，均可导致维生素K缺乏，使凝血因子合成减少；肝脏疾病影响凝血因子合成、活化，还可使纤溶系统亢进，破坏凝血与抗凝平衡，增加出血风险。

第二节　抗贫血药的应用

一、各类贫血的病因

（一）营养性贫血

营养性贫血主要源于造血原料缺乏，常见于铁、叶酸、维生素摄入不足或吸收不良。在日常饮食中，若长期以素食为主，肉类、蛋类、豆类等富含铁、维生素的食物摄入过少，易引发缺铁性贫血与维生素缺乏性贫血。婴幼儿、孕妇、哺乳期妇女等特殊人群，对造血原料需求大增，若未及时补充，更易患病。

消化系统疾病常干扰营养吸收。如慢性胃炎、胃溃疡影响胃酸分泌，进而阻碍铁的溶解与吸收；小肠疾病，如克罗恩病、肠结核，会破坏肠道黏膜，使叶酸、维生素吸收受阻，导致巨幼细胞贫血。此外，长期酗酒不仅损害肝脏，影响造血因子合成，还会抑制肠道对叶酸的摄取，增加贫血风险。

（二）疾病性贫血

诸多疾病可引发贫血。再生障碍性贫血由骨髓造血干细胞受损、造血微环境遭破坏，致全血细胞减少；白血病、骨髓瘤等恶性血液病，因肿瘤细胞在骨髓异常增生，排挤正常造血干细胞，抑制造血功能，引发贫血。

慢性感染，如肺结核、慢性肾盂肾炎，机体长期处于炎症状态，一方面使单核-巨噬细胞系统激活，加速红细胞破坏；另一方面抑制促红细胞生成素生成，导致红细胞生成不足。肾脏病变影响促红细胞生成素分泌，这在慢性肾衰竭患者中尤为常见，肾脏功能减退，促红细胞生成素产出量降低，红细胞生成随之减少，引发肾性贫血。此外，系统性红斑狼疮、类风湿性关节炎等自身免疫性疾病，体内产生自身抗体，攻击红细胞，缩短其寿命，也会造成贫血。

（三）药物性贫血

部分药物是贫血的诱因。解热镇痛药，如阿司匹林、布洛芬，长期或大量使用可抑制血小板功能，引发胃肠道出血，导致缺铁性贫血；质子泵抑制剂，如奥美拉唑、兰索拉唑，长期服用会降低胃酸分泌，影响铁、维生素B_{12}的吸收。

某些降糖药，如二甲双胍，可干扰维生素B_{12}的吸收；抗癫痫药，如苯妥英钠、卡马西平，能加速叶酸代谢，长期用药易引发巨幼细胞贫血。化疗药物，如环磷酰胺、阿霉素，在杀伤肿瘤细胞时，对正常造血干细胞也有抑制作用，造成骨髓抑制，引发全血细胞减少，贫血便是其中表现之一。

二、抗贫血药的作用机制

（一）铁剂

铁是合成血红蛋白的关键原料，铁剂以亚铁离子形式在十二指肠及空肠近端吸收，进入细胞后经铜蓝蛋白氧化为三价铁，与转铁蛋白结合，转运至骨髓，参与血红蛋白合成。硫酸亚铁、富马酸亚铁是常用铁剂，口服后在酸性环境下更易溶解吸收。维生素C可还原三价铁为亚铁离子，促进铁吸收；而抗酸药、四环素等与铁剂同服，会形成不溶性络合物，阻碍铁吸收。

（二）叶酸

叶酸在体内经二氢叶酸还原酶作用，转化为四氢叶酸，作为一碳单位载体，参与嘌呤、嘧啶合成，进而影响DNA合成。缺乏叶酸时，DNA合成受阻，细胞周期停滞于S期，细胞核发育滞后，细胞质成熟正常，形成巨幼红细胞，引发巨幼细胞贫血。食物中的叶酸多为多聚谷氨酸形式，需在小肠经解聚酶水解为单谷氨酸叶酸后吸收，进入体内后广泛分布于各组织，经代谢参与造血等生理过程。

（三）维生素 B_{12}

维生素 B_{12} 参与体内甲基转移反应，维持神经系统正常功能，促进造血。它与内因子结合，在回肠末端被吸收，进入细胞后参与同型半胱氨酸甲基化生成甲硫氨酸，甲硫氨酸活化后为叶酸代谢提供甲基，促进四氢叶酸循环利用，二者协同作用，保障红细胞正常成熟。维生素 B_{12} 还能维护神经髓鞘完整性，维生素 B_{12} 缺乏时可致神经系统损害，出现感觉异常、共济失调等症状。

三、抗贫血药的临床应用

（一）铁剂的应用

缺铁性贫血确诊后，治疗首选口服铁剂，如硫酸亚铁、琥珀酸亚铁，成人预防量每日元素铁13～30mg，治疗量每日元素铁150～200mg，分次餐后服用，以减轻胃肠道刺激；儿童按体重每日元素铁4～6mg/kg给药。若患者口服不耐受、吸收不良或病情急重，如急性大量失血后缺铁性贫血，可选用右旋糖酐铁、蔗糖铁等注射铁剂，计算补铁总量时需综合考虑患者缺铁量、血红蛋白水平及储备铁需求，首次给药应做过敏试验，给药后密切观察有无不良反应，如头痛、发热、关节痛等。

用药期间，需监测血红蛋白、网织红细胞、血清铁蛋白等指标，血红蛋白通常每月上升，网织红细胞服药后1周左右升高，达峰后逐渐回落，血清铁蛋白反映铁储备，正常后可考虑停药，疗程一般为1～3个月，以补足铁储备，防止复发。

（二）叶酸的应用

孕妇、哺乳期妇女、婴幼儿、老年人等易缺乏叶酸人群，推荐预防性补充叶酸，孕妇尤为关键，孕前一个月至孕早期每日补充400μg，可有效预防胎儿神经管畸形；营养不良、长期酗酒者，每日补充400μg。巨幼细胞贫血治疗时，叶酸与维生素 B_{12} 常联合应用，叶酸剂量每日5～10mg，口服至贫血纠正，一般疗程为1～2个月，之后可减量维持；若病因是叶酸拮抗剂，如氨甲蝶呤中毒，需用亚叶酸钙解救，剂量依病情而定。

（三）维生素 B_{12} 的应用

恶性贫血、神经系统症状明显的巨幼细胞贫血患者，必须使用维生素 B_{12} 治疗，一般采用肌内注射，初始剂量每日1000μg，连续一周，之后每周2～3次，直至血常规恢复正常，再每月维持，以防复发。用药过程中，依据患者神经系统症状改善、血常规指标，尤其是红细胞形态、血红蛋白量等调整剂量，定期复查血清维生素B_{12}水平，确保治疗有效，一般每个月复查一次。

四、抗贫血药的不良反应

（一）铁剂不良反应

铁剂常见胃肠道刺激，口服后可致恶心、呕吐、腹痛、腹泻或便秘，黑便也是常见现象，由未吸收的铁与肠道硫化氢结合形成黑色硫化铁所致，并非消化道出血。为减轻不适，铁剂宜餐后服用，可从小剂量起始，逐渐加量；若仍不耐受，可换用缓释剂或注射剂。此外，过量补铁会引发过载，铁沉积于肝、心、胰等器官，造成器官损伤，长期大量输血患者尤需注意，必要时可用去铁胺等药物祛铁。

（二）叶酸不良反应

叶酸不良反应少见且轻微，偶有胃肠道不适、过敏反应，多可耐受。但大剂量叶酸（每日超过/mg）可能掩盖维生素B_{12}缺乏的神经系统症状，延误病情，导致神经系统不可逆损伤，故使用叶酸时，务必排查维生素B_{12}缺乏，若有疑虑，应联合用药并监测神经系统功能。

（三）维生素B_{12}不良反应

少数患者使用维生素B_{12}后出现过敏反应，如皮疹、瘙痒、呼吸困难、罕见过敏性休克。遇过敏应立即停药，依症状轻重给予抗过敏治疗：轻者口服抗组胺药，重者需用肾上腺素、糖皮质激素急救。长期应用维生素B_{12}，个别患者可能出现低钾血症，用药期间需监测血钾，必要时补钾。

第三节　止血药与抗凝血药的应用

止血药与抗凝血药在血液系统疾病的治疗中起着关键作用，它们通过调节凝血与纤溶过程，维持血液的正常流动性，防治出血或血栓形成等相关疾病。这两类药物的合理使用，对于保障患者的生命健康具有重要意义。

一、促凝血药

促凝血药是一类能够促进血液凝固，加速止血过程的药物。根据作用机制的不同，可分为促进凝血因子合成药、促凝血因子活性药等。

维生素K是促进凝血因子合成的重要药物，包括K_1、K_2、K_3和K_4等。其中，K_1、K_2为天然品，K_3、K_4为人工合成品。维生素K作为辅酶在肝内参与凝血因子Ⅱ、Ⅶ、Ⅸ、Ⅹ的合成。当维生素K缺乏时，如阻塞性黄疸、胆瘘患者因胆汁不足影响维生素K吸收；新生儿肠道无菌，维生素K合成障碍；长期使用广谱抗生素抑制肠道细菌，导致维生素K来源减少；以及口服香豆素类、水杨酸类等维生素K拮抗剂，均可使上述凝血因子合成减少，造成凝血障碍，引发皮下、牙龈及胃肠道出血等症状。维生素K主要用于治疗维生素K缺乏或低凝血酶原所致的出血，如防治新生儿出血、纠正因胆汁分泌不足或肠道菌群失调引起的维生素K缺乏性出血等。但维生素K静注过快可致面红、出汗、胸闷甚至血压剧降等不良反应，因此一般以肌注为宜；此外，维生素K_3对先天性缺乏葡萄糖-6-磷酸脱氢酶（G-6-PD）者可引起溶血性贫血，对新生儿可诱发高胆红素血症、黄疸及溶血性贫血。

酚磺乙胺能促进血小板释放凝血活性物质，使血管收缩，缩短出血和凝血时间，达到止血效果。它可用于防治各种术前术后的出血，以及血小板功能不良、血管脆性增加等原因引起的出血。不良反应相对较少，偶有恶心、头痛等症状，一般可自行缓解。

促凝血药在临床应用时，需根据患者的具体病因、出血程度等因素，合理选择药物，并密切监测患者的凝血功能及不良反应，确保用药安全有效。

二、抗纤维蛋白溶解药

抗纤维蛋白溶解药通过抑制纤溶酶原激活物，阻碍纤溶酶原转变为纤溶酶，从而减少纤维蛋白的降解，达到止血目的。

氨甲环酸（Tranexamic Acid）也叫传明酸、凝血酸、止血环酸，是一种常用的抗纤溶蛋白溶解氨基酸，能竞争性地对抗纤溶酶激活因子，使纤溶酶原不能转变为纤溶酶，并有抑制纤溶酶的蛋白溶解活性，作用机理与氨甲苯酸相似。临床上主要用于纤维蛋白溶解亢进所致的各种出血，如前列腺、尿道、肺、子宫、肾上腺、甲状腺等富有纤溶酶原激活物脏器的外伤或术前预防出血，也用于眼前房积血及严重鼻出血，中枢系统的轻症出血，如蛛网膜下腔出血和颅内动脉瘤的出血，还可用于治疗遗传性血管性神经水肿，以及血友病患者的治疗。使用时需注意，对本品过敏者及正在使用凝血酶的患者应禁用，孕妇及哺乳期女性不良反应尚不明确，应遵医嘱使用，用药后可能出现食欲缺乏、恶心、呕吐、皮肤瘙痒、皮疹等不良反应。

氨甲苯酸（Aminomethylbenzoic Acid）又称止血芳酸，抗血纤溶芳酸，对羧基苄胺，对氨甲基苯甲酸等，可与纤溶酶原和纤溶酶上的赖氨酸结合点结合，阻止纤溶酶原与纤维蛋白结合，防止其激活，从而抑制纤维蛋白溶解，产生止血作用。临床主要用于纤溶亢进所致的出血，如手术出血、妇产科出血、肺出血、上消化道出血等，也用于弥散性血管内凝血（DIC）后期的出血，此时纤溶酶活性亢进，但禁用于DIC早期。不良反应方面，用量过大可产生血栓、诱发心肌梗死，有血栓形成倾向或过去有血管栓塞者忌用，肾功能不全者慎用。

抗纤维蛋白溶解药在使用过程中，要严格掌握适应证，避免滥用，尤其是对于有血栓形成风险的患者，需谨慎使用，并密切监测凝血指标，防止血栓并发症的发生。

三、肝素与低分子量肝素

肝素是一族化合物的总称，药用肝素由猪小肠黏膜和牛肺提取而得，根据分子量大小可分为普通肝素与低分子量肝素。肝素在体内、外均有迅速而强大的抗凝作用，对血凝过程的影响较为复杂。它能抑制凝血酶原转变为凝血酶的因子，在低浓度时就能抑制凝血酶原激酶的形成，也能对抗已形成的凝血酶原激酶的作用，进而抑制凝血酶原转变为凝血酶；在较高浓度时，肝素还可对抗凝血酶的作用，从而妨碍纤维蛋白原转变为纤维蛋白，此外，肝素也能阻止血小板聚集和释放反应。临床主要用于防治血栓栓塞性疾病，如心肌梗死、脑血管栓塞、肺栓塞、外周静脉血栓和血管手术等，还能治疗各种原因引起的弥散性血管内凝血症，以及作为体外抗凝剂，用于体外人工循环等。然而，肝素的使用可能引发一些不良反应，常见的有出血，表现为皮肤瘀斑、鼻出血、牙龈出血、血尿等，严重时可导致颅内出血；还可能引起血小板减少，导致血小板聚集功能异常，增加出血风险；长期使用肝素还可能诱发骨质疏松。为确保用药安全，在使用肝素期间，需密切监测患者的凝血功能，如活化部分凝血活酶时间（APTT），使其维持在正常对照值的1.5～2.5倍；同时，要定期监测血小板计数，若血小板计数低于正常范围的50%，应考虑停用肝素。

低分子肝素是20世纪80年代在研究未分级肝素分子构效时发现的一组分子量不均一的硫酸多糖混合物。与普通肝素相比，低分子肝素具有抗血栓作用强、出血副作用小、生物利用度高、半衰期较长、抗凝作用强、对凝血因子影响小、出血并发症少等优点。其抗血栓形成的主要机制在于通过与抗凝血酶及其复合物结合，加强对凝血因子Ⅹa（FⅩa）和凝血酶的抑制作用，且具有选择性抗凝血性，分子量越低，抗凝血因子Ⅹa活性越强，使抗血栓作用与出血作用分离，降低了出血的风险。低分子量肝素可显著降低骨科术后下肢深静脉血栓的发生，且安全性良好，适当提高剂量，效果更佳。在临床应用中，低分子量肝素常用于防治骨外科术后深静脉血栓形成、不稳定型心绞痛以及用于血液透析、体外循环等。使用时，同样需要关注出血等不良反应，虽然其出血风险相对较低，但仍需定期监测血小板计数、凝血功能等指标，尤其是对于老年、肾功能不全等高危患者，更要谨慎调整剂量，确保用药安全有效。

四、香豆素类

香豆素类药物是一类口服抗凝药，其分子结构与维生素K相似，能够竞争性抑制维生素K依赖的凝血因子Ⅱ、Ⅶ、Ⅸ、Ⅹ的合成，进而抑制整个凝血过程，产生抗凝的功效。常用的香豆素类药物有华法林等。香豆素类药物通常用于心房纤颤和心脏瓣膜病患者、髋关节手术患者以及预防复发性血栓栓塞性疾病等，通过长期口服给药，维持体内一定的抗凝状态，预防血栓形成。然而，香豆素类药物的治疗窗较窄，过量使用易诱发出血，可表现为皮肤瘀斑、鼻出血、牙龈出血、消化道出血、血尿等，严重时可危及生命。一旦发生出血，可用维生素K对抗，必要时可输新鲜血浆。此外，有出血倾向、妊娠、严重肝肾功能不全、活动性消化性溃疡等患者禁用香豆素类药物。在使用香豆素类药物期间，必须密切监测凝血功能，以国际标准化比值（INR）为主要监测指标，根据患者的病情和个体差异，将INR维持在合适的范围，如预防静脉血栓形成时，INR一般控制在2.0～3.0；治疗肺栓塞、心肌梗死等疾病时，INR可维持在2.5～3.5。

止血药与抗凝血药的种类繁多，作用机制各异，在临床应用中，医生需充分了解患者的病情、药物的特性及相互作用，严格掌握适应证、禁忌证，合理选用药物，并通过密切监测凝血功能等指标，及时调整用药剂量，以达到最佳的治疗效果，同时最大程度减少不良反应的发生，保障患者的用药安全。

第四节　抗血小板药的应用

抗血小板药在预防和治疗血栓性疾病方面发挥着重要作用，通过抑制血小板的聚集功能，降低血栓形成的风险，广泛应用于心脑血管疾病等领域。以下将介绍几种常见抗血小板药物的作用机制、临床应用及不良反应。

一、阿司匹林

阿司匹林是一种应用广泛的抗血小板药物，其作用机制主要是通过抑制血小板中的环氧酶（COX），使环氧酶活性中心的丝氨酸乙酰化失活，不可逆地抑制血小板环氧化酶，从而减少血小板中血栓素A_2（TXA_2）的生成。由于TXA_2是一种强烈的血小板聚集诱导剂和血管收缩剂，其合成减少可有效抑制血小板的聚集及抗血栓形成，同时阿司匹林对二磷酸腺苷（ADP）、肾上腺素诱导的血小板聚集也有抑制作用，还可抑制凝血酶、胶原、抗原-抗体复合物和某些病毒、细菌所致的血小板聚集及释放反应、自发性聚集。

在临床应用上，阿司匹林多用于心脑血管病的一级和二级预防。对于有冠心病、脑梗死高危因素的人群，如高血压、糖尿病、高脂血症、C-反应蛋白明显升高及无症状心肌缺血者，长期使用小剂量阿司匹林（75～150mg/天）作为一级预防，可减少冠心病、脑梗死的发生；若患者已患有冠心病、脑梗死，使用阿司匹林则能减少复发加重的可能，起到二级预防作用。例如，心绞痛患者每日一次服用阿司匹林75～150mg，可使急性心肌梗死和猝死的发生率明显降低；急性心肌梗死无论是疑诊或是确诊，应立即予阿司匹林300mg嚼服，最好使用非肠溶片剂，以便快速吸收，尽快发挥抗栓作用，可起到挽救和减少心肌细胞坏死的作用，并可降低死亡率50%，然后每日服用75～150mg长期维持；急性心肌梗死后长期坚持每日一次服用阿司匹林75～150mg，可使猝死和再次心肌梗死发生率降低25%。此外，阿司匹林片可用于治疗不稳定型心绞痛，是冠心病患者二级预防的基础用药，以及预防暂时性脑缺血发作、房颤、人工心脏瓣膜、动静脉瘘或其他手术后的血栓形成。

然而，阿司匹林也存在一些不良反应，其中消化系统不良反应较为常见，可表现为恶心、呕吐、腹痛，大剂量和长期服用可引起胃炎、隐性出血，加重溃疡和消化道出血等。若在餐后与适量碳酸钙同服，可减少不良反应的发生，但不宜与碳酸氢钠同服，因为后者会加速本品的排泄而降低疗效。此外，由于阿司匹林可抑制血小板凝聚，延长出血时间，故正在使用肝素及香豆素类抗凝剂者，有严重肝病或出血性病变者、（钝号）哮喘病史者禁用；长期大量应用还可能出现头痛、眩晕、耳鸣、视听力减退、嗜睡、出汗等慢性水杨酸盐中毒的表现，严重者可出现精神错乱和酸碱失衡，此时应立即停药；患有胃、十二指肠溃疡者、肝肾功能不良者慎用，妊娠及哺乳期妇女禁用，乙醇可加剧阿司匹林对胃黏膜的损害作用，服用期间宜戒酒。在长期应用阿司匹林时，需密切观察有无牙龈出血、黑便、血尿等出血倾向，规律监测凝血功能，一旦出现严重出血建议停服药物；对于大多数服用阿司匹林肠溶片的患者，建议餐前服用，空腹时服用会快速进入胃肠道，吸收速度快，可减少胃肠道反应。

二、氯吡格雷

氯吡格雷属于ADP受体拮抗药，能够选择性地抑制ADP与血小板受体的结合，随后抑制激活ADP与糖蛋白GPⅡb/Ⅲa复合物，从而抑制血小板的聚集，达到抗凝、防止血栓形成的作用，且其对血小板ADP受体的作用是不可逆的。

临床上，氯吡格雷主要用于预防和治疗因血小板聚集状态较高所引起的心、脑及其他动脉的循环障碍疾病，如近期发生的缺血性中风、急性心肌梗死、外周动脉疾病等，同时还可以减少动脉闭塞的发生，尤其适用于急性冠脉综合征的溶栓治疗，以及冠状动脉支架植入术后常规用药，一般会与阿司匹林一起合用，形成双联抗血小板治疗，这种治疗方式能够更有效地抑制血小板的聚集，降低血栓形成的风险。对于因胃肠道不良反应而不能服用阿司匹林的患者，氯吡格雷片可以作为替代治疗药物，因其在胃肠道方面的不良反应相对较少，更适合于这类患者。

与其他抗血小板药物相比，氯吡格雷具有一定优势。例如，相较于噻氯匹定，氯吡格雷起效更快，耐受性更好，不良反应相对较少。噻氯匹定虽然也是抗血小板聚集药物，但其不良反应较多，如可能导致严重的中性粒细胞减少，还可能引起血栓性血小板减少性紫癜等，限制了其临床应用，而氯吡格雷在这方面表现更为安全可靠。

不过，氯吡格雷也并非毫无风险，服用时可能出现恶心、呕吐、消化不良、出血等不良反应，还可能有皮疹、皮肤黏膜出血，罕见白细胞减少和粒细胞缺乏症等情况。对该药成分过敏、活动性消化道出血、重度肝功能损害等情况下禁用。一般服用3～7天后氯吡格雷可以达到稳态，停药后5天血小板聚集和出血时间逐渐恢复到基线水平，血浆浓度与使用的剂量成正比，此药主要经过肝脏代谢，半衰期大约为8个小时，对于存在肾功能不全的患者，无须进行调整使用剂量。

抗血小板药物在临床应用时，医生需充分权衡药物的疗效与风险，根据患者的具体病情、个体差异及并发症等情况，合理选择药物，并密切监测不良反应，确保患者用药安全有效，最大程度降低血栓性疾病的发生风险，改善患者预后。

第五节　造血生长因子的应用

造血生长因子是一类能够调节造血干细胞增生、分化和成熟的细胞因子，在血液系统疾病的治疗中发挥着重要作用，尤其对于各类贫血、白细胞减少症等具有显著疗效，为患者的康复带来希望。

一、促红细胞生成素

促红细胞生成素（EPO）是一种内源性糖蛋白激素，主要由肾脏近曲小管周围的间质细胞合成，少量由肝脏产生。其作用机制是与红系祖细胞表面的促红细胞生成素受体（EPOR）结合，形成复合物后激活细胞内的一系列信号转导通路，如JAK/STAT信号通路等，进而促进红系祖细胞的增生、分化，加速红细胞的生成，并促使骨髓中的红细胞向血液中释放。

在临床应用方面，促红细胞生成素广泛用于多种原因引起的贫血。对于肾性贫血，由于慢性肾衰竭患者肾脏功能受损，促红细胞生成素分泌减少，导致红细胞生成不足，补充外源性促红细胞生成素可有效提高血红蛋白水平，改善贫血症状，提高患者的生活质量和运动耐力。在肿瘤化疗相关性贫血中，化疗药物对骨髓造血功能的抑制使得红细胞生成减少，使用促红细胞生成素能够减少患者对输血的依赖，降低输血相关风险，有利于化疗的顺利进行。此外，对于艾滋病患者接受抗反转录病毒治疗时出现的贫血、慢性疾病性贫血等，促红细胞生成素也能发挥一定的治疗作用。

然而，促红细胞生成素的使用并非毫无风险。部分患者在用药初期可能出现头痛、低热、乏力等一般反应，个别患者还会有肌痛、关节痛等不适；过敏反应虽少见，但极少数患者用药后可能出现皮疹、荨麻疹，甚至过敏性休克，因此初次使用时建议先小剂量试用，观察无异常后再给予全量。在心血管系统方面，促红细胞生成素可导致血压升高，引发头痛、意识障碍等高血压脑病表现，严重时可诱发脑出血，用药期间必须密切监测血压变化，对于原有高血压的患者，需谨慎调整剂量，并积极控制血压。从血液系统角度而言，随着红细胞生成增多，红细胞比容增高，血液黏稠度上升，易形成血栓，故在治疗过程中要注意监测血红蛋白及红细胞比容，必要时采取抗血栓预防措施。

二、粒细胞集落刺激因子

粒细胞集落刺激因子（G-CSF）是由血管内皮细胞、单核细胞和成纤维细胞等产生的一种糖蛋白。它能够特异性地与骨髓中的粒系祖细胞表面受体结合，激活相关信号通路，刺激粒系祖细胞的增生，促使中性粒细胞加速成熟，并提前从骨髓释放到外周血中，同时增强中性粒细胞的趋化、吞噬功能，提高机体抵御细菌等病原体感染的能力。

临床上，粒细胞集落刺激因子主要用于防治各种原因引起的中性粒细胞减少症。在肿瘤放化疗后，骨髓抑制常常导致中性粒细胞数量急剧下降，患者感染风险显著增加，此时使用粒细胞集落刺激因子可促进中性粒细胞的快速恢复，降低感染发生率，保障化疗的按时进行，减少因感染导致的治疗中断及相关并发症。在造血干细胞移植后，同样面临骨髓抑制期中性粒细胞缺乏的问题，粒细胞集落刺激因子有助于缩短粒细胞缺乏的持续时间，减轻感染风险，提高移植成功率。此外，对于某些先天性、特发性中性粒细胞减少症，以及再生障碍性贫血、骨髓增生异常综合征等疾病伴有中性粒细胞减少时，也可应用粒细胞集落刺激因子改善患者的粒细胞水平。

不良反应方面，多数患者耐受性良好，但部分患者可能出现骨痛，这是由于骨髓造血活跃，骨髓腔压力增高所致，一般可通过非甾体类抗炎药缓解；发热也较为常见，通常为低热，可能与机体对药物的免疫反应有关，一般无须特殊处理，若体温过高，可适当给予退热药物。长期或大剂量使用还可能导致脾大，不过较为罕见。在用药过程中，需定期监测血常规，根据中性粒细胞计数调整剂量，避免过度刺激骨髓造血，确保用药安全有效。

造血生长因子作为治疗血液系统疾病的重要药物，为许多患者带来了新的生机，但在应用过程中，必须充分了解其作用机制、适应证、不良反应及监测要点，严格遵循医嘱，个体化用药，才能最大程度发挥其治疗作用，保障患者的生命健康。

综上所述，在面对不同血液系统疾病时，要充分考量疾病的具体类型、严重程度以及患者个体的身体状况、基础疾病等因素来选用药物。无论是促凝血药和抗凝血药的精准把控，还是抗血小板药、造血生长因子的合理应用，都需密切关注其不良反应、监测相关指标，从而科学地调整用药方案，最大程度发挥药物疗效，保障患者血液系统功能稳定，助力其恢复健康。

第十一章　内分泌系统疾病的药物治疗

内分泌系统通过分泌各类激素来调节机体的生长发育、代谢、生殖等诸多重要生理功能。然而，受遗传、环境、生活方式等多种因素影响，内分泌系统疾病日益频发，如糖尿病、甲状腺疾病、肾上腺皮质相关疾病以及性激素紊乱等，给患者健康带来了严重威胁。药物治疗作为干预内分泌系统疾病的关键手段，能够调节激素水平、改善临床症状、延缓疾病进展。不同类型的内分泌疾病对应着不同作用机制的药物，且各药物在临床应用、不良反应等方面存在差异。准确掌握这些药物治疗相关知识，依据患者具体情况合理用药，对于有效控制病情、提升患者生活质量有着至关重要的意义。

第一节　内分泌系统疾病概述及常见类型

一、内分泌系统的构成与功能

内分泌系统是机体重要的信息传递与调节系统，由内分泌腺及内分泌细胞组成。内分泌腺包括垂体、甲状腺、甲状旁腺、肾上腺、性腺（睾丸、卵巢）、胸腺等，这些腺体无输出导管，所分泌的激素直接进入血液循环，作用于全身各处的靶细胞，精准调控机体多种生理过程。内分泌细胞则广泛分布于各组织器官中，如胰腺中的胰岛细胞、胃肠道黏膜细胞等，它们分泌的激素以旁分泌或自分泌方式调节局部微环境或自身功能。

垂体作为内分泌系统的“枢纽”，分为腺垂体与神经垂体。腺垂体分泌多种促激素，如促甲状腺激素（TSH），能刺激甲状腺增生并合成、分泌甲状腺激素，从而调节机体代谢速率、生长发育与神经系统兴奋性；促肾上腺皮质激素（ACTH）促使肾上腺皮质分泌糖皮质激素，参与应激反应、血糖调节及免疫抑制等过程；促性腺激素包括促卵泡激素（FSH）和黄体生成激素（LH）还包括绒毛膜促性腺激素（HCG），于男性可促进精子生成与睾丸间质细胞分泌睾酮，于女性可调控卵泡发育、排卵及雌激素、孕激素分泌，对生殖功能起着关键启动与维持作用。神经垂体储存并释放由下丘脑合成的抗利尿激素（ADH）和催产素，ADH控制肾脏对水的重吸收，维持机体水平衡与渗透压稳定，催产素在分娩时引发子宫收缩以及哺乳期促进乳汁排出。

甲状腺分泌的甲状腺激素（T_3、T_4）是调节机体代谢的核心激素，它加速细胞内氧化过程，提高基础代谢率，促使机体产热增加；促进蛋白质合成，对儿童生长发育尤其是神经系统发育与骨骼成熟至关重要，若幼年缺乏可致呆小症（先天性甲状腺功能减退症）；还能增强心肌收缩力、加快心率、升高血压，影响心血管系统功能。甲状旁腺分泌甲状旁腺激素（PTH），与甲状腺滤泡旁细胞分泌的降钙素（CT）共同调节血钙水平，PTH升高血钙、降低血磷，CT则反之，两者协同维持血钙动态平衡，保障神经、肌肉兴奋性正常及骨骼健康。

肾上腺由皮质与髓质构成，皮质分泌糖皮质激素（如皮质醇）、盐皮质激素（如醛固酮）及少量性激素。糖皮质激素在应激时大量分泌，升高血糖、抑制免疫应答、抗炎抗过敏，保障机体应对紧急情况；醛固酮作用于肾脏远曲小管和集合管，保钠排钾，维持水盐平衡与血压稳定。肾上腺髓质分泌肾上腺素与去甲肾上腺素，在机体遭遇突发刺激时迅速释放，使心跳加速、血压飙升、支气管扩张，为“战斗或逃跑”反应提供强大动力支持。

性腺分泌性激素，男性睾丸分泌睾酮，主导男性性器官发育、维持第二性征，促进精子生成与成熟，还参与机体代谢调节，增强肌肉力量、促进蛋白质合成；女性卵巢分泌雌激素与孕激素，雌激素促使女性生殖器官发育、乳腺增生、皮下脂肪堆积塑造女性体态，调控月经周期，孕激素则为受精卵着床、妊娠维持创造适宜子宫内环境，二者周期性变化精准调控女性生殖生理过程。

二、内分泌系统疾病的发病机制

内分泌系统疾病发病机制复杂多样，常涉及多个环节异常。激素分泌异常是常见原因，可源于内分泌腺自身病变，如甲状腺功能亢进症（甲亢）时，甲状腺滤泡细胞异常增生，合成与分泌过量甲状腺激素，致使机体呈现高代谢状态；而原发性甲状腺功能减退症（甲减）则是甲状腺组织受损，甲状腺激素分泌不足，代谢减缓、畏寒、黏液性水肿等症状接踵而至。垂体肿瘤可压迫正常垂体组织，干扰各类促激素分泌，进而影响下游靶腺功能，引发继发性内分泌紊乱。

激素受体异常同样不容忽视，部分患者体内激素水平正常，但靶细胞表面受体结构或功能突变，使激素无法有效结合并发挥作用，呈现类似激素缺乏表现。例如，胰岛素抵抗是2型糖尿病重要的发病基础，患者外周组织细胞（如骨骼肌、脂肪细胞）胰岛素受体敏感性下降，胰岛素介导的葡萄糖摄取、利用障碍，血糖居高不下。

自身免疫因素在诸多内分泌疾病中扮演关键角色。自身免疫性甲状腺炎（桥本甲状腺炎），机体免疫系统错误识别甲状腺自身抗原，产生大量自身抗体，持续攻击甲状腺组织。初期甲状腺滤泡破坏致激素释放入血引发甲亢；后期甲状腺组织广泛受损，功能减退发展为甲减。1型糖尿病亦是自身免疫性疾病，在遗传易感性基础上，病毒感染等环境因素诱发机体针对胰岛β细胞的自身免疫反应，大量β细胞受损凋亡，胰岛素分泌绝对不足，血糖失控。

炎症反应累及内分泌腺可致病，如亚急性甲状腺炎，多由病毒感染诱发甲状腺滤泡内淋巴细胞浸润、滤泡破坏，甲状腺激素短期内大量释放入血，随后甲状腺功能一过性减退，病程中甲状腺区疼痛、发热等症状明显。

遗传因素在部分内分泌疾病发病中起决定性作用，如多发性内分泌腺瘤病（MEN），是常染色体显性遗传病，因特定基因突变，使患者多个内分泌腺（甲状旁腺、胰岛、垂体等）发生肿瘤或增生，累及激素分泌，引发复杂多样内分泌功能障碍组合，累及不同器官系统，临床表现各异且随病情进展不断演变。

三、常见内分泌系统疾病类型

甲状腺疾病涵盖甲亢、甲减、甲状腺结节、甲状腺炎等。甲亢以弥漫性毒性甲状腺肿（Graves病）最为常见，患者甲状腺毒症表现突出，心慌、手抖、多汗、烦躁易怒、食欲亢进却体重减轻，眼球突出、甲状腺弥漫性肿大，血清T_3、T_4显著升高，TSH降低，促甲状腺素受体抗体（TRAb）常呈阳性。甲减则与甲亢症状相反，乏力、嗜睡、畏寒、少汗、颜面虚肿、记忆力减退，毛发稀疏干枯，心率缓慢，血清T_3、T_4低下，TSH反馈性升高。甲状腺结节发病率颇高，多数为良性结节，可通过超声检查初步判断结节形态、大小、回声、血流等特征，细针穿刺细胞学检查是鉴别良恶性结节的金标准。甲状腺炎依病程分为急性、亚急性与慢性，亚急性甲状腺炎起病急骤，甲状腺区疼痛向耳部放射，伴发热、血沉加快，甲状腺激素水平先升后降；慢性淋巴细胞性甲状腺炎（桥本甲状腺炎）甲状腺质地韧，血清甲状腺自身抗体（如甲状腺过氧化物酶抗体TPOAb、甲状腺球蛋白抗体TgAb）滴度显著升高。

糖尿病主要分1型、2型、妊娠糖尿病及特殊类型糖尿病。1型糖尿病多见于青少年，起病急，“三多一少”（多饮、多食、多尿、体重减轻）症状典型，因胰岛β细胞破坏，胰岛素绝对缺乏，依赖外源性胰岛素维持生命，血糖波动大，易发生酮症酸中毒。2型糖尿病多在中老年发病，起病隐匿，初期常无症状，或仅有乏力、视力模糊等不典型表现，胰岛素抵抗伴胰岛素相对不足，多数患者体型肥胖，发病与遗传、生活方式（高热量饮食、久坐少动）紧密相关，血糖缓慢升高，长期高血糖可引发心脑血管病变、糖尿病肾病、视网膜病变等多种并发症。妊娠糖尿病指妊娠期间首次发现血糖升高，对母婴健康危害大，易致胎儿发育异常、早产、巨大儿等，产后部分患者血糖可恢复正常，但未来患2型糖尿病风险增加。特殊类型糖尿病病因复杂，如胰腺疾病、内分泌疾病、药物或遗传综合征所致，需精准鉴别诊断。

肾上腺疾病包含库欣综合征、原发性醛固酮增多症、嗜铬细胞瘤等。库欣综合征因长期暴露于过量糖皮质激素引发，满月脸、水牛背、向心性肥胖、皮肤紫纹、高血压、骨质疏松、糖代谢紊乱等为典型表现，血皮质醇节律紊乱，尿游离皮质醇升高，小剂量地塞米松抑制试验不能被抑制。原发性醛固酮增多症以高血压、低血钾为突出特征，患者常感肌无力、周期性瘫痪、夜尿增多，醛固酮水平升高，肾素活性受抑制，血浆醛固酮/肾素比值增大，肾上腺CT或磁共振成像（MRI）可辅助定位诊断醛固酮瘤等病因。嗜铬细胞瘤源于肾上腺髓质嗜铬细胞肿瘤，间断或持续释放大量儿茶酚胺，阵发性或持续性高血压，伴头痛、心悸、多汗“三联征”，发作时血压骤升、面色苍白、焦虑惊恐，血、尿儿茶酚胺及其代谢产物香草扁桃酸（VMA）显著升高，肾上腺CT或MRI用于肿瘤定位。

垂体疾病有垂体瘤、垂体功能减退症等。垂体瘤依分泌激素类型分功能性与无功能性，功能性垂体瘤如催乳素瘤，女性表现为闭经、溢乳、不孕，男性则有性欲减退、阳痿、泌乳，血清催乳素显著升高；生长激素瘤成年前发病致巨人症，成年后发病为肢端肥大症，手足粗大、面容改变、骨关节病变，血生长激素及胰岛素样生长因子-1（IGF-1）升高。垂体功能减退症病因多样，垂体肿瘤、缺血性坏死、手术创伤、放疗损伤等均可致垂体前叶激素分泌不足，依受累激素不同，出现相应靶腺功能减退症状，如促性腺激素不足致性腺功能减退，甲状腺激素、肾上腺皮质激素缺乏引发甲减、肾上腺皮质功能减退类似表现，需全面评估垂体及靶腺功能诊断。

第二节　甲状腺疾病

一、甲状腺功能亢进症的药物治疗

（一）抗甲状腺药物作用机制

抗甲状腺药物主要分为硫脲类与咪唑类，作用于甲状腺激素合成的关键环节。硫脲类（如丙硫氧嘧啶）核心作用是抑制甲状腺过氧化物酶的活性，该酶负责催化酪氨酸的碘化以及碘化酪氨酸的偶联过程，硫脲类药物阻碍此作用，甲状腺激素的合成之路便被截断。此外，丙硫氧嘧啶还能在外周组织中抑制T_4向T_3转化，鉴于T_3的生物学活性远强于T_4，这一特性使其在重症甲亢、甲状腺危象时可迅速控制血清T3水平。咪唑类（以甲巯咪唑为代表）同样靶向抑制甲状腺内过氧化物酶，干扰甲状腺素（T_4）和三碘甲状腺原氨酸（T_3）的合成进程，进而降低体内甲状腺激素。相较于硫脲类，甲巯咪唑作用时间更长、抗甲亢作用更强，通常每日单次用药即可维持药效，患者依从性更佳；而丙硫氧嘧啶因半衰期短，往往需每日多次给药，但在特殊人群如妊娠伴甲亢或哺乳期妇女、对甲巯咪唑过敏者中，凭借其独特优势成为首选。

（二）治疗疗程与药物调整

甲亢的药物治疗疗程通常需1.5～2年，甚至更长。初始阶段，药物剂量的抉择如同精准“调兵遣将”，依病情轻重、甲状腺大小等因素而定。轻度甲亢，初始剂量宜小，如甲巯咪唑每日10～20mg；中度甲亢，剂量增至每日30～40mg；重度甲亢，则需每日40～60mg，以迅速抑制甲状腺激素过度分泌。治疗期间，定期复查甲状腺功能，每1～2个月检测血清T_3、T_4、TSH水平，依据指标变化精细调整药物剂量。随着症状缓解、甲状腺功能趋近正常，步入减量期，一般每2～3周减量一次，幅度控制在初始剂量的1/3～1/2，谨防减量过快导致病情反弹。待症状基本消失、体征显著好转，进入维持期，药物剂量减至最小有效量，持续服用12～24个月，其间仍需每3～4个月复查，确保病情稳定，如同精心守护初见成效的“战果”。

（三）复发预防策略

预防甲亢复发是后续巩固的关键。坚持规范、足疗程治疗是核心，患者切不可擅自停药，否则极易引发甲亢复发。生活中，应竭力避免诱发因素，长期高压易致内分泌紊乱，患者需学会情绪调节，通过运动、冥想等方式舒缓压力；碘摄入要合理把控，高碘食物如海带、紫菜等须适当限制，以防甲状腺激素合成原料过剩。中医药调理常用扶正祛邪、疏肝理气的中药方剂，可调节机体免疫功能，辅助改善甲状腺局部微循环，从整体上稳固机体内分泌平衡，降低复发风险，为健康续航。

（四）辅助药物应用

辅助药物辅助甲亢的治疗。β受体阻滞剂（如普萘洛尔）宛如“镇静剂”，能有效阻断甲状腺激素对心脏的过度刺激，缓解心悸、手抖、多汗等交感神经兴奋症状，还可在一定程度上抑制外周组织T_4向T_3转化。尤其在甲亢初期，及时应用β受体阻滞剂可快速改善患者不适，为后续抗甲状腺药物发挥作用争取时间。碘剂具有双相作用，小剂量是合成甲状腺激素的原料，用于预防单纯性甲状腺肿；大剂量时主要通过抑制甲状腺球蛋白水解，阻碍甲状腺激素释放，还能抑制过氧化物酶活性，减少激素合成，常用于甲亢术前准备，术前两周左右加用碘剂，可使甲状腺腺体缩小、变硬，血管减少，术中出血风险显著降低。

二、甲状腺功能减退症的药物治疗

（一）甲状腺激素替代治疗原理

甲减发生时，机体甲状腺激素匮乏，代谢减缓、机体功能衰退。甲状腺激素替代治疗通过补充外源性甲状腺激素，以弥补机体分泌不足。主要应用左甲状腺素钠片进行治疗，其化学结构与人体自身分泌的甲状腺素（T_4）近乎一致，口服后能稳定吸收，经肝脏、肾脏代谢转化为有活性的T_3发挥作用，精准补充机体所需。甲状腺片则是从动物甲状腺组织提取的粗制剂，内含T_3、T_4，但二者比例不稳定，药效波动较大，在临床应用中逐渐被左甲状腺素钠片取代。

（二）药物剂量调整依据

甲减药物初始剂量设定需综合考量多因素：老年患者、合并心血管疾病者，初始剂量宜小，一般从每日12.5～25μg起始，缓缓提升，以防激素补充过快加重心脏负担；年轻、无并发症患者耐受性较好，可从每日50μg起步。后续依据患者年龄、体重、病情严重程度、甲状腺激素水平动态微调，如儿童甲减治疗，需密切关注生长发育指标，依发育进程精细调量，助力其正常成长；孕期甲减也很常见，随着孕期进展，母体甲状腺激素需求攀升，需每4～6周复查甲状腺功能，适时增加剂量，保障胎儿脑发育与母体健康。

（三）长期随访意义

定期复查甲状腺功能，初始治疗每4～6周检测血清TSH、FT_4等指标，依据结果精细调药，待指标稳定后，可延长至每3～6个月复查一次。同时，密切监测不良反应，左甲状腺素钠片剂量过大时，可能诱发甲亢症状，如心悸、多汗、失眠等，或加重骨质疏松风险，定期监测骨密度，一旦发现异常及时调整剂量。

三、甲状腺激素及抗甲状腺药的深入认识

（一）各类药物的药理特性

甲状腺激素（T_3、T_4）口服后，T_4主要在小肠吸收，吸收相对缓慢但稳定，其与血浆蛋白结合率高，在体内分布广泛，可穿透胎盘屏障、进入乳汁，代谢主要在肝脏、肾脏，经脱碘、结合等反应逐步失活，最终随尿液、胆汁排泄。其作用靶点遍布全身，精准调控细胞代谢、生长发育等诸多环节，促进蛋白质合成、加速脂肪分解、提升基础代谢率。抗甲状腺药物中，硫脲类、咪唑类经胃肠道吸收后，迅速分布至甲状腺组织，紧密结合过氧化物酶，抑制激素合成关键步骤，碘剂不同剂量药理各异：小剂量碘剂经胃肠道吸收后参与甲状腺激素合成，大剂量碘剂则主要作用于甲状腺细胞，调控激素释放与合成过程，各施其能，精准调节甲状腺功能。

（二）药物相互作用要点

甲状腺药物与其他药物联用时，暗藏诸多相互制衡。抗甲状腺药与抗凝药（如华法林）联用，抗甲状腺药可能增强抗凝药效，增加出血风险，需密切监测凝血指标，精细调整抗凝药剂量；与碘造影剂相遇，碘剂含碘量高，短期内可抑制甲状腺摄碘功能，干扰抗甲状腺药作用，如需使用碘造影剂，应提前评估甲状腺功能，必要时暂停抗甲状腺药，待造影结束后重新调整用药。左甲状腺素钠片若与钙剂、铁剂同期服用，钙、铁离子会在肠道与其竞争吸收位点，降低药效，两者服用需间隔4h以上；与某些抗癫痫药（如苯巴比妥）合用，抗癫痫药加速肝脏代谢酶活性，促使左甲状腺素钠片代谢加快、药效减弱，此时需适当增加甲状腺激素剂量，并监测甲状腺功能，确保治疗效果。

第三节　糖尿病

糖尿病是一种常见的慢性代谢性疾病，其发病机制主要是胰岛素分泌不足或细胞对胰岛素反应不足，导致血糖水平持续升高。药物治疗是糖尿病管理的重要手段之一，而个体化治疗方案的制定以及血糖监测对于有效控制血糖、预防并发症至关

重要。

一、药物治疗个体化方案制定

糖尿病患者个体差异较大，制定个体化治疗方案是实现良好血糖控制的关键。首先需考虑糖尿病的类型：1型糖尿病患者由于胰岛β细胞功能几乎完全丧失，通常需依赖胰岛素治疗；2型糖尿病患者发病机制复杂，部分胰岛功能尚存，可先尝试口服降糖药，若效果不佳再联合或改用胰岛素。例如，一位年轻的1型糖尿病患者，身体代谢旺盛，日常活动量大，饮食相对不规律，此时基础加餐时胰岛素方案更为合适，能模拟生理性胰岛素分泌，灵活应对血糖波动；而一位老年2型糖尿病患者，合并多种慢性疾病，肝肾功能有一定程度减退，用药时需优先选择对肝肾功能影响小的药物，如二甲双胍在肾小球滤过率降低时需调整剂量甚至停用。

病程也是重要因素。新诊断的糖尿病患者，胰岛功能受损相对较轻，可先给予强化生活方式干预结合药物治疗，部分患者胰岛功能有望得到一定恢复；长期糖尿病患者，胰岛功能衰退明显，且可能伴有各种并发症，治疗方案需兼顾并发症管理，如伴有心血管疾病的患者，某些降糖药在降糖同时还能对心血管起到保护作用。

血糖水平方面，依据空腹血糖、餐后血糖以及糖化血红蛋白（HbA1c）等指标综合判断。若患者空腹血糖高为主，可能需调整基础胰岛素剂量或选用长效降糖药；餐后血糖飙升明显者，则适合加用α-葡萄糖苷酶抑制剂或格列奈类等针对餐后血糖的药物。

并发症情况不可忽视，糖尿病肾病患者，当肾功能受损达到一定阶段，某些经肾脏排泄的药物如磺酰脲类药物（格列本脲等）需谨慎使用，以免药物蓄积引发低血糖；合并高血压、高血脂的患者，在降糖同时需协同控制血压、血脂，多选用兼具多重获益的药物，如部分噻唑烷二酮类药物（吡格列酮等）可改善胰岛素抵抗，同时对血脂有一定调节作用。

其他因素如年龄、体重、生活方式也左右着治疗决策。年轻患者对低血糖耐受性相对较好，但对药物便利性、不影响生活节奏要求高；老年患者低血糖风险耐受性差，治疗力求平稳降糖，避免低血糖引发严重后果。肥胖患者优先选用有减重效果或不增加体重的药物，如二甲双胍、GLP-1受体激动剂等；而消瘦患者则要注意避免使用可能进一步影响体重的药物。生活方式规律、依从性好的患者，可顺利执行复杂一些的治疗方案，如定时注射胰岛素、分餐服药；依从性差的患者，尽量简化方案，选用每日一次用药的长效制剂等。

二、血糖监测

血糖监测是糖尿病管理的重要手段，为调整治疗方案提供关键依据。常见监测指标有空腹血糖、餐后血糖与糖化血红蛋白。空腹血糖反映基础胰岛素分泌及肝脏葡萄糖输出，一般建议糖尿病患者每周监测2～4次，新诊断、血糖波动大或调整治疗方案初期可适当增加监测频率。餐后血糖能直观展现进食后血糖控制状态，对以餐后高血糖为突出表现的患者尤为重要，通常监测餐后2h血糖，其数值应控制在一定范围，如一般糖尿病患者餐后2h血糖建议控制在10mmol/L以下。糖化血红蛋白则反映过去2～3个月平均血糖水平，是评估长期血糖控制的金标准，治疗初期每3个月检测一次，血糖达标后可每半年检测一次，理想状态下应控制在7%以内，对于病情较轻、无并发症的年轻患者，可尝试控制在6.5%甚至更低；而老年患者、合并严重并发症者，可适当放宽至8%左右。

血糖监测方法分为自我血糖监测（SMBG）与连续动态血糖监测（CGM）。SMBG操作简便、成本低，患者可在家中使用血糖仪自行操作，采血部位多为指尖，能即时获取血糖值，便于及时发现低血糖或高血糖并采取应对措施，如低血糖时及时补充含糖食物。但其缺点是只能反映点血糖，无法完整呈现血糖波动全貌，且频繁采血给患者带来一定痛苦。CGM系统则通过传感器持续监测组织间液葡萄糖浓度，可提供连续、全面的血糖信息，能发现隐匿性高血糖、低血糖，尤其适用于血糖波动大、无症状低血糖或频发低血糖的患者，如1型糖尿病患者、胰岛功能差的脆性糖尿病患者。不过，CGM设备价格相对昂贵，传感器需定期更换，数据解读相对复杂，目前尚未普及。患者可根据自身经济状况、病情特点在医生指导下选择合适的监测方式，必要时二者结合，实现精准血糖管理。

三、胰岛素及其类似物

（一）降糖机制

胰岛素是机体内唯一降低血糖的激素，其降糖机制主要是与靶细胞膜上的胰岛素受体结合，激活受体酪氨酸激酶，引发一系列信号转导过程。一方面，促进细胞对葡萄糖的摄取，尤其是骨骼肌、脂肪组织等外周靶组织，使葡萄糖转运蛋白（GLUT4）转位至细胞膜表面，加速葡萄糖转运进入细胞内；另一方面，增加糖原合成酶活性，抑制糖原磷酸化酶，促使葡萄糖合成糖原储存起来，减少糖原分解。同时，胰岛素还抑制糖异生途径的关键酶，如丙酮酸羧化酶、磷酸烯醇式丙酮酸羧激酶等，降低肝脏葡萄糖输出。此外，在脂肪代谢上，胰岛素促进脂肪合成，抑制脂肪分解，减少游离脂肪酸和酮体生成；在蛋白质代谢领域，它刺激细胞摄取氨基酸，增加蛋白质合成，抑制蛋白质分解，助力机体维持正氮平衡。

胰岛素类似物是通过基因工程技术对人胰岛素的氨基酸序列进行修饰改造而成。与传统胰岛素相比，其优势显著。速效胰岛素类似物，如门冬胰岛素、赖脯胰岛素，结构改变后在皮下注射部位更易解离为单体，吸收迅速，起效时间大幅缩短至10～15 min，能更好地模拟餐时胰岛素分泌，有效控制餐后血糖高峰，且作用持续时间短，降低了下一餐前低血糖风险。长效胰岛素类似物，像甘精胰岛素、地特胰岛素，在制剂工艺上有所创新，形成缓释剂型，平稳缓慢释放，作用时间长达24 h甚至更久，每日只需注射一次，就能提供稳定的基础胰岛素水平，减少血糖波动，低血糖发生率也相对较低。

（二）临床应用

1型糖尿病患者因自身胰岛β细胞被破坏，胰岛素绝对缺乏，必须终身依赖外源性胰岛素替代治疗，一般采用基础-餐时胰岛素方案，即每日注射一次长效胰岛素类似物提供基础胰岛素，三餐前注射速效胰岛素类似物控制餐后血糖。例如，一位15岁的1型糖尿病学生，每日学习生活节奏快，基础-餐时胰岛素方案能灵活应对三餐进食差异与课间活动能量消耗，维持血糖平稳，保障正常学习与生长发育。

2型糖尿病患者在饮食、运动及口服降糖药治疗效果不佳，或处于特殊生理病理阶段，如围手术期、妊娠期、合并严重感染、急性并发症等，也需启用胰岛素治疗。对于新诊断的2型糖尿病患者，若糖化血红蛋白≥9.0%或空腹血糖≥11.1 mmol/L，伴有明显高血糖症状，可短期使用胰岛素强化治疗，部分患者胰岛功能可得到一定程度恢复，后续有望改为口服降糖药。如一位50岁新诊断的2型糖尿病患者，体形肥胖，空腹血糖13 mmol/L，糖化血红蛋白10%，接受2～3周胰岛素强化治疗后，血糖显著下降，胰岛功能改善，后续加用二甲双胍等口服药持续控糖。

不同剂型胰岛素临床应用场景各异。短效胰岛素，如普通胰岛素，可在病情紧急时静脉输注，快速降糖，常用于糖尿病酮症酸中毒、高渗性昏迷等急性并发症抢救；中效胰岛素，如低精蛋白锌胰岛素，作用时间12～18 h，可每日注射1～2次，补充基础胰岛素，但低血糖风险相对较高，目前应用逐渐减少；长效胰岛素类似物作用持久平稳，适用于提供稳定基础胰岛素分泌，是2型糖尿病患者基础胰岛素补充的优选；预混胰岛素包含短效与中效成分，如预混人胰岛素30R（含30%短效、70%中效）、预混胰岛素类似物50R（含50%速效、50%中效）等，兼顾基础与餐后血糖控制，使用方便，每日注射2～3次，适用于生活规律、胰岛功能较差、血糖波动不大的患者，简化注射程序，但剂量调整相对复杂，需精细摸索。

（三）不良反应

低血糖是胰岛素治疗最常见且危害较大的不良反应。当胰岛素剂量相对过量、未按时进食、运动量突然增加或空腹饮酒等情况时易发生。轻度低血糖表现为心慌、手抖、出汗、饥饿感等交感神经兴奋症状，此时若及时补充含糖食物，如几块糖果、半杯果汁等，可迅速缓解；严重低血糖可致意识障碍、昏迷，甚至危及生命，需立即静脉注射葡萄糖急救。为预防低血糖，患者应规律饮食、运动，按时按量注射胰岛素，外出携带含糖食品，定期监测血糖并及时调整胰岛素剂量。

过敏反应相对少见，可表现为局部过敏，注射部位瘙痒、红肿、硬结，多在注射后数小时至数天出现；也有全身过敏反应，如荨麻疹、呼吸困难、过敏性休克等。过敏原因与胰岛素制剂中的杂质、添加剂，以及个体过敏体质有关。一旦出现过敏，轻者可更换胰岛素剂型、品牌，采用脱敏疗法；重者需停用胰岛素，改用其他降糖措施，并给予抗过敏治疗。

长期使用胰岛素还可能导致体重增加，这主要是因为胰岛素促进葡萄糖利用、脂肪合成，同时改善血糖后，高糖毒性对食欲的抑制解除，患者进食量可能增加。患者一方面要合理控制饮食，避免热量摄入超标；另一方面可联合使用有减重作用的降糖药，如二甲双胍、GLP-1受体激动剂等，抵消体重上升趋势。此外，局部脂肪萎缩或增生也时有发生，多因长期在同一部位注射胰岛素，影响脂肪代谢，故患者需定期轮换注射部位，避免在同一部位反复注射。

四、口服降糖药

（一）磺酰脲类

磺酰脲类降糖药属于促胰岛素分泌剂，其作用机制是与胰岛β细胞膜上的磺酰脲受体特异性结合，关闭ATP敏感钾通道，使细胞内钾离子外流减少，细胞膜去极化，进而开放电压依赖性钙通道，细胞外钙离子内流增加，触发胰岛素囊泡释放胰岛素，从而降低血糖。

此类药物适用于经饮食、运动治疗后血糖控制仍不理想的2型糖尿病患者，尤其是胰岛功能尚存，空腹及餐后血糖均升高者。但1型糖尿病、糖尿病酮症酸中毒、严重肝肾功能不全、对磺胺类过敏等患者禁用。以格列本脲为例，降糖作用强、价格低廉，广泛应用于临床，但由于其降糖效力持久，易引发低血糖，且低血糖持续时间长、纠正困难，故老年患者、肝肾功能欠佳者使用需谨慎，一般从小剂量起始，如初始剂量0.25 mg/d，根据血糖逐渐调整剂量，最大剂量不超过15 mg/d；格列齐特降糖作用温和，能降低血小板聚集，改善微循环，有利于防治糖尿病微血管并发症，适用于伴有心血管高危因素的患者，常用剂量40～320 mg/d，分1～2次服用；格列喹酮主要经胆道排泄，受肾功能影响小，适用于轻度肾功能不全的2型糖尿病患者，初始剂量15 mg/d，最大剂量180 mg/d，分2～3次餐前服用。服用磺酰脲类药物时需注意按时进餐，避免漏餐、空腹饮酒，以防低血糖发生，同时定期监测血糖、肝肾功能，及时调整剂量。

（二）双胍类

双胍类药物的主要作用机制是抑制肝糖原异生，减少肝脏葡萄糖输出；提高外周组织，如骨骼肌、脂肪组织对葡萄糖的摄取与利用，促进葡萄糖无氧酵解；还可抑制肠道对葡萄糖的吸收，降低食欲，减少热量摄入。

二甲双胍是双胍类的代表药物，也是目前全球应用最广泛的口服降糖药之一，是2型糖尿病患者控制高血糖的一线用药与全程用药，尤其适用于肥胖或超重的2型糖尿病患者。研究表明，肥胖2型糖尿病患者使用二甲双胍治疗，不仅能有效降糖，还可减轻体重，改善胰岛素抵抗，降低心血管疾病风险。如一项纳入数千例患者的临床研究发现，使用二甲双胍治疗1年后，患者平均体重下降2～3 kg，HbA1c降低1.0%～1.5%。二甲双胍可单用，也可与其他降糖药联合使用，协同增效。常用剂型有普通片、肠溶片、缓释片，普通片胃肠道反应相对明显，宜餐中或餐后服用；肠溶片在肠道溶解，减少胃部刺激，可餐前半小时服用；缓释片缓慢释放，每日一次给药，提高患者依从性，晚餐时或餐后服用。初始剂量一般为0.25 g/d，可逐渐加量至1.0～2.0 g/d，分2～3次服用，最大剂量不超过2.55 g/d。不良反应主要是胃肠道不适，如恶心、呕吐、腹泻、腹痛等，多出现在用药初期，随用药时间延长多可耐受。从小剂量起始、逐渐加量可减轻胃肠道反应。此外，长期大剂量使用需关注维生素B12缺乏风险，定期监测血常规、维生素B12水平，有肾功能不全、严重感染、缺氧、酗酒等情况时，需谨慎使用或减量使用。

（三）α－葡萄糖苷酶抑制剂

α－葡萄糖苷酶抑制剂通过竞争性抑制小肠黏膜刷状缘的α－葡萄糖苷酶，延缓碳水化合物分解为单糖，从而减慢葡萄糖吸收速度，降低餐后血糖峰值，不影响空腹血糖水平。

适用于以碳水化合物为主要食物成分且餐后血糖升高的患者，可单独应用，也可与其他降糖药联合。尤其适用于亚洲人群，因亚洲饮食结构中碳水化合物占比较高。阿卡波糖是该类药物的代表，用餐前即刻整片吞服或与前几口食物一起咀嚼服用，一般初始剂量为50mg，每日3次，根据餐后血糖调整剂量，最大剂量可至300mg/d。临床实践显示，使用阿卡波糖治疗的患者，餐后血糖可降低3～5mmol/L，HbA1c降低0.5%～1.0%。常见不良反应为胃肠道胀气、排气增多、腹痛、腹泻等，因未被消化的碳水化合物在肠道被细菌分解产气所致，一般随用药时间推移或适当调整饮食结构（减少产气食物摄入）可逐渐减轻，若不良反应严重，需调整药物剂量或停药。

（四）非磺酰脲类促胰岛素分泌剂

非磺酰脲类促胰岛素分泌剂，包括瑞格列奈、那格列奈等，与磺酰脲类（如格列本脲，格列齐特等）药物降糖机制相似，均刺激胰岛β细胞分泌胰岛素，但结合位点不同。非磺酰脲类药物与胰岛β细胞膜上的特异性受体结合，作用迅速、短暂，具有“快开－快闭”特点，仅在进餐时刺激胰岛素快速释放，模拟生理性胰岛素分泌，有效降低餐后血糖，且低血糖风险相对较小。

适用于2型糖尿病患者，尤其是餐后血糖升高为主、饮食不规律或老年患者。瑞格列奈通常餐前15min内服用，初始剂量0.5mg，最大单次剂量4mg，每日最大剂量16mg，根据进餐次数与血糖调整剂量，使用方便灵活，能较好适应生活节奏变化；那格列奈起效更快，餐前即刻服用即可，常用剂量60～120mg，每日3次。此类药物主要经肝脏代谢，肝功能不全者慎用，与其他降糖药联合使用时，低血糖风险增加，需加强血糖监测。

（五）噻唑烷二酮类胰岛素增敏剂

噻唑烷二酮类胰岛素增敏剂作为过氧化物酶体增生物激活受体γ（PPARγ）激动剂，主要通过增强外周组织，如骨骼肌、脂肪组织对胰岛素的敏感性，促进细胞对葡萄糖的摄取与利用，改善胰岛素抵抗，从而降低血糖。此外，该类药物还可调节脂肪代谢，降低游离脂肪酸水平，对血脂有一定改善作用，部分患者甘油三酯、低密度脂蛋白胆固醇水平有所下降，而高密度脂蛋白胆固醇水平上升。

此类药物适用于存在胰岛素抵抗的2型糖尿病患者，尤其是肥胖、血脂异常者，可单用或与其他降糖药联用。罗格列酮常用剂量4～8 mg/d，分1～2次服用；吡格列酮15～45 mg/d，每日一次。此外，此类药物有一些不良反应需关注。水肿是常见问题，多因水钠潴留引起，心功能不全患者禁用，用药过程中需监测体重、下肢水肿情况。部分患者可能出现肝损害，用药前及用药期间需定期检测肝功能，若转氨酶升高超过正常上限2.5倍，应停药。此外，噻唑烷二酮类胰岛素增敏剂还可能增加骨折风险，尤其是女性患者，用药期间需注意补充钙剂和维生素D，以预防骨质疏松。

第四节　肾上腺皮质功能相关疾病

肾上腺皮质功能相关疾病涉及肾上腺皮质激素分泌异常，对机体代谢和生理功能产生广泛影响。肾上腺皮质激素包括糖皮质激素、盐皮质激素等，其分泌失衡可引发多种病症，药物治疗在纠正激素紊乱、缓解症状、维持机体稳态方面起着关键作用。

一、肾上腺皮质功能减退症

肾上腺皮质功能减退症依据病因可分为原发性与继发性。原发性肾上腺皮质功能减退症的常见病因包括自身免疫性肾上腺炎，机体免疫系统错误攻击肾上腺皮质，致使肾上腺组织受损，功能衰退；肾上腺结核曾是重要病因，结核菌感染破坏肾上腺皮质结构与功能；此外，真菌感染、肾上腺肿瘤转移、先天性肾上腺发育不全等也可引发。继发性肾上腺皮质功能减退症多因下丘脑–垂体疾病，如垂体肿瘤、下丘脑炎症等，导致促肾上腺皮质激素（ACTH）分泌不足，进而肾上腺皮质得不到足够刺激，激素分泌减少。长期大剂量使用外源性糖皮质激素，反馈抑制下丘脑–垂体–肾上腺轴，突然停药后，肾上腺皮质功能不能迅速恢复，也会导致功能减退。

临床表现多样。原发性肾上腺皮质功能减退症患者典型特征是全身皮肤色素加深，尤其在暴露部位、摩擦部位，如面部、颈部、手背、乳晕、腰带处等。这是由于ACTH与促黑素细胞激素分泌增多，刺激黑素细胞合成黑色素。患者还常伴有乏力、倦怠、食欲减退、恶心、呕吐、体重减轻、头晕、直立性低血压等非特异性症状。因糖皮质激素缺乏，机体糖代谢、水盐代谢紊乱，能量供应不足，血管张力调节失常。

在应激状态下，如感染、手术、创伤时，症状加剧，甚至可诱发肾上腺危象，表现为高热、休克、昏迷等危及生命的状况。继发性肾上腺皮质功能减退症患者肤色多较苍白，因ACTH分泌不足，缺乏对黑素细胞刺激，其他症状与原发性相似，但程度可能稍轻，且一般无皮肤色素沉着表现。肾上腺皮质功能减退症若不及时诊治，会严重影响患者生活质量，甚至危及生命，故早期诊断、合理治疗至关重要。

二、肾上腺皮质激素类药物应用情况

（一）激素替代治疗

肾上腺皮质激素类药物的激素替代治疗是针对肾上腺皮质功能减退症等疾病的关键疗法。对于急慢性肾上腺皮质功能减退症，无论是原发性病因（如自身免疫破坏、结核感染），还是继发性的下丘脑–垂体疾病所致，激素替代旨在补充机体缺乏的肾上腺皮质激素，模拟生理状态下激素分泌模式，维持机体正常代谢和生理功能。

在急性肾上腺皮质功能减退症（如肾上腺危象）时，需迅速静脉输注氢化可的松，以纠正严重的糖皮质激素缺乏状态。补充足够糖皮质激素可提升血压、改善休克症状、恢复机体应激能力，为后续治疗争取时间。慢性肾上腺皮质功能减退症患者则需长期规律口服糖皮质激素，如氢化可的松、泼尼松等。通常模拟人体皮质醇分泌节律，清晨剂量相对较大，傍晚稍小，以维持糖代谢、抗炎、免疫调节等功能稳定，保障患者正常日常活动。部分患者还需联合盐皮质激素，如醋酸去氧皮质酮，促进钠重吸收，维持水盐平衡，保证血容量与血压稳定，防止因盐皮质激素缺乏引发的低钠血症、低血压。激素替代治疗意义重大，能显著改善患者乏力、厌食、低血压等不适症状，提高生活质量，让患者正常生活和工作，预防肾上腺危象等致命并发症，是这类患者维持生命健康的基石。

（二）注意事项

使用肾上腺皮质激素类药物过程中，严密监测必不可少。需定期检测电解质，因糖皮质激素影响钠、钾代谢，可能引发低血钾、高钠血症。糖皮质激素使用不当也会导致水钠潴留或低钠血症，依据检测结果调整药物剂量、指导饮食钠钾摄入。血糖监测同样关键，糖皮质激素升高血糖，长期用药可诱发或加重糖尿病，尤其对糖尿病高危人群或已有血糖异常者，及时发现血糖波动，必要时联合降糖药物控制血糖。此外，还应关注血压、血常规、肝肾功能等指标，了解药物对全身多系统的影响。

突然停用肾上腺皮质激素类药物会引发严重后果。由于长期用药会使下丘脑–垂体-肾上腺轴受抑制，导致肾上腺皮质萎缩，突然停药会使体内激素骤减，可能引发肾上腺危象，表现为高热、恶心、呕吐、低血压、休克等，危及生命。因此，停药时需遵循逐渐减量原则，在病情稳定后，缓慢减少药物剂量，给肾上腺皮质恢复功能的时间，在此过程中，需密切观察患者症状、体征及激素水平变化。

长期使用肾上腺皮质激素副作用不容小觑。骨质疏松是常见并发症，糖皮质激素抑制成骨细胞活性、促进破骨细胞分化，减少骨形成、增加骨吸收，使骨密度降低，患者易发生骨折。用药期间需补充钙剂和维生素D，定期进行骨密度检测，必要时使用抗骨质疏松药物。长期使用肾上腺皮质激素还会增加感染风险，抑制机体免疫功能，易引发细菌、真菌或病毒感染。日常需注意防护，感染发生时应及时进行抗感染治疗，并评估是否需要调整激素剂量。此外，长期大剂量使用肾上腺皮质激素可致向心性肥胖、满月脸、水牛背、皮肤紫纹、痤疮等库欣综合征表现，影响患者的外貌和心理。因此，在治疗过程中需权衡利弊，尽量降低副作用的危害。

三、糖皮质激素

（一）生理作用

糖皮质激素在生理剂量下对机体代谢起着关键的调节作用。在糖代谢方面，它促进肝脏糖原合成，增强糖原合成酶活性，同时抑制糖原分解，减少葡萄糖生成。此外，糖皮质激素还减少外周组织对葡萄糖摄取利用，升高血糖，保障机体在应激状态下（如饥饿、运动、精神紧张等）有充足的能量供应。此时，糖皮质激素分泌增加，维持血糖稳定。

对于蛋白质代谢，糖皮质激素促使肌肉、骨骼等外周组织蛋白质分解，释放氨基酸入血，一方面这些氨基酸为肝脏糖异生提供原料；另一方面糖皮质激素抑制蛋白质合成。长期大量使用糖皮质激素可导致肌肉萎缩、骨质疏松、皮肤变薄、伤口愈合延迟等，这是由于蛋白质过度消耗和合成不足所致。

在脂肪代谢方面，糖皮质激素促进脂肪分解，使脂肪酸释放入血供能，且重新分布脂肪，造成向心性肥胖。这种肥胖表现为面部、颈部、躯干部脂肪堆积，而四肢脂肪减少。这是由于不同部位脂肪细胞对糖皮质激素敏感性存在差异：躯干部位的敏感性较高，脂肪合成增加、分解减少；四肢则相反。

在水和电解质代谢方面，糖皮质激素有较弱的保钠排钾作用，类似于盐皮质激素，促进肾小管对钠的重吸收和钾的排泄，但其作用强度远不及盐皮质激素。此外，糖皮质激素还增加肾小球滤过率，促进水的排泄，在维持机体水盐平衡和血容量稳定中与其他激素协同发挥作用，确保内环境稳态。

（二）药理作用

糖皮质激素具有强大抗炎作用，是诸多炎性疾病的治疗基石。炎症初期，它使发炎部位血管收缩，降低毛细血管通透性，减少渗出、充血和肿胀，抑制白细胞浸润、游走和聚集，从而减轻关节炎患者的关节红、肿、热、痛。炎症后期，它抑制成纤维细胞增生和肉芽组织形成，减少粘连和瘢痕形成，有利于组织修复，例如预防烧伤后瘢痕挛缩。其抗炎机制复杂，通过抑制磷脂酶A_2，减少花生四烯酸生成，进而减少前列腺素和白三烯等炎性介质的合成；稳定溶酶体膜，阻止水解酶释放，减轻组织损伤；还抑制多种炎性细胞因子（如肿瘤坏死因子-α、白细胞介素-1等）的表达，全方位抑制炎症反应。

免疫抑制方面，糖皮质激素对免疫过程的多个环节起作用。它抑制巨噬细胞的吞噬和处理抗原能力，减少抗原呈递；抑制T淋巴细胞、B淋巴细胞的增生分化，降低免疫活性细胞的数量；减少抗体生成，抑制细胞免疫与体液免疫。因此，糖皮质激素常用于防治器官移植排斥反应和自身免疫性疾病（如系统性红斑狼疮、类风湿关节炎等），缓解病情进展，减轻组织器官损伤。

糖皮质激素的抗休克作用显著，尤其在感染中毒性休克中，大剂量糖皮质激素能扩张痉挛血管，改善微循环，增强心肌收缩力，增加心排血量；稳定溶酶体膜，防止心肌抑制因子形成，保护心肌；还抑制炎症介质释放，减轻全身炎症反应综合征，降低休克病死率。在过敏性休克中，糖皮质激素辅助肾上腺素等药物，缓解过敏症状，减轻气道水肿和痉挛，改善呼吸和循环障碍。

四、盐皮质激素

（一）生理作用

盐皮质激素以醛固酮为代表，由肾上腺皮质球状带分泌，对维持水盐代谢平衡至关重要。它主要作用于肾脏远曲小管和集合管，促进钠离子重吸收，同时排泄钾离子，保钠排钾，维持细胞外液钠、钾浓度稳定，保证渗透压平衡，进而稳定血容量和血压。醛固酮与肾小管上皮细胞内的盐皮质激素受体结合，激活基因转录，上调钠通道和钠钾泵等蛋白表达，增强钠转运功能。

在水代谢协同调节方面，醛固酮的保钠作用使细胞外液渗透压升高，刺激下丘脑渗透压感受器，促使抗利尿激素分泌增加，肾小管对水的重吸收增多，维持体液量平衡，确保机体各器官组织有适宜的灌注压与体液环境。例如人体在大量出汗或腹泻后，醛固酮分泌增加，减少钠和水的丢失，维持内环境稳态。

（二）药理作用

在原发性肾上腺皮质功能减退症的治疗中，盐皮质激素是重要的补充。由于肾上腺皮质受损，醛固酮分泌不足，患者出现低钠血症、高钾血症、低血压等水盐代谢紊乱，以及循环衰竭的风险。此时，补充醋酸去氧皮质酮等盐皮质激素，可以纠正电解质失衡，升高血压，改善患者虚弱、头晕、乏力等症状，提高生活质量。盐皮质激素与糖皮质激素联合使用，能够全方位替代肾上腺皮质功能。

盐皮质激素应用时，与糖皮质激素协同互补。二者分泌调节机制不同，糖皮质激素受下丘脑-垂体-肾上腺轴调控，盐皮质激素主要受肾素-血管紧张素-醛固酮系统调节，联合使用时，需依据患者肾上腺皮质功能减退病因和程度精细调整剂量，模拟生理状态下激素分泌谱。例如，急性肾上腺皮质功能减退危象中，氢化可的松迅速补充糖皮质激素抗炎、抗休克，同时适量盐皮质激素稳定水盐电解质，挽生命于危急；慢性治疗时，二者规律口服，定期复查评估，维持机体代谢和生理功能的稳定。但联合用药需警惕过度治疗，密切监测电解质、血压、水肿等指标，避免医源性高血压、水肿、低血钾等并发症，确保治疗精准、安全、有效。

综上所述，内分泌系统疾病的药物治疗涵盖了从糖尿病的降糖药到甲状腺疾病的相关激素调节药，再到肾上腺皮质激素类药物以及性激素类药物等，每类药物都有其独特性与适用场景。在实际应用中，需充分考虑患者个体差异，如年龄、性别、疾病类型与严重程度等因素来选择合适药物，并密切关注不良反应，做好用药监测与剂量调整，以此保障药物治疗的有效性与安全性，助力患者维持内分泌系统的相对稳定状态。

第十二章　神经系统疾病的药物治疗

神经系统在人体中起着主导和调控的关键作用，一旦出现疾病，往往会引发诸如疼痛、感觉及运动功能障碍、精神异常等多样且复杂的症状，给患者的生活质量带来极大影响。药物治疗是应对神经系统疾病的重要手段，涵盖了诸多不同类型的药物。从缓解疼痛的镇痛药，到调节精神状态的抗精神失常药，再到兼具解热、镇痛、抗炎等作用的各类药物，它们依据不同的作用机制发挥功效，且各自有着特定的临床应用场景和不良反应情况。准确掌握这些药物知识，依据患者的具体病症、身体状况等合理选用并规范用药，对于有效控制神经系统疾病、改善患者预后至关重要。

第一节　神经系统疾病概述及常见类型

一、神经系统疾病范围

神经系统由中枢神经系统（脑和脊髓）和周围神经系统（脑神经、脊神经及神经节等）组成，掌控着感觉、运动、认知、情感等诸多功能。神经系统疾病的范畴广泛，累及这一网络的各个层面。中枢神经系统病变包括脑血管意外，如脑梗死、脑出血，发病急骤，严重威胁生命；中枢神经系统感染，如脑炎、脑膜炎，可致高热、头痛、意识障碍；神经退行性疾病，如阿尔茨海默病和帕金森病，会渐进性侵蚀患者的认知与运动能力。周围神经系统疾病则包含三叉神经痛，其疼痛发作如电击般剧烈；面神经炎，可引发面部肌肉运动障碍，导致面瘫；吉兰–巴雷综合征，常使肢体对称性无力，感觉减退。此外，还有诸如癫痫这种发作性疾病，大脑神经元异常放电，致使患者突发抽搐、意识丧失，以及偏头痛等原发性头痛疾病，给患者生活质量带来极大影响。

二、发病机制

神经系统疾病的发病机制错综复杂。在感染因素方面，细菌、病毒、真菌等病原体入侵神经系统后，可能直接破坏神经组织，如单纯疱疹病毒引发的脑炎，病毒在脑内大量复制，致使神经元受损；也可能通过激发免疫反应间接损伤神经，例如乙型脑炎病毒感染诱发机体免疫过度应答，炎症累及中枢神经系统。血管病变是关键一环。动脉硬化使血管管腔狭窄、血流受阻，脑供血不足引发脑梗死；高血压导致脑血管破裂，形成脑出血；血管炎累及神经滋养血管，造成神经缺血、缺氧性损伤。肿瘤无论是原发性脑肿瘤，还是转移性肿瘤，皆可压迫、浸润周围神经组织，阻碍神经信号传导，还会引发脑水肿，升高颅内压，进一步损害神经系统功能。外伤如颅脑损伤、脊髓损伤，瞬间的外力冲击可直接折断神经轴突、损伤神经元胞体，或导致血管破裂出血，继发血肿压迫神经组织。遗传因素在一些疾病中起着决定性作用。例如，亨廷顿舞蹈症，特定基因突变致使神经细胞内蛋白异常聚集，干扰细胞正常功能；遗传性共济失调因遗传缺陷，影响神经系统的协调与平衡控制能力。免疫异常同样不容忽视。自身免疫性疾病多发性硬化，机体免疫系统错误攻击自身髓鞘，神经冲动传导受阻；重症肌无力则是自身抗体作用于神经–肌肉接头处，削弱肌肉收缩力量。

三、常见病症

头痛是极为常见的神经系统症状，发病机制多元。颅内、外痛敏结构受刺激，痛觉经传导通路传至大脑皮质引发痛感。原发性头痛中的偏头痛，常伴先兆症状，如眼前闪光、暗点，随后单侧头部搏动性剧痛，可持续数小时至数天，与遗传、内分泌、饮食等因素相关；紧张性头痛多表现为双侧头部紧箍样、压迫样疼痛，源于头颈部肌肉长期紧张。继发性头痛多有明确病因，如颅内感染引发的头痛伴高热、颈项强直；颅内占位病变所致头痛，随肿瘤生长逐渐加重，还可能伴有呕吐、视力障碍。意识障碍表现为觉醒度和意识内容的改变，从嗜睡（可被唤醒，能正确回答问题）、昏睡（强刺激可被唤醒，答非所问）到昏迷（不能唤醒）。病因包括脑部严重缺氧，如心肺复苏后大脑长时间缺血缺氧；代谢紊乱，如肝性脑病、尿毒症脑病，体内毒素蓄积干扰大脑代谢；颅内病变，如大面积脑梗死、脑出血致脑组织受压、功能受损。感觉障碍涵盖感觉减退、缺失，如糖尿病周围神经病变，患者肢体末端麻木，对疼痛和温度觉不敏感；感觉过敏，轻微刺激就引发强烈疼痛，常见于带状疱疹后神经痛；异常感觉，如蚁走感、烧灼感，多发性神经炎患者常有此体验。运动障碍包括肢体无力，如运动神经元病致使肌肉逐渐萎缩、无力，最终丧失运动功能；肌张力异常，帕金森病患者肌张力增高，肢体僵硬、活动迟缓，而小脑病变可致肌张力降低，动作不协调，出现共济失调，表现为步态不稳、指鼻试验不准。癫痫发作的本质是大脑神经元异常同步放电。全面性发作时，患者突发意识丧失、全身强直–阵挛抽搐，牙关紧闭、口吐白沫；部分性发作仅表现为局部肢体抽搐、感觉异常，发作范围和症状取决于异常放电起始脑区。这些常见病症往往相互关联，一种疾病可能引发多种症状，多种病症也可能指向同一潜在病因，为神经系统疾病的诊断与治疗带来诸多挑战。

第二节　中枢神经系统兴奋药的应用

中枢神经系统兴奋药是一类能提高中枢神经系统功能活动、解除中枢抑制状态的药物，依作用部位可分为主要兴奋大脑皮层的药物和主要兴奋延髓呼吸中枢的药物，在神经系统疾病治疗中起着重要作用，犹如给神经系统功能“加油打气”，助力其恢复正常活力。

一、药物分类及作用机制

（一）兴奋大脑皮层的药物

此类药物主要作用于大脑皮层，提升皮层神经细胞的兴奋性，促进脑细胞代谢，进而优化大脑机能。以咖啡因（caffeine）为例，它作为一种广泛存在于咖啡、茶等饮品中的天然生物碱，也是临床常用药物成分，如安钠咖。小剂量（50～200mg）的咖啡因选择性地兴奋大脑皮层，驱走睡意、减轻疲劳，让使用者精神焕发、思维敏捷，工作效率得以显著提高。从作用机制来看，咖啡因能够阻断腺苷受体，腺苷作为一种内源性的神经调质，通常具有抑制神经元活动、促进睡眠的作用，咖啡因阻断其受体后，神经元的兴奋性得以增强。同时，咖啡因还可调节细胞内钙离子浓度，影响神经递质的释放，进一步激发大脑皮层的功能活动。除咖啡因外，哌甲酯（methylphenidate）也是这类药物的典型代表，它能够抑制多巴胺和去甲肾上腺素的再摄取，使突触间隙中这两种神经递质浓度升高，从而增强大脑皮层的兴奋状态，改善注意力、减轻疲劳感，常用于治疗注意缺陷与多动障碍（ADHD）等疾病，帮助患者集中精力，提升学习与生活能力。

（二）兴奋延髓呼吸中枢的药物

这一类药物又被称为呼吸兴奋药，其核心作用是兴奋延髓呼吸中枢，直接或间接作用于该中枢，促使呼吸频率加快、深度增加，部分药物还对血管运动中枢有一定兴奋作用，在应对呼吸抑制状况时发挥关键功效。尼可刹米（nikethamide，可拉明）是其中的短效代表药物，属于烟酰胺类化合物。它既能直接兴奋延髓呼吸中枢，又可刺激颈动脉体和主动脉体化学感受器，反射性地兴奋呼吸中枢，增强呼吸中枢对二氧化碳（CO_2）的敏感性，进而实现呼吸的加深加快。在临床应用中，常用于各种原因所致的中枢性呼吸抑制，如肺心病引发的呼吸衰竭、麻醉药或其他中枢抑制药中毒导致的呼吸抑制等。洛贝林（lobeline，山梗菜碱）则是从山梗菜中提取的生物碱，现多为人工合成。其主要通过兴奋颈动脉体和主动脉体化学感受器，反射性兴奋呼吸中枢，具有作用迅速、温和，维持时间短，但安全性高、不易引发惊厥的优势，广泛应用于新生儿窒息、小儿感染性疾病引起的呼吸衰竭、一氧化碳（CO）中毒引起的呼吸抑制及中枢抑制药中毒导致的呼吸抑制的急救场景。从分子层面解析，这些药物作用于呼吸中枢神经元上的特定受体或离子通道，调节神经元的放电频率与节律，促使呼吸相关神经元发放更多冲动，驱动呼吸肌规律收缩，保障机体的供氧和二氧化碳排出。

二、主要兴奋大脑皮质的药物

（一）咖啡因

咖啡因天然存在于咖啡豆、茶叶等植物中，也可通过化学合成制备。为白色结晶性粉末，无臭，味苦。在体内，咖啡因口服或注射均易吸收，吸收后可迅速分布至全身各组织，能透过血脑屏障和胎盘屏障，在肝脏中经细胞色素P450酶系代谢，其代谢产物包括甲基尿酸等，主要经肾脏排泄。临床上，咖啡因常用于解救因严重感染性疾病、镇静催眠药或抗组胺药过量引起的呼吸及循环衰竭。它通过兴奋呼吸中枢与血管运动中枢，助力患者恢复正常呼吸与血液循环。此外，咖啡因还常与解热镇痛药配伍制成复方制剂，用于缓解一般性头痛。其作用机制是收缩脑血管，缓解血管扩张带来的牵拉刺激，从而止痛。它还可与麦角胺配伍，用于治疗偏头痛，协同对抗偏头痛发作时的脑血管异常舒缩状态。然而，使用咖啡因时也需警惕不良反应。在治疗量下不良反应相对较少，但较大剂量可引发激动、不安、失眠等精神症状。剂量过大还可能导致反射亢进、心动过速、呼吸加快，甚至惊厥。此外，咖啡因可增加胃酸分泌，因此消化性溃疡患者禁用。在婴幼儿高热时，由于其神经系统发育不完善，易受咖啡因刺激而引发惊厥，因此不宜使用含咖啡因的复方制剂退热。

（二）吡拉西坦

吡拉西坦化学名为2-氧代-1-吡咯烷基乙酰胺，是一种人工合成的γ-氨基丁酸（GABA）衍生物。其合成方法较为成熟，通过特定的化学合成路线，以相应原料经多步反应制得。吡拉西坦对轻度及中度阿尔茨海默病具有一定疗效，能够改善患者的认知功能、记忆力与注意力。其作用机制主要涉及大脑神经元的代谢过程：一方面，它可促进大脑对葡萄糖的摄取与利用，为神经元活动提供充足能量；另一方面，吡拉西坦能增强神经元内的磷脂酰胆碱合成，优化细胞膜的结构与功能，从而提升神经元之间的信息传递效率。与传统的中枢神经系统兴奋药相比，吡拉西坦的优势在于其不良反应相对轻微，对心血管系统和呼吸系统的兴奋作用较弱，不易引发惊厥等严重不良反应因此，其安全性较高，患者耐受性良好，为阿尔茨海默病等慢性神经系统疾病的长期治疗提供了更优选择。

（三）盐酸哌甲酯

盐酸哌甲酯化学结构属于苯丙胺类衍生物，其分子结构中特定的官能团赋予它对中枢神经系统的兴奋特性。它对大脑皮质和皮质下中枢均有兴奋作用，能振奋精神，有效缓解抑郁状态，减轻疲乏感，让患者恢复活力与专注度。在临床实践中，盐酸哌甲酯广泛应用于注意缺陷与多动障碍（ADHD）的治疗，通过调节大脑神经递质失衡状态，尤其是增加多巴胺和去甲肾上腺素的有效浓度，使患儿注意力得以集中，学习能力显著提高，行为冲动性得到有效控制。此外，它还可用于治疗小儿遗尿症，通过兴奋中枢神经系统，增强对膀胱括约肌的调控能力；对轻度抑郁症、发作性睡病和中枢抑制药过量中毒也有一定疗效，助力患者恢复正常精神状态与觉醒水平。不过，使用盐酸哌甲酯时需格外谨慎，癫痫、高血压、青光眼患者禁用，因为它可能诱发癫痫发作、升高血压、增加眼内压，加重病情；长期服用可导致耐受性和依赖性产生，且可能抑制儿童生长发育，故用药期间需密切监测患儿生长指标，遵循医嘱合理用药，定期评估疗效与安全性，适时调整用药方案。

三、主要兴奋延髓呼吸中枢的药物

这一类药物重点作用于延髓呼吸中枢，在呼吸功能受抑制、通气不足危及生命的紧急关头，激发呼吸中枢活力，促使呼吸恢复正常节律与深度，为机体重新注入生命活力。

（一）尼可刹米

尼可刹米作为临床常用的呼吸兴奋剂，能选择性兴奋延髓呼吸中枢。它一方面直接作用于呼吸中枢神经元，提升其兴奋性；另一方面刺激颈动脉体和主动脉体化学感受器，反射性地兴奋呼吸中枢，在双重作用下，呼吸频率与深度显著增加，让患者呼吸有力。尤其适用于各种原因导致的中枢性呼吸抑制，如脑炎、脑膜炎侵袭大脑，抑制呼吸中枢；脑外伤、脑出血等颅脑损伤，压迫或损伤呼吸中枢功能；药物中毒，像吗啡、巴比妥类等过量，麻痹呼吸中枢引发呼吸衰竭，尼可刹米都能及时“唤醒”呼吸中枢，恢复通气。使用时，一般采用静脉注射，起效迅速。但不良反应也不容忽视，常见面部刺激征，患者脸部有灼烧、刺痛感，烦躁不安情绪滋生，肌肉抽搐，恶心、呕吐等胃肠不适；剂量过大时，会引发血压骤升、心跳加速、心悸不止，大汗淋漓，面部潮红似醉酒，甚至惊厥抽搐，危及生命。抽搐和惊厥患者禁用，因会加重病情；运动员慎用，避免影响竞技状态；孕妇、哺乳期妇女、儿童、老年患者用药需权衡利弊，遵医嘱谨慎使用。

（二）洛贝林

洛贝林又称山梗菜碱，其兴奋呼吸中枢的方式较为独特，并不直接作用于呼吸中枢，而是通过刺激颈动脉体和主动脉体的化学感受器，仿若敲响“警钟”，反射性地兴奋呼吸中枢。作用特点鲜明，起效如闪电般迅速，却又如昙花一现般短暂，不过安全范围颇为宽广，不易引发惊厥等严重不良反应，恰似一把温和的“呼吸启动器”。在儿科急救领域应用广泛，新生儿窒息时，宝宝呱呱坠地却无法自主呼吸，洛贝林配合清除呼吸道分泌物、人工呼吸或机械通气、吸氧、纠正酸中毒、保暖等综合措施，能快速激发呼吸反射，助力新生儿开启生命的第一次呼吸；CO中毒患者，大脑因缺氧而呼吸抑制，洛贝林可在紧急关头刺激呼吸中枢，恢复呼吸动力；小儿感染性疾病、肺炎等引发呼吸衰竭，它也能及时出手，为后续治疗争取宝贵时间。但使用时也需警惕，过量可致大汗淋漓、心动过速、低血压，甚至呼吸抑制、昏迷，犹如“过犹不及”，用药过程中务必严密监测，确保安全有效。

第三节　镇静催眠药的应用

镇静催眠药能有效缓解焦虑、诱导睡眠，在神经系统疾病治疗领域应用广泛，帮助患者重寻宁静与安睡。依化学结构与作用机制，可细分为苯二氮䓬类、巴比妥类及新型镇静催眠药，不同类别各有千秋。

一、苯二氮䓬类

苯二氮䓬类药物通过特异性结合中枢神经系统内的γ-氨基丁酸（GABA）A受体复合物上的苯二氮䓬（BZ）受点，奏响抑制性神经递质GABA的“增效乐章”。药物与BZ受点相拥后，氯离子通道开启频率显著提升，大量氯离子如潮水般涌入细胞内，神经元细胞膜超极化，神经兴奋性随之降低，恰似给兴奋的大脑“降温”，实现镇静催眠之效。此类药物还具有抗焦虑、抗惊厥、骨骼肌松弛及一定遗忘功效，恰似多面手，全方位守护神经系统的“安宁”。

（一）药理作用机制

苯二氮䓬类主要作用于大脑边缘系统，能有效减轻焦虑、恐惧等负面情绪；作用于脑干网状结构上行激活系统，如同调控睡眠“开关”，降低大脑皮质兴奋性，诱导睡眠降临。不同药物因药代动力学差异，起效与持续时间各异，如三唑仑短效，能快速引睡，帮助入睡困难者迅速入眠；氯硝西泮长效，可减少夜间觉醒，让早醒患者安睡至天亮。

（二）临床应用范围

本类药物在焦虑症治疗中，能迅速缓解焦虑情绪，改善心慌、心悸、坐立不安等症状，还可用于术前镇静，让患者以平和心态迎接手术；失眠症治疗时，依据睡眠障碍类型选药，入睡困难用短效，睡眠浅、易醒选中效，早醒用长效；在癫痫持续状态，地西泮静脉注射堪称“救命稻草”，能快速终止惊厥发作，部分药物对癫痫小发作、肌阵挛发作也有疗效；酒精戒断综合征治疗中，与酒精交叉耐受性使其成为安全替代品，帮助患者平稳度过戒断期。

（三）不良反应及药物依赖性

常见不良反应如嗜睡、头晕，用药初期或剂量调整时易发生，稍作适应或调整剂量多可消散；乏力、记忆力减退，少数患者会有此体验；长期使用，部分患者会出现共济失调。长期应用易产生耐受性和依赖性，需渐增加剂量维持疗效，且停药后可能有反跳现象，焦虑、失眠卷土重来，甚至引发惊厥等戒断症状，故停药应缓慢减量。

二、巴比妥类

巴比妥类药物曾是镇静催眠领域“老将”，如今虽应用受限，但其作用机制研究为新药研发铺就了基石。

（一）作用机制特点

这类药物直接作用于中枢神经系统，与GABAA受体（γ-氨基丁酸的A型受体）结合，延长氯离子通道开放时间，让氯离子持续涌入，强化神经元抑制。小剂量时如“温柔安抚”，起镇静作用；中等剂量似“强效催眠曲”，催人入眠；大剂量则如“深度麻醉剂”，接近麻醉效果，过量可致呼吸、心血管中枢麻痹，危及生命，恰似在“悬崖边缘”起舞。因此剂量把控至关重要。

（二）临床应用场景

常用于镇静催眠、抗惊厥、抗癫痫，也可用于在麻醉前给药。因其不良反应与成瘾性，在镇静催眠方面大多已被苯二氮䓬类及新型药物取代，仅在癫痫持续状态、高热惊厥等少数情况下应用。

（三）不良反应与药物依赖性

不良反应包含后遗效应，晨起后头晕、困倦；呼吸抑制，尤其在肺功能不全者中，风险显著增加；过敏反应，如皮疹、剥脱性皮炎偶有发生。长期使用，易产生耐受性与依赖性，停药后易发生戒断症状，如兴奋、失眠、焦虑、抽搐等，治疗较为棘手。

三、新型镇静催眠药

新型镇静催眠药为失眠治疗注入新活力，不良反应与依赖性相对较少，安全性和有效性获临床认可。

（一）唑吡坦

唑吡坦作为新型苯二氮䓬类衍生物，能精准激动GABAA受体调节氯离子通道，对正常睡眠时相干扰极小。主要用于短期失眠治疗，能迅速缩短睡眠潜伏期，减少夜间觉醒，延长总睡眠时间，让患者快速入睡、安睡整晚。不良反应轻微，多为口苦、头晕、乏力等，鲜有严重不良反应，晨起后“神清气爽”，无宿醉感。

（二）右佐匹克隆

右佐匹克隆是佐匹克隆的右旋单一异构体，能特异性结合GABAA受体，改善睡眠结构，增加深睡眠时间，提升睡眠质量。适用于多种失眠类型，入睡困难、睡眠维持障碍皆有良效，且耐受性、依赖性低，停药后反弹少，是长期失眠患者的理想选择。偶有口苦、口干、头痛等轻微不适，多可自行缓解，安全性高，助力患者畅享优质睡眠。

第四节　抗癫痫药的应用

一、癫痫的类型

癫痫是一种常见的神经系统疾病，其发作类型多样。依据发作症状及脑电图特点，可大致分为全面性发作和部分性发作。全面性发作又包含全身强直阵挛性发作、失神发作、肌阵挛发作及失张力发作等，此类发作通常起源于双侧脑半球，发病初期多伴有意识障碍。部分性发作则起源于大脑半球局部神经元的异常放电，涵盖单纯部分性发作、复杂部分性发作以及部分性继发全面性发作。不同类型的癫痫发作，其发病机制、临床表现各异，准确分类对于药物的合理选择至关重要，是实现精准治疗的基础。

二、苯妥英钠的抗癫痫应用

苯妥英钠作为经典的抗癫痫药物，已有较长的应用历史。其作用机制主要在于稳定神经元和心肌细胞膜，降低兴奋性。在治疗浓度下，它能阻滞Na^+通道，减少Na^+内流，且这种阻滞作用呈现使用依赖性，对高频异常放电的神经元作用显著，可有效抑制其高频反复放电，而对正常低频放电影响较小。此外，它还能抑制神经元的快灭活型（T型）Ca^{2+}通道，抑制Ca^{2+}内流，并在高浓度时抑制神经末梢对GABA的摄取，诱导GABA受体增生，间接增强GABA作用，抑制异常高频放电的发生与扩散。

在临床应用方面，苯妥英钠是治疗大发作和部分性发作的首选药物，不过对小发作（失神发作）不仅无效，甚至可能加重病情。除癫痫治疗外，它还可用于治疗中枢疼痛综合征，如三叉神经痛和舌咽神经痛等，能有效减轻疼痛，减少发作次数。

苯妥英钠的不良反应不容忽视。其口服吸收慢且不规则，个体差异大，刺激性强，不宜肌内注射，癫痫持续状态时可静脉注射。血药浓度与不良反应密切相关，一般血药浓度10 μg/mL能控制大发作，20 μg/mL左右可能出现毒性反应，轻症包括眩晕、共济失调、头痛和眼球震颤等，血药浓度过高可致精神错乱、昏睡甚至昏迷。长期用药还可能引发牙龈增生、叶酸吸收及代谢障碍、过敏反应，偶见肝脏损害，妊娠早期用药有致畸风险，静脉注射过快可导致心律失常、心脏抑制和血压下降。同时，苯妥英钠作为肝药酶诱导剂，会与多种药物发生相互作用，影响药效，如加速皮质类固醇和避孕药的代谢，与卡马西平、苯巴比妥相互影响血药浓度。

三、卡马西平的抗癫痫应用

卡马西平的作用机制主要是抑制钠通道的持续开放，减少动作电位时的去极化速度和幅度，同时抑制钙离子内流，降低细胞兴奋性，进而控制癫痫发作。

临床上，它适用于多种癫痫类型，是复杂部分性发作（亦称精神运动性发作或颞叶癫痫）、全身强直-阵挛性发作以及上述混合性发作的常用药，对部分性或全身性发作也有疗效，但对典型或不典型失神发作、肌阵挛或失神张力发作无效。此外，卡马西平在治疗三叉神经痛、舌咽神经痛方面效果显著，用药后24h左右即可奏效，还可用于脊髓炎、多发性硬化、糖尿病性周围性神经痛、患肢痛、外伤后神经痛以及疱疹后神经痛等神经性疼痛，也能预防或治疗双相情感障碍，对锂剂、抗精神病药、抗抑郁药无效或不能耐受的双相情感障碍患者有效。

不良反应方面，部分患者用药后常见中枢神经系统反应，如视力模糊、复视、眼球震颤，较少见的有变态反应、Stevens-Johnson综合征或中毒性表皮坏死溶解症、皮疹、荨麻疹、瘙痒、儿童行为障碍、严重腹泻、红斑狼疮样综合征等。卡马西平用药时需注意，人类白细胞抗原等位基因（HLA-B*1502）阳性者、孕妇及哺乳期妇女、对本药及其他结构相关药物过敏者、心脏房室传导阻滞者、血常规严重异常者、血清铁严重异常者、有骨髓抑制病史者、严重肝功能不全者禁用或慎用，长期用药要定期监测血常规、肝肾功能等指标。

四、丙戊酸钠的抗癫痫应用

丙戊酸钠是一种广谱抗癫痫药物，其作用机制较为复杂。一方面，它能抑制细胞内电压依赖性钠通道，减少神经元兴奋性；另一方面，影响参与神经元兴奋或抑制过程的递质系统，如增强γ-氨基丁酸（GABA）能神经递质的抑制作用，抑制谷氨酸能神经递质的兴奋性作用，还可作用于突触后加强GABA的抑制作用，对神经细胞膜也有一定作用，可能直接作用于钾通道，通过多途径抑制癫痫发作。

临床应用广泛，适用于全面性发作的癫痫，如强直-阵挛性发作、失神发作、肌阵挛发作、强直发作、失张力发作等，对部分性发作，如复杂部分性发作、单纯部分性发作同样有效，还可用于治疗难治性癫痫，以及癫痫伴发的其他神经系统疾病，如精神疾病和智力障碍。此外，在双相情感障碍的躁狂发作、抑郁发作和混合发作，甚至精神分裂症的急性发作和慢性发作，以及儿童行为问题、老年痴呆症、帕金森综合征等疾病的治疗中也有一定应用。

不良反应常见有嗜睡、眩晕、恶心、呕吐、腹泻等胃肠道症状，还可能导致肝功能损伤，表现为转氨酶升高，长期服用可引起血清尿素氮水平升高、体重增加。过敏者可能出现皮疹、瘙痒等症状。鉴于此，肝功能异常者、妊娠期、哺乳期患者慎用，用药期间需定期监测血清丙戊酸钠浓度，肾功能不全者要调整剂量或延长给药间隔时间。丙戊酸钠在不同癫痫综合征（如Lennox-Gastaut综合征）中的应用，为众多难治性癫痫患者带来希望。其独特的药理特性使其在联合用药方案中占据重要地位，与其他抗癫痫药物搭配使用，能有效提升治疗效果，减少癫痫发作频率，改善患者生活质量。

第五节　镇痛药的应用

疼痛作为临床上最为常见的症状之一，广泛见于各类疾病与创伤过程，不仅给患者带来生理上的折磨，如睡眠障碍、食欲缺乏等，还会引发焦虑、抑郁等不良心理反应，严重降低患者的生活质量。合理且有效的镇痛药使用，对于缓解患者痛苦、促进机体康复以及改善整体预后意义重大。依据作用机制与化学结构的差异，镇痛药主要分为阿片类与非阿片类，它们在疼痛治疗的不同领域各具独特优势与应用要点，深入了解其特性是实现精准镇痛治疗的关键。

一、阿片类镇痛药

（一）作用机制

阿片类药物作用的核心靶点是中枢神经系统内广泛分布的阿片受体，包括μ、δ、κ等多种亚型，它们在大脑、脊髓及外周神经末梢均有特定分布。当阿片类药物进入机体后，选择性地与阿片受体相结合，通过一系列复杂的细胞内信号传导通路，抑制痛觉信号的传递与感知。其中，μ受体主要介导镇痛、欣快感以及呼吸抑制等效应，其密集分布于中脑导水管周围灰质、延髓头端腹内侧网状结构等区域，这些脑区与痛觉调制密切相关；δ受体参与情绪调节、认知功能及一定程度的镇痛作用，多位于伏隔核、杏仁核等边缘系统部位；κ受体激活后可产生脊髓水平的镇痛，同时在调节内分泌、体温及缓解内脏疼痛方面发挥功效，集中于脊髓背角浅层、孤束核等区域。内源性阿片肽（如脑啡肽、内啡肽、强啡肽等），本就是机体痛觉调制系统的天然组成部分，它们与阿片受体相互作用，维持着正常的痛觉阈值。外源性阿片类药物模拟内源性阿片肽的功能，强化了对痛觉信息的调控，进而发挥强效镇痛作用。

（二）临床应用

急性疼痛治疗：在术后疼痛、创伤性疼痛以及急性痛风发作等急性疼痛场景下，阿片类镇痛药凭借其强大的镇痛效力，能迅速缓解患者剧痛，为后续治疗与机体恢复创造有利条件。例如吗啡、芬太尼等经典药物，常被用作一线选择。例如，在大型腹部手术后，患者创口疼痛剧烈，肌内注射吗啡可在15～30 min内起效，有效减轻疼痛评分，助其尽早开展术后呼吸、咳痰等康复锻炼；对于骨折创伤患者，静脉给予芬太尼能快速缓解断端疼痛，且其作用持续时间可依据药物剂型与剂量灵活调整，一般短效制剂（如芬太尼注射剂）作用维持2～4 h，满足急性期频繁评估与按需给药需求。不过，用药时必须综合考虑患者年龄、体重、肝肾功能以及疼痛程度等因素，精细调整剂量，防止药物过量引发呼吸抑制等严重不良反应。

慢性疼痛治疗：针对慢性神经性疼痛、类风湿关节炎疼痛等长期存在且性质复杂的慢性疼痛。阿片类镇痛药虽有一定疗效，但应用时需权衡利弊。一方面，持续用药可缓解患者长期痛苦，提升生活功能；另一方面，长期使用可能带来药物耐受性、成瘾性以及便秘、嗜睡等不良反应，这些风险不容小觑。以慢性腰背痛为例，部分患者口服羟考酮控释片，可在一定程度上减轻疼痛，改善活动能力，但需定期评估疗效与不良反应，一旦出现成瘾迹象或不良反应不耐受，应即刻调整治疗方案。临床实践强调，慢性疼痛使用阿片类药物要遵循“小剂量起始、缓慢增量、个体化制定”的原则，力求镇痛与安全的平衡。

癌痛治疗：癌症患者伴随的疼痛，尤其是中重度癌痛，阿片类镇痛药是核心治疗手段，堪称改善患者终末期生活质量的“基石”。吗啡、羟考酮、芬太尼透皮贴剂等药物，可通过口服、皮下注射、透皮吸收等多种给药途径，为不同需求患者提供持续稳定的镇痛保障。有研究表明，规范使用阿片类药物治疗癌痛，超七成患者疼痛能得到有效控制，显著提升其睡眠、食欲，以及日常活动能力。但在癌痛治疗全过程中，需严密监测剂量调整，防治呼吸抑制、恶心呕吐等不良反应，还需兼顾患者精神心理状态，提供全方位姑息治疗支持。

（三）不良反应及成瘾性问题

不良反应：阿片类药物不良反应累及多个系统，呼吸抑制最为凶险，主要源于μ受体激动后对脑干呼吸中枢的抑制，老年、体弱以及合并心肺功能障碍患者更易发生，用药初期需密切监测呼吸频率、血氧饱和度，必要时备好纳洛酮等拮抗剂。恶心呕吐常见于用药初期，发生率约30%～60%，与药物刺激化学感受器触发区相关。通常随用药时间延长，机体逐渐耐受，症状减轻，其间可给予甲氧氯普胺等止吐药对症处理；便秘则是几乎贯穿用药全程的顽固不良反应，因阿片类药物抑制胃肠道蠕动、减少肠液分泌，多数患者需预防性使用乳果糖、番泻叶等缓泻剂维持肠道功能。此外，还可能出现嗜睡、头晕、尿潴留、皮肤瘙痒等，这些情况均需医护人员细致观察、及时干预。

成瘾性问题：长期、大剂量使用阿片类药物会改变大脑奖赏系统神经回路，诱导成瘾发生。其成瘾机制涉及多巴胺能神经元激活及神经可塑性改变等复杂过程，患者逐渐对药物产生生理依赖与心理渴求，一旦停药或减量，则出现戒断症状，如焦虑、出汗、肌肉疼痛、腹泻等。临床上务必严格规范阿片类药物处方管理，依病情精准确定剂量与疗程，同时用药期间定期评估成瘾风险，借助成瘾量表、尿液药物筛查等手段进行监测。对于已成瘾患者，需通过多学科协作开展药物替代（如美沙酮维持治疗）、心理辅导及康复训练等综合干预，助力患者摆脱成瘾困境，回归健康生活。

二、非阿片类镇痛药

（一）作用机制

非阿片类镇痛药涵盖多种类别，作用机制各有千秋。以对乙酰氨基酚为代表的苯胺类药物，主要通过抑制中枢神经系统内前列腺素合成酶（COX）活性，减少前列腺素合成，进而降低痛觉感受器对致痛物质的敏感性，发挥解热镇痛功效，其作用位点相对局限，侧重于外周与中枢神经系统的温和调控；非甾体抗炎药（NSAIDs），如布洛芬、阿司匹林等，同样以抑制COX为核心机制，不过它们不仅作用于中枢，在外周炎症部位也能阻碍前列腺素、前列环素等炎性介质生成，从源头上减轻炎症引发的疼痛与肿胀，尤其针对关节炎等炎性疼痛效果显著；N-甲基-D-天冬氨酸（NMDA）受体拮抗剂，如氯胺酮，别具一格地作用于中枢神经系统兴奋性氨基酸受体，阻断痛觉信号在脊髓及大脑内的传递与放大，逆转中枢敏化状态，在难治性疼痛、神经病理性疼痛领域崭露头角；此外，还有如右美托咪定通过激动中枢α_2肾上腺素能受体，产生镇静、镇痛与抗焦虑协同效应，加巴喷丁调节神经细胞膜钙离子通道，抑制神经元过度兴奋，缓解神经性疼痛。它们分别从不同神经调节路径参与疼痛调控。

（二）临床应用

对乙酰氨基酚：作为广泛应用的解热镇痛药，对乙酰氨基酚凭借其良好的安全性和有效性，成为轻中度头痛、牙痛、肌肉痛等日常疼痛的首选药物之一，在感冒发热伴疼痛时亦应用普遍。它既可单独使用，又常与其他药物配伍，如在复方感冒药中协同缓解症状。常规口服剂量为每4～6h0.3～1g，最大日剂量不超过4g，多以片剂、胶囊、口服液等剂型，经口服途径给药，吸收迅速，0.5～1h起效，作用持续3～4h。但需注意，过量使用可能引发严重肝损伤，肝肾功能不全患者应慎用，用药期间避免饮酒，以防加重肝脏代谢负担。

NSAIDs：NSAIDs在多种疼痛治疗中扮演关键角色，类风湿关节炎、骨关节炎等引发的慢性疼痛，口服布洛芬、双氯芬酸等可有效减轻关节肿胀和疼痛，改善晨僵，提升患者关节功能与生活质量；在术后疼痛管理方面，静脉注射帕瑞昔布、氟比洛芬酯等NSAIDs针剂，能在术后早期迅速起效，与阿片类药物联用，既能增强镇痛效果，又可减少阿片类用量，降低相关不良反应发生率。不过，长期使用NSAIDs易诱发胃肠道溃疡、出血，还可能影响肾脏血流灌注，导致肾功能损害，对于有消化性溃疡病史、高龄、高血压肾病等高危因素的患者，使用时需联合胃黏膜保护剂，密切监测肾功能指标，权衡用药利弊。

NMDA受体拮抗剂：氯胺酮在特定手术围术期镇痛领域独具优势，如烧伤清创、战场创伤急救等剧痛场景，低剂量氯胺酮静脉输注或滴鼻给药，可阻断中枢痛觉敏化"瀑布效应"，显著增强镇痛效果，减少术后慢性疼痛发生风险。一般单次静脉注射剂量为0.1～0.5mg/kg，术中持续输注速率为0.1～0.3mg/（kg·h），但因其具有致幻、认知功能干扰等精神不良反应，临床应用务必严格把控剂量，仅限专业麻醉、疼痛医师在严密监测下使用。此外，镁离子作为天然的NMDA受体拮抗剂，在产科分娩镇痛及神经病理性疼痛辅助治疗中，通过静脉或鞘内输注，能一定程度上协同其他镇痛药，减轻疼痛，且安全性相对较高，不良反应轻微。

其他药物：右美托咪定在重症监护病房（ICU）患者镇痛镇静需求场景下应用广泛，持续静脉输注可缓解患者气管插管、机械通气不耐受带来的疼痛与焦虑，兼具减少应激、稳定血流动力学功效，一般负荷剂量0.5～1μg/kg，维持剂量0.2～0.7μg/（kg·h）。加巴喷丁对带状疱疹后神经痛、糖尿病周围神经病变等神经病理性疼痛疗效确切，常从低剂量起始，逐步滴定至有效剂量，如带状疱疹后神经痛初始每晚0.3g，可渐增至每日0.9～1.8g，分2～3次口服，通过稳定神经元细胞膜，抑制异常放电，缓解疼痛的"灼烧感"和"刺痛感"。此类药物在多模式镇痛策略中，常与阿片类、NSAIDs等联合，优势互补，全方位狙击疼痛。

三、阿片类与非阿片类镇痛药的比较与联合应用

（一）比较

在镇痛强度维度，阿片类镇痛药整体居上，尤其对重度、顽固性疼痛（如癌痛、严重创伤痛）吗啡、芬太尼等能强效镇痛，非阿片类多适用于轻中度疼痛，对乙酰氨基酚、布洛芬等在日常疼痛管理中表现出色，但面对剧烈疼痛力不从心；作用机制上，阿片类聚焦于阿片受体介导的中枢痛觉调制，非阿片类则通过多种路径（如COX抑制、受体拮抗、离子通道调节等），从外周与中枢多层面阻遏痛觉；不良反应方面，阿片类突出问题是呼吸抑制、成瘾性、便秘等，非阿片类以胃肠道刺激、肝肾功能影响常见（如NSAIDs引发溃疡，对乙酰氨基酚的肝毒性）。成瘾性差异显著，阿片类长期使用成瘾风险高，管控严格；非阿片类基本无成瘾担忧，用药安全性高。这些特性为临床精准选药提供关键指引，依疼痛性质、程度、患者个体状况进行抉择。

（二）联合应用

联合使用阿片类与非阿片类镇痛药优势尽显，机制互补，实现“1+1>2”的效果。一方面，协同增强镇痛效能，如癌症骨转移疼痛，阿片类联合NSAIDs，不仅缓解骨痛，NSAIDs还抑制局部炎症，全方位狙击疼痛。另一方面，减少单药剂量，降低各自不良反应，例如术后镇痛，阿片类与对乙酰氨基酚组合，在保障镇痛前提下，阿片类用量削减，呼吸抑制、恶心呕吐风险随之降低，对乙酰氨基酚弥补阿片类对炎性介质调控的短板。临床常用联合方案有“阿片类+NSAIDs”用于中重度炎性疼痛，“阿片类+对乙酰氨基酚”广泛用于各类中重度疼痛，“阿片类+NMDA受体拮抗剂”攻克难治性神经病理性疼痛等。联合用药全程强调个体化，综合考量患者年龄、肝肾功能、疼痛类型，精细调整药物种类、剂量，确保配伍合理、安全高效，为患者定制最优镇痛方案。

综上所述，在临床实践中，无论是镇痛药用于缓解不同程度的疼痛，抗精神病药对精神状态的调节，还是解热镇痛抗炎药应对相应症状，都需充分考虑药物本身特性、患者个体差异来选择并使用。密切关注各类药物的不良反应，做好用药监测、剂量调整以及药物联用的考量等工作，才能确保药物发挥最佳疗效，最大程度地帮助患者减轻症状，恢复正常神经功能，提升生活质量。

第十三章　妇产科疾病的药物治疗

妇产科疾病是影响女性健康的重要因素，涵盖了妇科与产科诸多方面的病症，其治疗方式多样，而药物治疗在其中起着关键作用。随着医学的不断发展，新的药物不断涌现，对于各类妇产科疾病的针对性治疗也更为精准和有效。从常见的妇科炎症，如阴道炎、宫颈炎等，到复杂的妇科内分泌紊乱，像多囊卵巢综合征等，再到产科中关乎母婴安全的孕期用药以及分娩相关用药，还有计划生育方面涉及的避孕、终止妊娠等用药情况，每一种病症所对应的药物选择、使用方式、作用机制以及可能产生的不良反应都各有特点，且需要严格把控。了解妇产科疾病药物治疗的相关知识，有助于医护人员准确合理地用药，最大程度保障女性患者的健康，提升治疗效果，同时减少因用药不当引发的各类风险。因此，深入探讨妇产科疾病的药物治疗这一主题具有极为重要的现实意义，接下来将从不同类型的妇产科疾病用药情况展开详细论述。

第一节　妇产科疾病概述及常见类型

妇产科疾病涵盖了女性生殖系统从外阴、阴道、子宫、输卵管到卵巢等各个部位所发生的病症，同时涉及妊娠、分娩、产褥期等特殊阶段的相关疾病，以及因内分泌失调引发的各类妇科内分泌疾病，范围广泛且复杂。其发病与多种因素密切相关，女性生殖系统的解剖结构特点使其天然易受外界病原体侵袭，阴道口与尿道口、肛门毗邻，局部潮湿温暖，为细菌、真菌、病毒等滋生繁衍创造了条件，稍有不慎，如不注意外阴清洁、经期卫生等，就容易引发阴道炎、宫颈炎等炎症性疾病。

性生活也是重要因素之一，不洁性行为、多个性伴侣可导致性传播疾病（像淋病、衣原体感染、尖锐湿疣等），给女性生殖健康带来极大危害；频繁性生活、不恰当的性行为方式还可能造成阴道、宫颈损伤，增加感染风险。生育过程对女性身体影响深远，分娩时的产道损伤、产后恶露排出不畅、剖宫产术后的伤口愈合问题等，都容易诱发盆腔炎、子宫内膜炎等产后感染性疾病；多次妊娠、流产、刮宫等操作，会损伤子宫内膜，使得子宫肌层暴露，引发子宫腺肌病、宫腔粘连等病症，影响后续生育功能。

随着年龄增长，女性内分泌系统波动变化，在青春期、生育期、围绝经期等关键阶段，激素水平的急剧改变常引发一系列妇科内分泌疾病。例如，青春期下丘脑-垂体-卵巢轴调节功能尚未健全，易出现月经失调；生育期工作生活压力大、精神紧张、作息不规律等，可干扰内分泌，诱发多囊卵巢综合征，表现为月经稀发、不孕、多毛、痤疮等；围绝经期卵巢功能衰退，雌激素水平大幅下降，会出现潮热、盗汗、失眠等绝经综合征症状，还因泌尿生殖道萎缩，易患老年性阴道炎、尿道炎等，增加心血管疾病、骨质疏松的风险。

常见的妇产科病症有：阴道炎，以白带性状改变、外阴瘙痒灼痛为主要表现，真菌性阴道炎的白带呈豆腐渣样，滴虫性阴道炎白带稀薄泡沫状，细菌性阴道炎的白带灰白，有鱼腥臭味，常伴性交痛、尿频尿急；宫颈炎，分急性和慢性，急性表现为大量脓性白带、腰酸及下腹坠痛，慢性多无症状或白带增多、接触性出血，长期慢性炎症可导致宫颈息肉、宫颈肥大；子宫肌瘤，作为女性生殖系统最常见的良性肿瘤，多数无症状，肌瘤增大可引发经量增多、经期延长、下腹包块、压迫周围脏器致尿频、尿急、便秘等；盆腔炎，包括子宫内膜炎、输卵管炎、盆腔腹膜炎等，下腹痛、发热、阴道分泌物增多是典型症状，病情严重时有寒战、高热、恶心呕吐，若未彻底治愈易转为慢性，反复下腹部坠胀、疼痛，在劳累、性交后、月经前后加重；子宫内膜异位症，是指内膜组织出现在子宫体以外部位，继发性痛经进行性加重是突出特征，疼痛多位于下腹、腰骶部，可放射至会阴、肛门、大腿，还会影响生育，导致不孕、异位妊娠发生率上升；多囊卵巢综合征，以雄激素过高、持续无排卵、卵巢多囊样改变为特征，除月经失调、不孕、多毛、痤疮外，肥胖、棘皮症也常见，患者常因排卵障碍受孕困难；卵巢肿瘤，早期多无症状，常在妇科检查或B超检查时偶然发现，肿瘤增大可有腹胀、腹部肿块、腹水，若为功能性肿瘤，还会出现月经紊乱，晚期出现消瘦、贫血、恶病质等全身症状；产科方面，妊娠期高血压疾病表现为妊娠20周后出现高血压、蛋白尿、水肿，严重时头痛、眼花、胸闷、恶心呕吐，甚至抽搐、昏迷，危及母婴生命；妊娠糖尿病，孕期糖代谢异常，空腹及餐后血糖升高，孕妇易疲劳、口渴、多尿，胎儿易巨大儿、生长受限、早产、胎儿窘迫，新生儿低血糖；产后出血，胎儿娩出后24h内阴道出血量超过500mL，是分娩期严重并发症，多因子宫收缩乏力、胎盘因素、软产道裂伤、凝血功能障碍所致，短时间大量出血可致休克，处理不及时引发席汉综合征等严重后遗症。了解妇产科疾病的这些知识，是后续精准用药治疗的基础。

第二节　妇科炎症用药的应用

一、抗生素的应用

抗生素在妇科炎症治疗中占据重要地位，其主要作用机制是通过抑制或杀灭病原体来控制感染。不同类型的抗生素作用靶点各异，如β-内酰胺类抗生素（包括青霉素类、头孢菌素类），主要作用于细菌细胞壁，通过抑制细胞壁的合成，使细菌细胞因渗透压失衡而破裂死亡；氨基糖苷类抗生素则作用于细菌核糖体，干扰细菌蛋白质合成，进而抑制细菌生长繁殖；喹诺酮类抗生素靶向细菌的DNA螺旋酶，阻碍细菌DNA复制，达到杀菌目的。

在临床应用方面，对于细菌性阴道炎，常用甲硝唑或替硝唑，它们对厌氧菌有强大的杀菌活性，能有效改善因厌氧菌过度繁殖导致的阴道分泌物增多、有鱼腥臭味等症状，一般采用口服给药，甲硝唑0.4g，每日2～3次；替硝唑1g，每日1次，疗程7天左右；对于盆腔炎，病情较轻时可选用口服头孢类抗生素如头孢呋辛酯，0.25g，每日2次，联合甲硝唑0.4g，每日3次，以覆盖常见的需氧菌与厌氧菌，若病情严重，多采用静脉滴注头孢曲松钠2g，每日1次，加用甲硝唑0.5g，每日3次，确保药物能迅速在体内达到有效浓度，控制炎症扩散，改善下腹痛、发热、阴道分泌物增多等症状。

然而，抗生素使用也伴随着不良反应。胃肠道反应较为常见，如恶心、呕吐、腹痛、腹泻等，像口服阿奇霉素后，不少患者会出现胃部不适，这是由于药物刺激胃肠道黏膜所致。部分患者还可能发生过敏反应，轻者皮肤出现皮疹、瘙痒，重者可引发过敏性休克，危及生命，使用青霉素类药物前必须严格进行皮试，筛查过敏人群；长期或不合理使用抗生素还会导致耐药菌产生，使后续感染治疗愈发棘手，例如频繁使用左氧氟沙星治疗妇科炎症，可能使阴道内的大肠杆菌对其产生耐药性，一旦再次感染，治疗难度大幅增加。

二、抗真菌药的应用

抗真菌药主要用于外阴阴道假丝酵母菌病（真菌性阴道炎）等真菌感染性妇科炎症。其作用机制是通过干扰真菌细胞膜的合成或功能，破坏真菌细胞结构完整性，抑制真菌生长。如唑类抗真菌药（克霉唑、咪康唑、氟康唑等），可抑制真菌细胞膜中的麦角固醇合成，使细胞膜通透性改变，导致真菌细胞内物质泄漏，最终细胞死亡。

临床上，对于单纯性真菌性阴道炎，常选用克霉唑栓剂，每晚1粒（150mg），塞入阴道深部，连续使用7天，药物能直接作用于阴道内的真菌，缓解外阴瘙痒、白带呈豆腐渣样等症状；氟康唑多用于未婚或不宜局部用药的患者，150mg单次口服，通过全身血液循环到达感染部位发挥抗真菌作用。对于复杂性真菌性阴道炎，可能需延长疗程或联合用药，如在克霉唑栓剂基础上，加用口服氟康唑，每周1次，每次150mg，持续3～6个月，以防止复发。

不良反应方面，局部用药时，阴道可能出现轻微烧灼感、红肿等刺激症状，多在用药初期短暂出现，一般不影响继续治疗；口服抗真菌药常见胃肠道不适，如恶心、呕吐、食欲减退，以氟康唑为例，部分患者服药后会有恶心感，通常症状较轻，可自行缓解，少数患者还可能出现肝功能异常，表现为转氨酶升高，用药期间需定期监测肝功能。使用抗真菌药时，要注意个人卫生，保持外阴清洁干燥，穿棉质透气内裤，避免滥用广谱抗生素、糖皮质激素等易诱发真菌感染的药物，防止病情反复。

第三节　产科用药的应用

一、宫缩剂的应用

宫缩剂主要用于促进子宫收缩，在产科有着至关重要的用途，常用于引产、催产、预防和治疗产后出血等。不同类型的宫缩剂作用机制各不相同，缩宫素是最常用的宫缩剂之一，它能与子宫平滑肌上的缩宫素受体结合，引发子宫收缩，模拟自然分娩时的子宫收缩过程，促使子宫体部肌纤维收缩，进而压迫子宫血管，减少产后出血；同时在引产、催产时，通过规律的宫缩推动胎儿娩出。前列腺素类宫缩剂，如米索前列醇，可增加子宫平滑肌细胞内钙离子浓度，使子宫肌纤维收缩，它不仅对子宫体有作用，对子宫下段及宫颈也能起到软化和扩张的效果，为分娩创造有利条件。

在用法上，缩宫素用于催产时，一般采用静脉滴注，将2.5U缩宫素加入500mL生理盐水或乳酸钠林格注射液中，开始以每分钟8滴缓慢滴注，根据宫缩、胎心情况每隔20min调整滴速，最大滴速不超过每分钟40滴，直至出现有效宫缩；用于预防产后出血时，胎儿娩出后可立即静脉注射或肌内注射10～20U缩宫素，也可将10～20U加入500mL液体中快速静脉滴注。米索前列醇阴道给药较为常用，每次25μg，放置于阴道后穹隆，若6h后无宫缩，可重复使用，但每日总量不超过50μg，用药时需注意避免药物压碎影响吸收，如需加用缩宫素，应在最后一次放置米索前列醇4h后，且证实药物已吸收，方可加用。

不良反应方面，缩宫素的个体敏感性差异较大，大剂量或长时间，使用可能出现抗利尿作用，导致水钠潴留，引发水中毒，表现为头痛、恶心、呕吐、水肿等症状；快速静脉滴注还可能引起血压下降，对心脏病、高血压患者风险更高。米索前列醇常见胃肠道反应，如恶心、呕吐、腹泻，部分产妇还可能出现发热、寒战，这是由于药物刺激胃肠道及引发机体的炎性反应所致，用药时需提前告知产妇，做好相应护理措施。

二、硫酸镁的应用

硫酸镁在产科应用广泛，尤其是在妊娠期高血压疾病、先兆子痫、子痫的治疗中发挥关键作用，还可用于早产的保胎治疗。其作用机制主要是镁离子可抑制中枢神经系统的活动，通过阻断神经肌肉接头处乙酰胆碱的释放，松弛骨骼肌，有效预防和控制子痫抽搐。同时，镁离子能直接作用于子宫肌细胞，拮抗钙离子对子宫肌收缩的作用，抑制子宫平滑肌收缩，达到保胎、防治早产的目的；此外，硫酸镁还可舒张血管平滑肌，扩张外周血管，降低血压，改善胎盘血液循环，保障胎儿的血液供应。

用法上，用于治疗妊娠期高血压、先兆子痫、子痫时，首次负荷量为4～6g，加入25%葡萄糖注射液20mL稀释后，缓慢静脉注射（>5min），之后以每小时1～2g的速度静脉滴注维持，用药过程中需根据患者的膝腱反射、呼吸、尿量等指标调整剂量；用于早产保胎时，用法类似，持续用药至宫缩停止后2h。

不良反应不容忽视，静脉注射硫酸镁常引起潮红、出汗、口干等症状，这是由于镁离子扩张外周血管及影响自主神经系统所致。快速静脉注射时还可能导致恶心、呕吐、心慌、头晕，严重时可出现眼球震颤，减慢注射速度症状多可缓解。若用药剂量大、肾功能不全时，可发生血镁积聚，血镁浓度达5mmol/L时，肌肉兴奋性受抑制，表现为膝腱反射减弱或消失、感觉反应迟钝；血镁浓度进一步升高至6 mmol/L时，可出现呼吸抑制，甚至呼吸停止，以及心律失常、心脏传导阻滞等严重心脏毒性反应，危及生命。此外，镁离子可透过胎盘，造成新生儿高血镁症，使新生儿肌张力低、吸吮力差、不活跃、哭声不响亮，少数有呼吸抑制现象，用药期间需密切监测新生儿状态。

用药注意事项包括：用药前必须检查肾功能，肾功能不全患者慎用，酌情减少用药量；每次用药前及用药过程中，要定时检查膝腱反射、呼吸次数、排尿量，一旦出现膝腱反射明显减弱或消失，呼吸每分钟少于14～16次、每小时尿量少于25～30 mL或24 h少于600 mL，应及时停药；用药过程中若患者突然出现胸闷、胸痛、呼吸急促，需及时听诊，必要时胸部X线摄片，警惕肺水肿发生；如出现急性镁中毒现象，可用10%葡萄糖酸钙注射液10 mL缓慢静脉注射解救，因钙离子可拮抗镁离子的毒性作用；保胎治疗时，硫酸镁不宜与肾上腺素受体激动药（如利托君）同时使用，否则易引发心血管不良反应；老年患者，尤其是年龄在60岁以上者，也应慎用硫酸镁，因其机体代谢、调节能力相对较弱，更易出现不良反应。

第四节　妇科内分泌疾病用药的应用

一、雌激素的应用

雌激素在妇科内分泌疾病治疗中起着关键作用，尤其是在调节月经周期、缓解围绝经期综合征以及治疗卵巢功能早衰等方面。其作用机制主要是通过与雌激素受体结合，作用于靶器官，如促进子宫内膜增生，为受精卵着床创造适宜环境；调节下丘脑-垂体轴，反馈性抑制促性腺激素分泌，维持正常的内分泌节律。在功能失调性子宫出血的青春期患者中，当出现大量子宫出血、血红蛋白较低时，常采用雌激素内膜生长法止血，给予戊酸雌二醇，根据出血量从每日2～4 mg起始，血止后逐渐减量，每3日减量不超过原剂量的1/3，直至维持量每日1 mg，用药过程中需同时补充铁剂等纠正贫血，原理在于大剂量雌激素可促使子宫内膜迅速生长，修复创面，从而止血。

对于围绝经期综合征患者，因卵巢功能衰退，雌激素水平波动下降，出现潮热、盗汗、失眠、情绪波动等血管舒缩症状及精神神经症状，采用雌激素替代治疗（ERT）能有效缓解。如选用结合雌激素（倍美力），每日0.3～0.625 mg口服，可改善潮热发作频率与严重程度，减轻失眠和焦虑，这是由于雌激素作用于中枢神经系统的雌激素受体，调节神经递质分泌，稳定情绪，同时改善血管内皮功能，减少潮热时的血管舒缩异常。但长期应用雌激素有一定风险，可能增加子宫内膜癌、乳腺癌发病风险，有完整子宫的女性在使用雌激素时，必须加用孕激素，采用雌、孕激素序贯疗法或联合疗法，预防子宫内膜过度增生，如克龄蒙，前11片每片含戊酸雌二醇2mg，后10片每片含戊酸雌二醇2mg与醋酸环丙孕酮1mg，模拟正常月经周期激素变化，在补充雌激素同时，利用孕激素拮抗雌激素对子宫内膜的刺激，降低癌变风险。

不良反应方面，雌激素可能引起恶心、呕吐、食欲缺乏等胃肠道反应，多在用药初期出现，随着用药时间延长可逐渐减轻，可通过饭后服药、从小剂量开始缓慢加量等方式缓解；长期使用还可能导致水钠潴留，出现水肿、体重增加，少数患者有血压升高，用药期间需监测血压和体重；部分女性会出现乳房胀痛，因雌激素刺激乳腺腺管增生，若胀痛明显或发现乳房肿块，需及时就医排查乳腺疾病；此外，如前文提及，单独使用雌激素增加子宫内膜癌风险，需严格把握适应证与联合用药原则。

二、孕激素的应用

孕激素在妇科内分泌疾病治疗领域应用广泛，常用于调节月经、保胎、治疗子宫内膜增生等疾病。其核心作用机制为使子宫内膜由增生期转化为分泌期，为受精卵着床及早期胚胎发育提供稳定的内膜环境；同时，可降低子宫平滑肌兴奋性，抑制子宫收缩，起到保胎功效；在激素依赖性肿瘤如子宫内膜癌中，通过拮抗雌激素对子宫内膜的增生作用，抑制癌细胞生长。

在月经失调的治疗中，对于黄体功能不足致月经周期缩短、不孕或孕早期流产者，常于排卵后开始使用孕酮胶囊，每日200mg口服，或孕酮注射液20mg肌内注射，每日1次，持续10～14天，补充孕激素，支持黄体功能，促使子宫内膜正常转化，保证月经规律、胚胎着床稳定；对于功能失调性子宫出血，采用孕激素内膜脱落法，如炔诺酮，每次5mg，每8h1次，用药3～5天，使子宫内膜同步、完整脱落，达到药物刮宫目的，适用于血红蛋白＞80g/L、生命体征平稳的患者，可有效控制出血，调整月经周期。

在保胎方面，对于因黄体功能不全、孕激素分泌不足引起的先兆流产，天然孕激素孕酮是首选，可采用孕酮注射液20mg肌内注射，每日1～2次，或阴道用孕酮凝胶，每日90mg，能提高子宫局部孕激素浓度，抑制子宫收缩，为胚胎发育营造安静稳定环境，降低流产风险。

在不良反应方面，孕激素可引发胃肠道不适，如恶心、呕吐、消化不良，程度相对较轻，多可耐受；部分患者用药后出现头晕、嗜睡，建议睡前服药，避免驾驶、高空作业等危险活动；长期或大剂量使用人工合成孕激素，如醋酸甲羟孕酮，可能有肝功能损害，表现为转氨酶升高，用药期间需定期复查肝功能；少数患者会出现突破性出血，因激素水平波动，子宫内膜局部不规则脱落，若出血量少，可继续观察；出血多需调整用药剂量或方案。使用孕激素时，需排除生殖道畸形、胚胎发育异常等不宜保胎的因素，有肝脏疾病、血栓性疾病史者慎用，用药过程中密切观察阴道出血、腹痛等症状变化，及时调整治疗。

三、促性腺激素的应用

促性腺激素主要用于妇科内分泌疾病中排卵障碍的治疗，包括多囊卵巢综合征、下丘脑-垂体功能低下性闭经等导致的不孕，其作用机制在于模拟人体下丘脑-垂体分泌的促卵泡生成素（FSH）和促黄体生成素（LH），促进卵泡募集、生长、成熟及排卵。绝经期促性腺激素（HMG）从绝经后妇女尿中提取，含FSH及LH各75 IU，可启动卵泡发育，促使多个卵泡同时生长；而绒毛膜促性腺激素（HCG）化学结构与LH类似，在卵泡成熟时大剂量注射，可模拟LH峰，促发排卵，并在排卵后支持黄体功能，维持黄体分泌孕酮，利于胚胎着床。

临床应用时，对于多囊卵巢综合征患者，在生活方式调整、基础治疗无效且有生育需求时，可使用HMG联合HCG促排卵。月经周期第3～5天开始，每日皮下注射HMG 75～150 IU，根据超声监测卵泡大小、数量及雌激素水平调整剂量，当优势卵泡直径达18 mm左右，停用HMG，注射HCG 5000～10000 IU诱发排卵，促使卵子排出，提高受孕概率。对于下丘脑-垂体功能低下的闭经患者，如席汉氏综合征，先用雌-孕激素周期疗法促使子宫发育，再于月经第5天起用HMG，起始剂量75 IU/d，依据卵泡反应渐增剂量，至卵泡成熟时给予HCG促排卵，以弥补内源性促性腺激素不足，恢复排卵功能。

不良反应较为突出，卵巢过度刺激综合征（OHSS）是常见且严重的并发症，因多个卵泡同时发育，雌激素水平过高，使毛细血管通透性增加，血液成分渗出至腹腔、胸腔，轻度表现为腹胀、腹痛、恶心、呕吐，重度出现胸腔积液、腹水、少尿、血液浓缩、血栓形成，甚至危及生命，高危人群用药时需严密监测，必要时住院观察；多胎妊娠风险增加，因促性腺激素刺激多个卵泡成熟、排卵，多胎妊娠概率可达20%～30%，增加妊娠期并发症（如妊娠期高血压、糖尿病风险）等，分娩时难产、产后出血风险也上升，孕期需加强产检，必要时减胎；此外，还可能有注射部位疼痛、红肿等过敏反应，如皮疹、瘙痒、呼吸急促，用药前需详细询问过敏史，备好抗过敏药物，出现过敏及时处理。使用促性腺激素前，要全面评估患者内分泌状态、卵巢储备功能，用药过程中通过超声、激素测定精准监测卵泡发育，依个体反应调整剂量，把控风险，提高治疗有效性与安全性。

第五节 计划生育相关药物的应用

一、避孕药的应用

避孕药是计划生育的常用药物，类型多样，作用机制各有不同。复方短效口服避孕药应用广泛，如妈富隆、达英-35、优思明等，其主要成分是雌激素（炔雌醇）与孕激素的复方制剂。通过模拟人体正常的激素分泌周期，反馈性抑制下丘脑-垂体-卵巢轴，抑制卵泡发育与排卵；同时，使宫颈黏液变黏稠，阻碍精子穿透进入宫腔，还能改变子宫内膜形态与功能，不利于受精卵着床，多方面协同作用实现避孕效果。一般需规律服用，从月经周期第1天或第2～5天开始，每日1片，连服21天或28天（含无活性药物片），停药后2～3天出现撤退性出血，类似月经来潮。

长效避孕药包括长效口服避孕药与长效避孕针。长效口服避孕药如复方炔诺孕酮二号片，每月服用1次，其原理是利用长效雌激素炔雌醚在脂肪组织中储存并缓慢释放，持续抑制排卵，辅以孕激素对抗雌激素对子宫内膜的过度增生作用，避孕有效率较高，但因激素含量大，不良反应相对较多，目前使用逐渐减少；长效避孕针如醋酸甲羟孕酮避孕针，每3个月肌注1次，药物在体内缓慢释放，抑制排卵并改变子宫内膜环境，适用于对口服药物依从性差，有长期避孕需求且无禁忌证的女性，但注射部位可能出现硬结、疼痛，部分使用者有月经紊乱情况。

紧急避孕药作为无保护性生活后的补救措施，主要有左炔诺孕酮片、米非司酮片。左炔诺孕酮需在无保护性生活72h内尽早服用，12h后重复1次，它通过抑制排卵、阻止受精卵着床、使宫颈黏液变稠等发挥紧急避孕作用，避孕有效率约85%；米非司酮片在120h内服用1片即可，作用机制与抗孕激素活性有关，干扰子宫内膜发育，阻止着床，避孕效果相似，但不良反应可能更明显。

适用人群方面，复方短效口服避孕药适合有规律性生活、暂无生育计划的育龄女性，不仅避孕，还能调节月经周期，对多囊卵巢综合征患者可改善高雄激素表现、规律月经，对痛经患者减轻疼痛程度；长效避孕药适用于长期两地分居、性生活不频繁且能耐受不良反应、渴望长效避孕的女性；紧急避孕药专为避孕失败（如避孕套破裂、安全期计算错误等）或无防护性行为后临时补救，避免意外妊娠。

不良反应不可忽视，复方短效口服避孕药常见恶心、呕吐、撤退性出血、月经周期改变等，多在服药初期出现，随用药时间延长可减轻，少数有体重增加、色素沉着，若连续闭经2个月需停药排查；长效避孕药除类似短效避孕药不良反应外，还因激素量大，可能引发较严重月经紊乱，如闭经、突破性出血，甚至影响血脂、肝功能，用药期间需定期体检；紧急避孕药易致恶心、呕吐、不规则阴道出血、月经紊乱，频繁使用会严重干扰内分泌，增加异位妊娠风险，不能作为常规避孕方法，1个月内最多使用1次，1年内不超过3次。使用避孕药前，需详细了解女性病史、家族史，排除禁忌证，如严重心血管疾病、血栓性疾病、急慢性肝炎、乳腺癌等，用药期间定期复查，有异常及时调整避孕方式。

二、流产相关药物的应用

流产相关药物在终止早期妊娠方面发挥关键作用，主要适用于妊娠早期、要求终止妊娠且无禁忌证的女性。目前常用的药物流产方案是米非司酮与米索前列醇联合应用。米非司酮是一种抗孕激素药物，它能竞争性结合子宫内膜孕激素受体，使蜕膜组织变性、坏死，胚胎失去营养支持；同时软化宫颈，降低宫颈对前列腺素的敏感性阈值，为后续子宫收缩、胚胎排出创造条件。一般用药方法是空腹或进食2h后口服，第1天晨起服50mg（2片），12h后再服25mg（1片），第2天早晚各服25mg，第3天晨起服25mg后1h，到医院加服米索前列醇。

米索前列醇为前列腺素类似物，可兴奋子宫平滑肌，引发强烈宫缩，促使胚胎及蜕膜组织排出体外，还能进一步软化、扩张宫颈，使宫口开大，利于妊娠物顺利通过。在医院服用米索前列醇0.6mg（3片）后，需留观6h左右，观察阴道出血及妊娠物排出情况。

不良反应方面，米非司酮常见恶心、呕吐、乏力、眩晕等，多较轻微，与药物刺激胃肠道、影响神经系统有关；米索前列醇主要不良反应是腹痛、腹泻，因强烈宫缩及对胃肠道平滑肌的刺激，部分患者有寒战、发热，多因药物引发机体炎性反应，一般无须特殊处理，可自行缓解。

用药注意要点众多，药物流产必须在具备急救条件的正规医疗机构进行，服药前需经B超确诊为宫内妊娠，且妊娠天数＜49天为宜；有青光眼、哮喘、癫痫等病史，或对药物过敏者禁用；用药后若阴道出血多（多于月经量2倍）、持续时间长（超过14天），或有组织物排出不全、腹痛剧烈等异常，需及时清宫处理，防止大出血、感染等并发症；流产后2周左右需复查B超，确认宫腔内有无残留，指导后续治疗，同时注意休息、加强营养，促进身体恢复。

综上所述，妇产科疾病的药物治疗是一个复杂且严谨的领域。在妇科炎症用药中，抗生素、抗真菌药等依据不同病原体发挥作用，需关注耐药及不良反应情况；产科用药里，宫缩剂、硫酸镁等各有其独特功效及用药要点，关乎着产妇和胎儿的安危；妇科内分泌疾病用药要依据激素水平等合理选用雌激素、孕激素、促性腺激素等，精准调节机体状态；计划生育相关药物无论是避孕药还是流产药，都要严格遵循适应证与规范使用。整体而言，正确掌握妇产科疾病药物治疗的各项细节，熟悉药物的作用机制、临床应用及不良反应等，是保障妇产科疾病治疗有效性与安全性的基础。

第十四章　儿科疾病的药物治疗

儿科疾病的药物治疗在保障儿童健康成长方面起着至关重要的作用。儿童由于处在不断生长发育的特殊阶段，其生理结构、功能以及病理状态等都与成人有着明显差异，这使得儿科疾病有着独特的特点，无论是疾病的发生发展规律，还是临床表现都较为复杂多样。从常见的呼吸系统感染，到消化系统功能紊乱，再到其他系统的各类病症，都需要精准且合适的药物干预来控制病情、促进康复。同时，在儿科用药时，必须充分考虑到儿童的年龄、体重、肝肾功能发育程度等诸多因素，对药物的选择、剂量的调整以及用药后的不良反应监测等都要更为谨慎细致，稍有不慎就可能影响治疗效果，甚至给儿童带来严重的不良后果。鉴于此，深入探究儿科疾病药物治疗的各个方面，包括抗感染药物、解热镇痛抗炎药、呼吸系统疾病用药以及消化系统疾病用药等不同类型药物在儿科的应用情况，对于提升儿科疾病治疗水平、保障儿童健康有着极大的现实意义，以下将对此展开详细阐述。

第一节　儿科疾病概述及常见类型

儿科疾病涵盖了儿童时期所患的各类病症，由于儿童处于生长发育的特殊阶段，其疾病特点、发病情况与成人存在显著差异。了解这些知识对于儿科疾病的准确诊断、合理用药以及有效预防至关重要。

（一）儿科疾病的特点

儿童并非成人的缩小版，他们在生长发育过程中，身体各系统功能不断变化与完善，使得儿科疾病具有鲜明特性。个体差异在儿科尤为显著，不同儿童因遗传、营养、环境等因素，对同一疾病的易感性、耐受性及反应各不相同。性别差异也有所体现，某些疾病在男孩和女孩中的发病率、临床表现不尽相同，如幼年特发性关节炎，女孩发病多于男孩，且症状相对较重。年龄差异更是关键，新生儿期常见与先天遗传、围生期因素相关疾病，如先天性心脏病、新生儿窒息等；婴幼儿期感染性疾病高发，因免疫功能不完善，如肺炎、腹泻等，幼年特发性关节炎常侵袭这一群体；学龄前期和学龄期，意外伤害、免疫性疾病及心理问题逐渐增多。

儿童对疾病造成损伤的恢复能力较强，组织再生和修复能力旺盛。以骨折为例，儿童骨折愈合速度通常比成人快得多。然而，儿童自身防护能力较弱，缺乏自我保护意识，易接触各类致病因素，且卫生习惯尚未完全养成，增加了感染风险。年幼体弱儿对疾病反应差，小年龄儿童常表现为体温不升、不哭、纳呆、表情淡漠，缺乏明显定位症状和体征，给诊断带来挑战，需要医护人员具备敏锐的观察力和丰富经验。

（二）儿科疾病的发病情况

儿科疾病发病率整体较高，儿童免疫系统未成熟，易受病原体侵袭，加之成长环境复杂多变，感染性疾病频发。呼吸道感染常年居高不下，尤其在冬春季节，气温多变、空气干燥，病毒易于传播，是儿科门诊就诊的常见原因。消化系统疾病在夏秋季节多发，气温高、食物易变质，儿童肠道娇嫩，感染性腹泻、食物中毒等时有发生。

年龄是影响发病的重要因素，如前文所述，不同年龄段主导疾病各异。地域因素同样不可忽视，在经济欠发达地区，营养不良、传染病防控仍是重点；而发达地区，过敏性疾病、肥胖症及心理问题呈上升趋势，与环境、生活方式改变密切相关。流行病学趋势显示，随着疫苗接种普及，部分传染病发病率显著下降，但新的传染病如手足口病、流感变异毒株引发的疾病等陆续出现；慢性非传染性疾病，如儿童糖尿病、哮喘等，患病率逐年上升，与城市化、工业化进程中的环境和生活方式变化相关，为儿科疾病防治带来新挑战。

（三）儿科常见病症

呼吸系统疾病极为常见，上呼吸道感染俗称“感冒”，多由病毒引发，表现为发热、鼻塞、流涕、咳嗽等，婴幼儿可能伴有呕吐、腹泻。支气管炎常继发于上感，细菌或病毒感染致气管、支气管炎症，咳嗽、咳痰加剧，部分患儿有喘息。肺炎病情较重，可由细菌、病毒、支原体等感染肺部引起，高热、咳嗽、呼吸急促、肺部啰音为典型症状，严重时呼吸困难、发绀，是儿科重点防治疾病，若治疗不及时可引发呼吸衰竭等严重并发症。

消化系统疾病困扰众多儿童，腹泻多因病毒、细菌、寄生虫感染或喂养不当，导致肠道蠕动加快、吸收障碍，大便次数增多、性状改变，轻者可自愈，重者脱水、电解质紊乱可危及生命。便秘与饮食结构不合理、运动量不足、排便习惯不良有关，粪便干结、排便困难，长期可影响食欲、情绪。胃炎、胃溃疡部分因幽门螺杆菌感染引起，表现为腹痛、恶心、呕吐、食欲缺乏，对儿童生长发育影响较大。

泌尿系统疾病不容忽视，尿路感染细菌侵入尿路引发，尿频、尿急、尿痛为典型尿路刺激征，婴幼儿可能仅表现为发热、哭闹、拒哺，若上行感染可致肾盂肾炎。急性肾小球肾炎多在溶血性链球菌感染后1～3周发病，以水肿、血尿、蛋白尿、高血压为主要表现，严重时可出现少尿、肾功能不全，需卧床休息与精心治疗。肾病综合征以病因复杂，大量蛋白尿、低蛋白血症、水肿、高脂血症为特征，易并发感染、血栓，治疗周期长。

血液系统疾病中，缺铁性贫血因铁摄入不足、需求增加或丢失过多，儿童可出现面色苍白、乏力、易疲倦、头晕、注意力不集中，影响生长发育与学习能力。巨幼细胞贫血常因缺乏维生素B_{12}或叶酸，除贫血表现外，还可出现神经系统症状。白血病是儿童恶性肿瘤常见类型，以急性淋巴细胞白血病居多，发热、贫血、出血、肝脾淋巴结肿大为常见表现，严重威胁生命，需综合治疗，包括化疗、造血干细胞移植等。

神经系统疾病同样给患儿家庭带来沉重负担，癫痫脑部神经元异常放电导致，反复发作的短暂性脑功能失调，表现为抽搐、意识丧失、口吐白沫等，发作形式多样，需长期规律服药控制。热性惊厥多在发热初期体温骤升时发生，与儿童神经系统发育不完善有关，惊厥呈全身性、短暂发作，预防热性惊厥复发及处理发热时的紧急情况至关重要。脑膜炎、脑炎由病毒或细菌感染脑膜、脑实质，高热、头痛、呕吐、颈项强直、意识障碍等为主要表现，病情凶险，需及时诊断、强力抗感染与对症支持治疗，以降低病死率、减少后遗症。

第二节　抗感染药物在儿科的应用

抗感染药物是儿科治疗的重要武器，主要包括抗生素与抗病毒药物，合理使用能有效控制感染，保障患儿健康；反之，则会引发诸多问题，如耐药菌产生、不良反应增加等。了解其在儿科应用的关键要素，对精准用药、保障用药安全至关重要。

（一）抗生素的应用

抗生素通过干扰细菌细胞壁合成、影响蛋白质或核酸代谢等机制发挥抗菌作用。β-内酰胺类抗生素，如青霉素、头孢菌素，能抑制细菌细胞壁黏肽合成，使细胞壁缺损，细菌因胞内渗透压高而破裂死亡，对革兰阳性菌和部分革兰阴性菌效果显著，常用于呼吸道、皮肤软组织等感染。大环内酯类抗生素，柔红霉素、阿奇霉素，作用于细菌核糖体50S亚基，抑制蛋白质合成，对支原体、衣原体及革兰阳性菌感染有效，是支原体肺炎首选药物。氨基糖苷类抗生素可影响细菌蛋白质合成全过程，干扰遗传密码错读，杀菌作用强，但因耳、肾毒性在儿科使用受限。

儿科抗生素的临床应用需严格依据适应证。对于细菌感染明确的疾病，如化脓性扁桃体炎（多由乙型溶血性链球菌引起）、肺炎链球菌肺炎等，应及时选用敏感抗生素。用药前，尽可能进行病原学检查，如细菌培养与药敏试验，以精准选药。经验性用药时，需综合考虑本地区、本季节常见病原菌及患儿病情、年龄等因素。例如，新生儿败血症常见病原菌为葡萄球菌、大肠杆菌，可选用耐酶青霉素或三代头孢菌素；婴幼儿社区获得性肺炎，若考虑支原体感染可能性大，首选大环内酯类抗生素。

儿科常用抗生素类型多样。青霉素类中，阿莫西林耐酸，口服吸收好，抗菌谱广，常用于呼吸道、泌尿生殖道感染；氨苄西林对革兰阴性菌作用较强，可用于治疗伤寒、副伤寒等。头孢菌素类发展迅速，从第一代到第四代，抗菌谱不断扩大，对β-内酰胺酶稳定性增强，肾毒性降低。第一代头孢菌素，如头孢氨苄，对革兰阳性菌抗菌活性强，常用于轻度皮肤软组织感染；第二代头孢菌素，如头孢克洛，对革兰阳性菌与阴性菌均有一定作用，适用于呼吸道、耳鼻喉感染；第三代头孢菌素，如头孢曲松、头孢噻肟，对革兰阴性菌作用突出，尤其适用于严重败血症、脑膜炎等深部感染；第四代头孢菌素，如头孢吡肟，抗菌谱更广，对耐药菌有较好疗效，用于难治性感染。大环内酯类里，阿奇霉素因组织穿透力强、半衰期长，用药方便，在儿科广泛用于呼吸道感染，可口服3～5天，停药后仍有抗菌后效应。

儿童并非成人的缩小版，其药代动力学与成人差异显著，这决定了抗生素剂量调整的必要性。儿童肝肾功能发育不完善，药物代谢酶活性低、肾排泄功能差，使得药物半衰期延长。例如，新生儿使用氯霉素易引发灰婴综合征，因UDP-葡萄糖醛酸转移酶（UGT）缺乏，氯霉素代谢缓慢，血药浓度升高；氨基糖苷类抗生素在儿童体内排泄慢，易蓄积致毒性反应。因此，儿科用药多按体重或体表面积计算剂量，以确保精准给药。如头孢菌素类，一般每日剂量分3～4次给药；阿奇霉素按体重给药，首日剂量加倍，后续每日1次，疗程依病情而定。

抗生素在儿科的不良反应不容忽视。过敏反应较为常见，轻者皮疹、瘙痒，重者过敏性休克，危及生命，以青霉素过敏最为典型，用药前需详细询问过敏史并常规皮试。胃肠道反应如恶心、呕吐、腹泻等，多由药物刺激胃肠道黏膜引起，阿奇霉素、红霉素口服时较常出现，可通过调整给药时间、适当进食等减轻症状。肝肾功能损害部分抗生素经肝脏代谢、肾脏排泄，长期或大剂量使用可能损伤肝肾功能，如氨基糖苷类致肾毒性，表现为蛋白尿、血尿、肾功能减退；头孢菌素偶见肝酶升高，用药期间需监测肝肾功能。此外，长期使用广谱抗生素还可能破坏肠道菌群平衡，引发二重感染，如白念珠菌感染导致鹅口疮、腹泻等，必要时需补充益生菌调节肠道菌群。

为预防抗生素不良反应，医护人员在用药前应详细询问患儿过敏史、家族过敏史，皮试结果阴性方可用药，用药过程中密切观察患儿反应，一旦出现过敏迹象立即停药并急救。严格遵循医嘱用药，不随意增减剂量、延长疗程，按儿童体重、年龄精准计算剂量，根据病情选择合适剂型、给药途径。合理联用抗生素，避免同类药物或作用机制相悖的药物联用，减少不良反应与耐药风险，如速效抑菌剂（大环内酯类）与速效杀菌剂（β-内酰胺类）联用会降低后者杀菌效果，一般不推荐联用，确需联用时应先杀菌剂后抑菌剂。同时，加强家长教育，告知其抗生素使用注意事项，不自行买药给孩子服用，确保用药安全。

（二）抗病毒药物的应用

病毒进入人体后，吸附、穿入宿主细胞，利用细胞内物质与能量，经脱壳、转录、翻译、复制、装配等环节大量繁殖，最终释放子代病毒，引发感染症状。抗病毒药物作用机制主要有两类：一是直接作用于病毒，通过与病毒表面蛋白结合，竞争细胞表面受体，阻止病毒吸附、穿入细胞；或抑制病毒核酸合成、蛋白质合成，阻碍病毒复制，如核苷类抗病毒药阿昔洛韦抑制疱疹病毒DNA多聚酶，阻碍病毒DNA合成；二是间接增强机体抗病毒免疫能力，通过调节免疫细胞活性、促进干扰素生成等，帮助机体清除病毒，如干扰素具有抗病毒、免疫调节双重作用。

儿科常用抗病毒药物各有特点。阿昔洛韦是核苷类广谱抗病毒药，对疱疹病毒科病毒，如单纯疱疹病毒、水痘-带状疱疹病毒等，DNA多聚酶有强大抑制力，能显著抑制病毒在细胞内复制，细胞毒性小，是水痘、带状疱疹等首选药物，用于儿童疱疹性龈口炎、疱疹性脑炎等也有良效，可口服或静脉滴注，用药期间需注意监测肾功能，因其经肾脏排泄，大剂量或肾功能不全时易蓄积中毒。利巴韦林为广谱抗病毒药，能抑制多种RNA和DNA病毒，对呼吸道合胞病毒作用突出，常用于婴幼儿毛细支气管炎、病毒性肺炎，可雾化吸入、口服或静脉给药，但因有溶血性贫血、致畸等不良反应，使用受限，孕妇、哺乳期妇女禁用，用药时需密切监测血常规。磷酸奥司他韦是强效选择性流感病毒神经氨酸酶抑制剂，能阻止流感病毒从感染细胞释放、扩散，对甲型、乙型流感均有效，在流感症状出现24～48 h内用药，可缩短病程、减轻症状、降低并发症发生率，具有颗粒剂，便于儿童服用，常见不良反应为恶心、呕吐等胃肠道反应。更昔洛韦是核苷类抗病毒药，主要用于免疫缺陷患儿巨细胞病毒感染，如巨细胞病毒视网膜炎、肺炎等，对人类疱疹病毒也有较强抑制作用，但骨髓抑制等不良反应明显，用药期间需严密监测血常规，12岁以下儿童需慎用。

儿科抗病毒药物的给药剂量与途径依患儿年龄、体重、病情及药物特性而定。年龄小、病情重的患儿多采用静脉给药，以确保药物迅速起效；能口服的大龄患儿尽量口服，方便给药且减轻痛苦。如阿昔洛韦，与干扰素联合用于治疗疱疹病毒感染，儿童一般按体重20～30 mg/kg/d，分3～4次静脉滴注；利巴韦林雾化吸入用于呼吸道合胞病毒感染，常用剂量为20 mg/mL，每次2～3 mL，每日3～4次，静脉滴注时按体重10～15 mg/kg/d，分2次给药；磷酸奥司他韦用于1岁及以上甲型或乙型流感患儿，体重不足15 kg者，予30 mg bid；体重15～23 kg者，予45 mg bid；体重23～40 kg者，予60 mg bid；大于40 kg者，给予75 mg bid，疗程5天。

抗病毒药物联合用药有时能增强疗效、减少耐药，但需谨慎。联合使用时，药物作用机制应互补，避免增加不良反应。如阿昔洛韦与干扰素联合用于疱疹病毒感染，可从不同环节抑制病毒，提高治愈率；但利巴韦林与干扰素联合用于慢性丙型肝炎患儿时，不良反应叠加，需权衡利弊，密切监测。此外，使用抗病毒药物过程中，应依据病情变化、疗效评估及时调整方案，如用药3～5天后症状未改善，需重新评估诊断、调整用药。

在使用抗病毒药物时，还需注意特殊人群用药考量。早产儿、新生儿肝肾功能发育更不完善，药物代谢、排泄能力差，用药剂量宜偏小，间隔宜延长，部分药物如更昔洛韦可能对其骨髓抑制等不良反应更严重，需慎用。免疫缺陷患儿，如艾滋病患儿、接受放化疗或器官移植后患儿，易发生严重病毒感染，抗病毒治疗更为迫切，但同时感染细菌、真菌风险高，联合用药时药物相互作用复杂，需密切监测，制定个体化方案。

第三节　解热镇痛抗炎药在儿科的应用

发热与疼痛是儿科常见症状，解热镇痛抗炎药在儿科疾病治疗中应用广泛。合理使用此类药物，既能有效缓解患儿不适，又能保障用药安全，对儿科临床实践意义重大。

（一）药物作用机制

解热镇痛抗炎药多通过抑制环氧化酶（COX）发挥作用。COX有两种同工酶，COX-1主要存在于正常组织中，参与维持胃肠道黏膜完整性、调节血小板聚集等生理功能；COX-2在炎症刺激下由细胞诱导产生，与前列腺素合成增加、炎症反应及疼痛感知密切相关。该类药物抑制COX活性，阻碍花生四烯酸转化为前列腺素、前列环素及血栓素等炎性介质，从而下调体温调节中枢的体温设定点，使发热患儿体温降低，发挥解热作用；减少外周组织前列腺素合成，降低痛觉感受器对致痛物质的敏感性，实现镇痛效果；抑制炎症部位前列腺素介导的血管扩张、渗出等反应，减轻炎症红肿热痛表现，发挥抗炎活性。

对乙酰氨基酚主要作用于中枢神经系统，选择性抑制脑内环氧合酶COX，对COX-1作用较弱，故抗炎作用极微，以解热、镇痛见长。布洛芬等非甾体抗炎药既能抑制中枢环氧合酶，又对外周组织环氧合酶有较强抑制力，因此除解热、镇痛外，抗炎功效显著，可用于风湿性关节炎、幼年特发性关节炎等炎症性疾病的对症治疗，通过减轻关节炎症、肿胀与疼痛，改善患儿活动能力，提升生活质量。

（二）临床应用

此类药物在儿科主要用于发热与轻、中度疼痛的对症处理。发热是机体对感染、炎症等的防御反应，但高热（腋温≥39℃）或发热伴不适（如烦躁、嗜睡、呼吸急促等），可使患儿代谢加快、耗氧量增加，甚至诱发惊厥，尤其是6个月至5岁儿童，热性惊厥发生率较高。此时，合理使用解热药可缓解不适，降低惊厥风险。在疼痛方面，常用于缓解儿童感冒头痛、咽喉痛、牙痛、肌肉关节痛及术后疼痛等，减轻痛苦，利于患儿休息与康复。

世界卫生组织推荐对乙酰氨基酚与布洛芬为儿科安全有效的退热药物。对乙酰氨基酚适用于2月龄以上儿童，常规用量为口服10～15mg/kg/次，4～6h1次，3～12岁小儿每24h应用不超过5次，疗程不超过5天，其起效快，约30min即可显效，安全性高，对胃肠道刺激小，适用于易发生胃肠道溃疡或出血风险高的患儿。布洛芬适用于6月龄以上儿童，推荐用量每6h1次，每次5～10mg/kg，每24h最多4次，退热作用较强且持久，能维持6～8h，但使用时需注意患儿有无脱水、入量不足，因其退烧过程可能大量出汗，必要时静脉补液；同时，其通过肾脏排泄，肾功能不佳者慎用。

用药时需依据患儿年龄、体重精准计算剂量，避免超量。如1岁患儿体重10kg，若用对乙酰氨基酚退热，每次剂量宜为100～150mg；若用布洛芬，按常规体温（＜39℃）每次50mg，体温≥39℃时可用100mg。小于3个月婴儿发热，肝肾功能发育不成熟，一般不推荐常规使用解热镇痛药，建议就医，以物理降温为主，如温水擦浴、减少衣物等，若体温持续升高或伴明显不适，可在医生严密监护下谨慎用药。

临床还应重视对因治疗，明确发热、疼痛病因至关重要，例如，感染性疾病需合理选用抗感染药物，自身免疫性疾病在对症处理的同时应进行免疫调节治疗。只有去除病因，才能从根本上缓解症状，避免单纯依赖解热镇痛抗炎药掩盖病情、延误诊治。

（三）不良反应及用药注意事项

对乙酰氨基酚总体安全性高，但过量使用可致严重肝损伤。其在肝脏代谢，经葡糖醛酸化、硫酸化等途径失活排出，部分经细胞色素P450酶氧化产生有毒醌类代谢物，正常情况下与谷胱甘肽结合解毒，但过量时谷胱甘肽耗竭，醌类蓄积引发肝毒性，表现为恶心、呕吐、乏力、黄疸等，严重可致急性肝衰竭。故用药务必严格遵循剂量规定，家长切勿随意加量，避免同时使用含对乙酰氨基酚的复方制剂，以防重复用药超量。用药期间，若患儿出现黄疸、右上腹疼痛等症状，应立即停药就医，检测肝功能。

布洛芬常见不良反应为胃肠道不适，如恶心、呕吐、消化不良、腹痛，甚至诱发胃溃疡、出血，因抑制胃肠道COX-1，破坏黏膜屏障，影响前列腺素对黏膜的保护作用。长期或大剂量使用还可能影响肾功能，导致血肌酐升高、蛋白尿，尤其在脱水、血容量不足或原有肾脏疾病患儿中更易发生。哮喘患儿使用布洛芬，可能诱发哮喘发作，因干扰前列腺素代谢，使支气管平滑肌收缩敏感性增加。为减轻胃肠道反应，布洛芬宜餐后服用，若患儿有消化性溃疡史、胃肠道出血、心功能不全、肝肾功能不全、高血压、凝血机制或血小板功能障碍等，应慎用；哮喘患儿发热，可优先考虑对乙酰氨基酚，必要时在密切观察下谨慎使用布洛芬。

选药时，综合考量患儿年龄、病情、伴随疾病等因素。如前文所述特殊情况，根据患儿具体状况权衡利弊选药。给药途径方面，口服为首选，方便且依从性好；对呕吐频繁、不能口服或病情危急需快速降温的患儿，可选用直肠给药（如对乙酰氨基酚栓剂），但直肠给药剂量准确性和吸收稳定性稍逊，不作为常规首选；静脉制剂通常用于重症患儿，需严格把控指征，在医疗机构严密监测下使用。

用药过程中，密切关注患儿反应，监测体温、症状变化及有无不良反应。若用药后体温不降或降后复升，需重新评估病情，排查病因，而非盲目加量或换药；若出现不良反应，及时停药或对症处理，必要时就医。

用药疗程依病情而定，解热治疗一般不超过3天，镇痛治疗不超过5天，避免长期使用增加不良反应的风险。症状缓解后，及时停药，减少不必要用药。药物保存同样关键，对乙酰氨基酚稳定性差，需遮光、密闭、阴凉处保存，温度不超20℃；布洛芬按药品说明书要求妥善保存，过期、变质药物严禁使用，确保药效与安全性。

总之，解热镇痛抗炎药在儿科应用广泛，医护人员与家长应熟悉药物特性，严格遵规用药，权衡利弊，兼顾疗效与安全，为患儿健康保驾护航。

第四节　呼吸系统疾病用药在儿科的应用

儿科呼吸系统疾病发病率高，是儿童就医的常见原因。从普通感冒到支气管炎、肺炎，这些病症不仅影响患儿生活质量，严重时甚至危及生命。呼吸系统疾病用药在儿科治疗中起着关键作用，精准合理用药能有效缓解症状、促进康复，反之则可能延误病情。以下将深入探讨支气管扩张剂、止咳祛痰药等在儿科呼吸系统疾病治疗中的运用细节。

（一）支气管扩张剂

支气管扩张剂通过舒张支气管平滑肌，缓解气道痉挛，降低气道阻力，从而改善通气功能。在儿科，常用于治疗支气管哮喘、喘息性支气管炎等以喘息为主要表现的疾病。儿童气道相对狭窄，炎症刺激易引发平滑肌痉挛，使用支气管扩张剂可迅速舒张气道，减轻呼吸困难，避免低氧血症等严重后果。

其作用机制主要基于气道平滑肌细胞上的受体调节。β_2-肾上腺素能受体激动剂，如沙丁胺醇、特布他林，能特异性结合气道平滑肌细胞表面的β_2受体，激活腺苷酸环化酶，使细胞内cAMP浓度升高，进而激活蛋白激酶A，促使肌球蛋白轻链激酶磷酸化，降低肌球蛋白与肌动蛋白的亲和力，最终导致平滑肌舒张。抗胆碱能药物，如异丙托溴铵，通过阻断M胆碱受体，抑制胆碱能神经介导的气道平滑肌收缩，减少黏液分泌，协同舒张气道。茶碱类药物，如氨茶碱，抑制磷酸二酯酶，减少cAMP水解，维持细胞内cAMP较高水平，发挥支气管扩张的作用，同时还具有一定抗炎、免疫调节的功效。

儿科常用的支气管扩张剂各有优势。沙丁胺醇为短效β_2受体激动剂，起效迅速，通常吸入后5～15 min即可见效，能快速缓解喘息症状，维持4～6 h，适用于哮喘急性发作期，有气雾剂、雾化溶液等多种剂型，方便不同年龄段患儿使用。特布他林也是短效β_2受体激动剂，作用与沙丁胺醇相似，支气管扩张效应稍弱，但对心脏兴奋作用相对较小，安全性较好，常用于婴幼儿喘息治疗，可口服、雾化吸入。异丙托溴铵作为抗胆碱能药物，起效较β_2受体激动剂稍慢，约30～60 min，但作用持久，可达6～8 h，与β_2受体激动剂联用有协同增效作用，尤其适用于因迷走神经张力过高引起的气道痉挛，常以雾化吸入方式给药。氨茶碱由于治疗窗窄，不良反应较多，在儿科应用中相对受限，但对于一些难治性哮喘或喘息，仍可在严密监测血药浓度下谨慎使用，多采用静脉滴注，口服制剂因胃肠道刺激大，儿童耐受性差。

用法用量需精准调整，以保障药物的疗效与安全。沙丁胺醇雾化吸入，用于2～12岁儿童，一般每次2.5 mg，用生理盐水稀释至2～3 mL，每日3～4次；特布他林雾化吸入，20 kg以下儿童每次2.5 mg，20 kg以上每次5 mg，每日3～4次；异丙托溴铵雾化吸入，各年龄段通常每次250 μg，每日3～4次，可与沙丁胺醇或特布他林联合雾化，两药间隔几分钟即可。使用时需注意，雾化吸入装置应选择适合儿童的，确保药物有效沉积于气道，如婴幼儿可选用面罩式雾化器，大龄儿童可用口含式。

在不良反应方面，沙丁胺醇、特布他林等β_2受体激动剂常见不良反应为心悸、手抖、兴奋等，因药物刺激心脏β受体，影响交感神经兴奋性，一般症状较轻，停药后可缓解，若过量使用可能引发严重心律失常，需严格按剂量用药，避免频繁、超量用药。异丙托溴铵的不良反应相对较少，偶有口干、口苦、眼部不适，因药物可经口腔黏膜、眼部黏膜吸收，雾化后及时漱口和洗脸，方可减轻症状。氨茶碱不良反应较多且严重，常见恶心、呕吐、心律失常、惊厥等，与血药浓度密切相关，治疗期间需严密监测血药浓度，使其维持在有效且安全范围（5～15 μg/mL），一旦出现不良反应，立即停药并对症处理。

为预防不良反应，用药前应详细询问患儿的家族史，如是否有心脏病、心律失常等，有此类家族史者应慎用β_2受体激动剂；严格遵循医嘱用药，告知家长不可自行增加剂量、频次；在雾化吸入过程中，密切观察患儿反应，若出现心慌、手抖等不适症状，立即停止雾化并评估病情；对于使用氨茶碱的患儿，定期监测血药浓度、肝肾功能、心电图，以确保用药安全。

（二）止咳祛痰药

咳嗽是儿童呼吸系统疾病常见症状，虽然是机体保护性反射，有助于清除呼吸道分泌物、异物，但剧烈或频繁咳嗽会影响患儿休息、进食，甚至可能导致呼吸道黏膜损伤、纵隔气肿等并发症。祛痰药能稀释痰液，促进痰液排出，减轻咳嗽反射刺激，二者合理联用可有效缓解症状，利于疾病康复。

止咳祛痰药作用机制多样。止咳药按作用部位分为中枢性、外周性与兼性止咳药。中枢性止咳药，如可待因、右美沙芬，直接作用于延髓咳嗽中枢，抑制咳嗽反射，可待因有一定成瘾性，儿童应用受限，右美沙芬成瘾性低，安全性相对较高，常用于干咳但需在医生指导下使用。外周性止咳药，如甘草流浸膏，通过抑制咳嗽反射弧感受器、传入神经等环节，减轻咳嗽冲动传入中枢，缓解咳嗽。兼性止咳药，如苯丙哌林，兼具中枢与周围性止咳作用，镇咳效果较强。在祛痰药方面，恶心性祛痰药，如氯化铵，口服后刺激胃黏膜，反射性促进呼吸道腺体分泌稀薄液体，稀释痰液；刺激性祛痰药，如桉叶油，蒸气刺激呼吸道黏膜，增加腺体分泌，利于痰液咳出；黏液溶解剂，如乙酰半胱氨酸，分解痰液黏性成分，降低黏稠度；黏液调节剂，如氨溴索，作用于气管、支气管上皮腺体细胞，调节分泌物黏稠度，促进排出；黏液促排剂，如桃金娘油，加速气道分泌物排出，部分祛痰药兼具多种作用机制。

儿科常用止咳祛痰药各具特色。右美沙芬适用于干咳无痰，尤其夜间咳嗽影响睡眠患儿，能有效抑制咳嗽中枢，缓解症状。有糖浆、片剂等剂型，方便儿童服用，需严格按年龄、体重给药，如2～6岁儿童，一次2.5～5 mg，一日3～4次（具体应遵医嘱）。氨溴索是常用祛痰药，能促进呼吸道内黏稠分泌物排出，减少黏液滞留，同时具有一定止咳、抗炎作用，可口服、雾化吸入，不同年龄段用法用量有别，如2岁以下儿童，一次7.5mg，一日2次；2～5岁儿童，一次7.5mg，一日3次；5岁以上儿童，一次15mg，一日3次。乙酰半胱氨酸可裂解痰液中黏蛋白二硫键，降低黏稠度，对浓稠痰液效果显著，多用于肺炎、支气管炎痰液黏稠不易咳出时，有雾化剂型及口服颗粒剂，雾化吸入时需注意避免与空气接触，防止氧化失效，口服时药物可能有异味，导致患儿依从性差。

联合用药在儿科中较为常见且有讲究。止咳与祛痰药联用，如右美沙芬与氨溴索联用，适用于咳嗽伴咳痰困难患儿，右美沙芬镇咳，氨溴索祛痰，可协同改善症状，但需注意避免联用中枢性镇咳药与祛痰药，以防过度抑制咳嗽反射，阻碍痰液排出。对于伴有喘息患儿，止咳祛痰药可与支气管扩张剂联用，如氨溴索与沙丁胺醇雾化吸入，既能舒张气道、缓解喘息，又能促进痰液排出，增强治疗效果，但药物配伍需合理，注意混合顺序、配伍禁忌，遵循药品说明书要求。

不良反应不容忽视。右美沙芬偶有头晕、嗜睡、恶心等，一般较轻微，但过量服用可能导致呼吸抑制甚至死亡，用药时务必按剂量，家长妥善保管药品，防止儿童误服。氨溴索不良反应少，少数患儿可能有轻度胃肠道不适、皮疹，多可自行缓解，雾化吸入时若浓度过高、雾滴过大，可能刺激气道引发咳嗽加剧，调整雾化参数可改善。乙酰半胱氨酸气味刺鼻，易致恶心、呕吐，雾化吸入时可致支气管痉挛，尤其哮喘患儿高发，用药前可先吸入支气管扩张剂预防，若出现痉挛，立即停药并予沙丁胺醇等解痉。

用药注意事项包括多方面。依据患儿年龄、病情、痰液性状选药，如新生儿、小婴儿咳嗽反射弱，应以祛痰为主，禁用中枢性止咳药（如可待因）；干咳可选用右美沙芬，湿咳痰液多宜选用氨溴索等祛痰药。严格把控剂量，儿童肝肾功能发育不全，药物代谢慢，超量易蓄积中毒，需按医嘱或说明书精确计算剂量。给药途径选择合理，能口服尽量口服，方便且依从性好；痰液黏稠、不易咳出或喘息重，可雾化吸入，确保雾化装置正确使用，提高药物沉积率；静脉制剂通常用于重症，需住院严密监测下使用。用药全程观察患儿症状、体征变化，若咳嗽加重、呼吸急促、发热等，及时复诊，排查病情变化，调整治疗；告知家长药物保存方法、有效期等，变质、过期的药物禁用，保障用药安全。

第五节　消化系统疾病用药在儿科的应用

儿童消化系统在发育过程中，功能逐渐完善，相较于成人更为娇嫩脆弱，易受多种因素影响，引发各类消化系统疾病，如喂养不当、感染、过敏等。消化系统疾病用药在儿科治疗中起着关键作用，合理使用能有效缓解症状、促进康复，为儿童健康成长奠定基础。以下将深入探讨益生菌、胃肠动力药等在儿科消化系统疾病治疗中的运用细节。

（一）益生菌

益生菌是一类对宿主有益的活性微生物，当摄入足够数量时，能改善宿主肠道等黏膜表面的菌群或酶的平衡，刺激机体特异性或非特异性免疫力，产生有益作用。在儿科消化系统疾病治疗中，益生菌应用广泛，为儿童肠道健康保驾护航。

其作用机制主要基于调节肠道菌群平衡。人体肠道内栖息着庞大复杂的微生物群落，正常情况下，有益菌、有害菌与条件致病菌相互制约、相互依存，处于动态平衡。儿童消化系统发育不完善，肠道菌群易受外界因素干扰失衡，益生菌进入肠道后，通过黏附、定植在肠黏膜，与有害菌竞争营养物质、生存空间，抑制有害菌生长繁殖，同时分泌抗微生物物质，如细菌素，直接杀灭有害菌，增加肠道内有益菌数量，促使肠道微生态恢复正常，减少肠道感染发生。例如，双歧杆菌能与肠道黏膜紧密结合，形成保护屏障，阻挡病原菌入侵，维护肠道屏障功能；嗜酸乳杆菌可抑制大肠杆菌、沙门氏菌等有害菌，降低肠道感染风险。

益生菌还具有免疫调节作用。儿童免疫系统处于发育阶段，易出现免疫失衡。益生菌作用后，可产生具有促进淋巴细胞增生作用的低分子量多肽，恢复吞噬细胞的吞噬功能，平衡促炎因子和抗炎因子产生，调节机体免疫应答，增强肠道免疫屏障。例如，鼠李糖乳杆菌能刺激肠道局部和全身合成并释放免疫球蛋白A（IgA），增强肠道局部免疫力，预防感染与过敏。

儿科消化系统疾病中，益生菌常用于腹泻、便秘、消化不良等病症。感染性腹泻，如轮状病毒腹泻，病毒侵袭肠道，破坏肠道黏膜与菌群平衡，益生菌可加速肠道黏膜修复，补充有益菌，缩短腹泻病程，减轻症状；非感染性腹泻，如喂养不当、食物过敏引发的腹泻，益生菌同样能调节肠道功能，改善腹泻。对于功能性便秘，益生菌可通过调节肠道菌群，增加肠道内酸度及蠕动功能，促进肠道钙吸收，分解乳糖产生酸性环境（乳酸），改善肠道对营养物质消化吸收，软化粪便，促进排便。消化不良时，益生菌帮助分解食物，促进消化酶分泌，减轻腹胀、腹痛、食欲缺乏等症状。

儿科常用益生菌制剂多样，包括双歧杆菌四联活菌片、酪酸梭菌三联活菌片、枯草杆菌二联活菌颗粒、布拉氏酵母菌散等。双歧杆菌四联活菌片含有双歧杆菌、嗜酸乳杆菌、粪肠球菌、蜡样芽孢杆菌，能补充多种有益菌，调节肠道菌群，适用于腹泻、便秘、消化不良等多种肠道问题，2岁以上儿童，一次2～3片，一日3次，婴幼儿用量酌减，需冷藏保存，以保证活菌活性。酪酸梭菌三联活菌片以酪酸梭菌为主，能分泌酪酸，营养修复肠黏膜，对急慢性腹泻、消化不良有良效，儿童按医嘱服用，通常温水冲服，保存时避免高温。枯草杆菌二联活菌颗粒（妈咪爱）含枯草芽孢杆菌和粪肠球菌，调节肠道菌群同时促进消化，2岁以下儿童，一次1袋，一日1～2次；2岁以上儿童，一次1～2袋，一日1～2次，可常温保存，使用方便。布拉氏酵母菌散为真菌类益生菌，抗胃酸、胆汁能力强，定植快，对儿童腹泻，尤其是抗生素相关性腹泻效果显著，3岁以上儿童，一次0.25～0.5g，一日1～2次；3岁以下儿童，一次0.25g，一日1次，无须冷藏，但注意避免与抗真菌药物同用。

益生菌用法用量依患儿年龄、病情、药物种类而定。一般用40℃以下温水或温牛奶送服，避免高温破坏活菌。服用时间多在饭前或与饭同服，利于活菌到达肠道定植。不同制剂有不同规格、剂量，务必严格遵医嘱或按说明书，精准给药，保障疗效与安全。如双歧杆菌三联活菌胶囊，儿童可能一次1粒，一日2～3次；乳酸菌素片，儿童一次1～2片，一日3次。

保存益生菌时，活菌制剂需格外留意。多数活菌制剂要求冷藏（2～8℃），以维持活菌数量与活性，如双歧杆菌四联活菌片；部分可常温保存，但温度不宜过高，且要防潮、避光，如枯草杆菌二联活菌颗粒。若保存不当，活菌死亡，药物疗效会大打折扣，家长应仔细阅读说明书，按要求存放。

（二）胃肠动力药

胃肠动力药通过作用于胃肠道平滑肌细胞或神经递质受体，调节胃肠道蠕动、排空，改善消化功能，在儿科常用于功能性消化不良、胃食管反流、胃轻瘫等疾病，缓解腹胀、恶心、呕吐、早饱等症状，助力儿童消化功能恢复正常。

其作用机制多元，主要涉及胆碱能、肾上腺能、抗多巴胺和抗胆碱酯酶及神经体液等机制。多潘立酮为外周多巴胺受体阻滞剂，选择性作用于胃肠道多巴胺D_2受体，阻断多巴胺对胃肠道平滑肌的抑制作用，促进胃肠蠕动，增强胃排空，协调胃肠运动，有效缓解消化不良患儿腹胀、恶心、呕吐，因其不易透过血脑屏障，中枢神经系统不良反应少，在儿科应用较广。莫沙必利是新型非选择性5-HT_4受体激动剂，刺激胃肠道胆碱能神经元释放乙酰胆碱，增强食管下括约肌压力，促进胃排空、小肠推进，改善胃动力不足，适用于功能性消化不良、胃食管反流病，且安全性高，不良反应少。红霉素虽为抗生素，但具有胃动素样促动力效应，低剂量时可与胃动素受体结合，刺激胃肠道平滑肌收缩，加快胃排空，常用于胃轻瘫等严重胃肠动力障碍，不过长期使用易致细菌耐药，儿科应用受限，多作为二线用药。

儿科常用胃肠动力药各有适用范围。多潘立酮常用于1岁以上儿童功能性消化不良，缓解恶心、呕吐、腹胀、腹痛等，能改善患儿食欲，提高进食量，让营养摄入更充足，利于生长发育。莫沙必利适用于较大儿童（一般12岁以上）功能性消化不良、胃食管反流病，促进胃肠协调运动，减轻反流、胃灼热、早饱等不适，提升生活质量。红霉素主要用于儿童糖尿病胃轻瘫、术后胃轻瘫等严重胃肠动力低下，紧急改善胃排空，为后续治疗争取时机，但使用时需权衡利弊，密切监测耐药情况。

剂量调整需精准，儿童肝肾功能、神经系统发育未成熟，药物代谢、排泄与成人不同。多潘立酮儿童一般按体重给药，每次0.3mg/kg，每日3～4次，饭前15～30min服用，最大日剂量不超过30mg；莫沙必利儿童剂量约为成人一半，每次2.5mg，每日3次，饭前服用，用药时依据年龄、体重、病情微调，确保安全有效。

不良反应及注意事项不容忽视。多潘立酮偶见轻度腹部痉挛、口干、皮疹、头痛等，过量可能致心律失常，用药时需严格把控剂量，避免与强效CYP3A4抑制剂联用，以防血药浓度过高增加毒性；1岁以下婴儿血脑屏障发育不完善，使用多潘立酮可能有中枢神经系统不良反应，1岁以下婴儿应禁用。莫沙必利不良反应相对少，少数患儿有腹泻、腹痛、口干、皮疹，一般轻微，停药后缓解，若出现严重不良反应，立即停药就医；有胃肠道出血、肠梗阻、肝肾功能不全者慎用。红霉素用于促胃肠动力时，除常见胃肠道反应如恶心、呕吐、腹痛加重外，长期使用可致肠道菌群失调、细菌耐药，用药期间密切观察，必要时补充益生菌；有肝功能异常、心律失常患儿慎用，严格掌握疗程，避免滥用。

用药过程中，依据患儿年龄、体重、病情选药，精准计算剂量；告知家长用药方法、时间及可能不良反应，提高依从性；用药期间观察症状、体征变化，若疗效不佳或不良反应明显，及时复诊，调整治疗方案，全方位保障用药安全有效。

综上所述，儿科疾病的药物治疗是一个需要高度严谨对待的专业领域。在抗感染药物应用中，要依据不同病原体，精准选用抗生素或抗病毒药等，并严格把控剂量，合理调整用药方案。同时密切关注不良反应，确保抗感染治疗的有效性与安全性；解热镇痛抗炎药的使用要权衡利弊，依据患儿具体情况选择合适药物，规范用药以避免不良影响；在呼吸系统疾病用药方面，支气管扩张剂、止咳祛痰药等要根据患儿呼吸病症特点合理运用；消化系统疾病用药里，益生菌、胃肠动力药等也需契合具体消化问题按需使用。儿科医护人员必须扎实掌握各类药物在儿科应用的作用机制、临床应用特点以及不良反应等关键知识，依据患儿个体差异制定出科学合理的用药方案，才能更好地应对儿科疾病，助力儿童健康成长，减少因用药不当引发的各种健康风险，提升整体儿科疾病治疗质量。

第十五章　免疫系统药物的应用

免疫系统对于维持机体稳态至关重要，然而，其功能失调会引发一系列复杂疾病，如自身免疫紊乱和免疫防御不足等。免疫抑制剂通过精确干扰免疫细胞的活化、增生及信号传导等关键环节，如环孢素特异性抑制T淋巴细胞活化，有效预防器官移植后的排斥反应，并控制自身免疫疾病进程；免疫增强剂则针对性地激活免疫细胞、促进细胞因子释放，增强机体免疫应答能力，为肿瘤、慢性感染性疾病等治疗提供新策略。深入了解这些药物的作用机制、临床应用范围及潜在不良反应，对于合理用药、优化治疗方案以及推动免疫相关疾病治疗领域的发展具有重要意义。

第一节　免疫抑制剂

免疫抑制剂是一类能够抑制机体免疫系统活性的物质，主要用于防止移植后出现排斥反应，以及治疗自身免疫性疾病等。其作用机制多样，通过不同途径对免疫细胞的功能、细胞因子的合成与释放等环节进行调控或抑制，以达到抑制免疫反应的目的。但由于免疫系统的复杂性，免疫抑制剂在发挥治疗作用的同时，也可能带来诸多不良反应，需要谨慎使用并密切监测。

一、环孢素

环孢素是一种强效的免疫抑制剂，具有选择性抑制T淋巴细胞活化和增生的特点，对骨髓中的粒系和红系细胞影响较小。它最初是从土壤真菌中分离提取的，其免疫抑制作用机制分为免疫介导和非免疫介导两个方面。

在免疫介导机制中，环孢素与T淋巴细胞膜上的高亲和力受体蛋白结合，通过被动扩散方式进入细胞膜，在分子水平上干扰转录因子与白介素-2辅助蛋白（如亲环胞的聚集作用减弱，从而抑制其他细胞因子的生成，炎症反应减轻或消失。非免疫介导的机制则表现为减少肾血流量，降低肾小滤过率。

在临床应用方面，环孢素主要用于预防器官移植后的排斥反应，如肾脏、肝脏、心脏等器官移植，显著提高移植物的存活率。此外，它在自身免疫性疾病的治疗中也发挥重要作用，像类风湿关节炎、系统性红斑狼疮、难治性肾病综合征等，对于部分传统免疫抑制治疗抵抗或无效的患者，环孢素仍可能有效。

然而，环孢素的使用也伴随着一些不良反应。肾毒性是其最主要的不良反应，通常表现为功能性的肾损害，减量或停用后多可恢复，且慢性肾毒性与个体易感性相关。同时，它还可能导致感染风险增加，因为免疫系统受到抑制，细菌、病毒等病原体易侵入机体，引发呼吸道、尿路等多系统感染。其他不良反应包括高血压、高脂血症、多毛症、牙龈增生、肝功能异常、神经毒性（如震颤、头痛）等，用药期间需严密监测血药浓度（目标范围50～150 ng/mL）、肝肾功能、血压、血脂等指标，根据病情及时调整剂量。

二、他克莫司

他克莫司是从链真菌属（Streptomyces）中分离出的一种发酵产物。为，大环内酯类免疫抑制剂，其免疫抑制作用机制与环孢素类似，但抑制钙调磷酸酶（NFAT）的活性能力比环孢素强约100倍。他克莫司进入细胞后，与FK 506结合蛋白-12（FKBP-12）结合，形成的复合物能够抑制钙调磷酸酶的活性，进而干扰白细胞介素2等细胞因子的基因转录，阻止T细胞活化及增生，抑制免疫反应。

在临床实践中，他克莫司广泛应用于器官移植领域，尤其是肾移植、肝移植、心脏移植等，能够有效预防和治疗移植后的排斥反应，提高移植物及患者的生存率。对于一些难治性自身免疫性疾病，如难治性肾病综合征、系统性红斑狼疮、类风湿关节炎等，他克莫司也展现出一定的治疗效果，常作为二线或三线用药。

使用他克莫司时，不良反应不容忽视。肾毒性较为常见，与剂量和血药浓度相关，早期可能表现为血肌酐升高，长期使用可能导致慢性肾功能不全，因此需严格监测血药浓度并根据肾功能调整剂量。神经毒性也是其突出不良反应，可出现震颤、头痛、失眠、精神异常等症状，严重程度不一，多数在药物减量或停药后可缓解。此外，还可能引起高血压、高血糖、高血脂、胃肠道不适、感染风险增加等，用药过程中要综合监测各项指标，给予相应的对症处理措施。由于他克莫司的治疗窗较窄，血药浓度个体差异大，所以规律监测血药浓度至关重要，以确保药物疗效的同时最大程度减少不良反应的发生。

三、糖皮质激素

糖皮质激素是临床上广泛应用的一类免疫抑制剂，具有强大的抗炎和免疫抑制作用。其作用机制是通过与细胞内的糖皮质激素受体结合，进而影响基因转录，发挥多种生物学效应。

一方面，糖皮质激素能够抑制免疫细胞的增生、分化和活性，减少淋巴细胞、单核细胞等免疫细胞数量，抑制巨噬细胞吞噬和处理抗原的能力，干扰淋巴细胞的识别，使参与免疫反应的细胞减少。另一方面，它可抑制多种细胞因子，如白细胞介素、肿瘤坏死因子等的合成与释放，减轻炎症介质对组织的损伤，阻断免疫反应的级联放大过程。同时，糖皮质激素还能调节T细胞的分化，诱导T细胞凋亡，进一步削弱免疫功能。

在临床应用中，糖皮质激素用途广泛。在抗炎方面，用于治疗各种急慢性炎症，如关节炎、肺炎、皮炎等，能迅速减轻炎症症状，缓解红肿热痛。在抗过敏领域，可用于治疗过敏性鼻炎、哮喘、荨麻疹等过敏性疾病，通过抑制IgE抗体产生、降低血管通透性等机制，减轻过敏反应。对于器官移植患者，糖皮质激素常与其他免疫抑制剂联合使用，预防和治疗排斥反应。此外，自身免疫性疾病，如系统性红斑狼疮、类风湿关节炎、多发性肌炎等，也是糖皮质激素的重要适应证，可控制病情进展，减轻组织器官损伤。

但长期或大剂量使用糖皮质激素会引发一系列不良反应。感染风险显著增加，由于免疫抑制，机体对病原体的抵抗力下降，易发生细菌、真菌、病毒感染，且感染症状可能不典型，延误诊断。内分泌及代谢紊乱常见，如高血糖、高血脂、向心性肥胖、满月脸、水牛背、骨质疏松等，还可能影响生长发育，儿童长期食用需特别关注。消化系统方面，可诱发或加重胃溃疡、胃炎，甚至导致消化道出血、穿孔。精神神经系统症状包括焦虑、抑郁、失眠、欣快、精神错乱等，尤其是在大剂量冲击治疗时更易出现。眼部并发症有青光眼、白内障等。因此，使用糖皮质激素时应严格掌握适应证，尽量采用最小有效剂量，病情控制后逐渐减量，并注意预防和处理不良反应。

四、烷化剂

烷化剂是一类较为传统的免疫抑制剂，常用的包括环磷酰胺、白消安等。其作用机制主要是通过其化学活性基团与细胞内的DNA、RNA或蛋白质等生物大分子中富电子位点的亲核基团发生共价结合，使这些大分子的结构和功能遭到破坏，最终导致DNA双链交联或碱基错配。

烷化剂能够使DNA双链发生交联，阻碍DNA的复制、转录过程，导致细胞周期阻滞，进而使免疫细胞的增生受阻。由于淋巴细胞等免疫细胞处于不断增生分化状态以应对免疫刺激，更易受烷化剂诱导的DNA损伤影响，从而实现免疫抑制效果。

在临床应用上，烷化剂在器官移植领域曾作为核心免疫抑制剂，用于预防和治疗移植后的排斥反应，常与其他免疫抑制剂联合应用。在自身免疫性疾病治疗方面，如系统性红斑狼疮、类风湿关节炎、多发性硬化症等，尤其是对于一些病情严重、常规治疗效果不佳或伴有重要脏器受累的患者，烷化剂可作为强化治疗手段，控制疾病的活动性，减轻免疫介导的组织沉积对组织器官的损伤。

然而，烷化剂的不良反应较为严重限制了其应用。骨髓抑制是最突出的问题，可导致白细胞、红细胞、血小板等全血细胞减少，增加感染、贫血、出血的风险，用药期间需密切监测血常规，必要时给予造血生长因子支持或调整剂量。生殖系统毒性明显，可引起男性精子减少、不育，女性卵巢功能受损、闭经、不孕，还可能增加胎儿畸形的风险，孕期及备孕人群禁用。此外，烷化剂还具有潜在致癌风险，长期使用可能诱发白血病、淋巴瘤等恶性肿瘤，常见胃肠道反应，如恶心、呕吐、食欲减退等，增加了患者的用药负担，在使用时需权衡利弊，谨慎选择。

第二节 免疫增强剂

免疫增强剂是一类能够增强机体免疫功能的药物，在机体免疫功能低下，如患有免疫缺陷病、恶性肿瘤放化疗后、严重感染等情况下，发挥着重要作用。它们通过不同的作用机制，激活免疫细胞、促进细胞因子分泌、增强抗原提呈等，帮助机体恢复或增强免疫应答能力，以抵御病原体入侵、控制肿瘤进展等，但同样需要注意其适用范围及可能出现的不良反应。

一、卡介苗

卡介苗（BCG）是一种减毒的牛型结核分枝杆菌活菌苗，自1921年首次用于人体接种以来，已成为全球预防结核病的重要疫苗，其具有免疫激活特性的发现为肿瘤等疾病的治疗开辟了新途径。

卡介苗的免疫增强机制较为复杂。它能够激活巨噬细胞，使其吞噬能力增强，处理和递呈抗原的效率提高，同时分泌更多的细胞因子，如白细胞介素-1（1L-1）、肿瘤坏死因子等，启动免疫应答。卡介苗还可促进树突状细胞的成熟，增强其抗原提呈功能，有效激活初始T淋巴细胞，启动特异性细胞免疫应答。此外，它能提高自然杀伤细胞（NK细胞）的活性，直接杀伤肿瘤细胞或被病原体感染的细胞，增强机体的非特异性免疫防御。

在临床应用方面，卡介苗主要用于预防结核病，尤其是儿童结核病，对结核性脑膜炎、粟粒性结核等严重结核病具有显著的预防效果，可大幅降低儿童感染结核菌后的发病风险。在肿瘤免疫治疗领域，卡介苗也具有重要应用价值，膀胱内灌注卡介苗是治疗浅表性膀胱癌的经典方法，通过激活局部免疫反应，抑制肿瘤细胞生长、降低复发率。此外，卡介苗还在黑色素瘤、肺癌等肿瘤的辅助治疗中进行探索，部分研究显示其可增强抗肿瘤免疫应答，延长患者生存期。

接种卡介苗后常见的不良反应有局部红肿、浸润，通常在接种后2周左右出现，之后可能化脓、形成小溃疡，一般8～12周后结痂，多数无须特殊处理，注意局部清洁即可，但局部脓肿直径≥10mm和溃疡面积较大或长期不愈（大于12周），应及时就诊。少数人接种后可出现局部淋巴结肿大，一般1～2个月后消退，如遇肿大软化形成脓疱，需及时就医。还有部分接种者会出现一过性轻度发热反应，持续1～2天后可自行缓解，对重度发热或发热时间超过48h者，需及时进行抗感染治疗。卡介苗严禁皮下或者肌内注射，患有急性传染病、结核病、心脏病、肾炎、免疫缺陷病、湿疹及其他皮肤病患者等人群，不可接种。

二、左旋咪唑

左旋咪唑是一种人工合成的咪唑类似物，起初作为广谱驱虫药用于驱除蛔虫、钩虫、蛲虫等寄生虫，后发现其具有免疫调节作用，成为临床常用的免疫增强剂。

左旋咪唑的免疫增强机制涉及多个环节。它能调节细胞免疫功能，促进T淋巴细胞的增生与分化，提高T淋巴细胞的活性，并增强其对病原体的杀伤能力，同时调节

T淋巴细胞亚群的比例，使免疫应答向机体防御的方向发展。左旋咪唑还可增强巨噬细胞的吞噬能力，激活巨噬细胞释放细胞因子，如白细胞介素-1（1L-1）、肿瘤坏死因子（TNF）等，进一步放大免疫效应。此外，它对B淋巴细胞也有一定的调节作用，促进抗体生成，完善体液免疫。

在临床应用中，左旋咪唑常用于免疫功能低下相关疾病，如反复呼吸道感染、慢性肝炎等，通过增强机体抵抗力，减少感染发作次数，促进病情恢复。在肿瘤治疗方面，左旋咪唑作为辅助用药，与化疗药物联合使用，能提高患者的免疫功能，减轻化疗对免疫系统的抑制，增强机体对肿瘤细胞的杀伤作用，常用于肺癌、乳腺癌术后或急性白血病、恶性淋巴瘤化疗后的辅助治疗。在皮肤科领域，左旋咪唑可用于治疗一些免疫相关性皮肤病，如扁平疣、寻常疣、复发性单纯疱疹及顽固性皮肤瘙痒症等，通过调节免疫促进皮肤病变消退。

左旋咪唑的不良反应相对较轻，常见胃肠道不适，如恶心、呕吐、胃部不适等，多可耐受。部分患者会出现中枢神经系统刺激症状，如兴奋、失眠、头晕、头痛、味觉与嗅觉失调等。偶见口腔溃疡、发热、乏力、皮疹等，停药后可缓解。但长期连续服药，可导致粒细胞减少症、血小板降低、剥脱性皮炎、肝功能损伤等严重不良反应，甚至危及生命。因此，肝肾功能不全、肝炎患者，妊娠早期或血吸虫病患者以及对本品过敏者禁用，用药期间需定期监测血常规、尿常规及肝肾功能，出现不良反应及时对症处理。

三、白细胞介素-2

白细胞介素-2（IL-2）是一种由活化的T淋巴细胞分泌的细胞因子，具有强大的免疫调节和免疫增强功能，对维持机体免疫平衡起着关键作用。

白细胞介素-2的免疫增强机制主要通过与淋巴细胞表面的CD25受体结合实现。它能促进T淋巴细胞的增生与分化，使初始T细胞向效应T细胞转化，增强其的杀伤活性，在抗病毒、抗肿瘤免疫反应中发挥核心作用。白细胞介素-2还可激活自然杀伤细胞（NK细胞），提高NK细胞的活性及数量，使其更有效地杀伤肿瘤细胞和被病毒感染的细胞，强化机体的天然免疫防御。此外，它对B淋巴细胞也有一定的刺激作用，促进抗体的合成与分泌，协调机体的体液免疫应答。

在临床应用领域，白细胞介素-2在肿瘤治疗方面应用广泛，尤其是肾癌、黑色素瘤等对免疫治疗相对敏感的肿瘤，可单独使用或与其他治疗方法联合，如与化疗、放疗联合，提高患者的免疫功能，杀伤肿瘤细胞，延长患者生存期、改善生活质量。对于免疫缺陷病，如艾滋病等，白细胞介素-2可用于增强患者极度低下的免疫功能，辅助抗病毒治疗，减少机会感染。在一些自身免疫性疾病的治疗探索中，白细胞介素-2也展现出潜在价值，通过调节免疫平衡控制病情进展。

使用白细胞介素-2h，不良反应较为常见。发热、寒战是最常出现的症状，多在用药初期发生，通常为一过性，可给予对症退热处理。部分患者会出现低血压，可能与血管舒张等因素有关，需密切监测血压变化，必要时采取补液等措施维持血压稳定。消化系统症状如恶心、呕吐、腹泻等也时有发生，影响患者的耐受性。长期或大剂量使用白细胞介素-2还可能引发心肺功能异常、内分泌紊乱、精神症状等严重不良反应，因此在使用过程中需严格掌握剂量，并密切观察病情变化，根据患者的反应及时调整治疗方案。

四、干扰素

干扰素是一类具有广泛生物学活性的糖蛋白，由机体细胞在病毒感染、某些细胞因子刺激等情况下产生，根据其结构、受体结合特性及生物学功能，可分为α、β、γ等多种亚型，具有抗病毒、调节免疫、抗肿瘤等多重功效。

干扰素的免疫调节及抗病毒机制较为复杂。一方面，它可诱导细胞产生多种抗病毒蛋白，如蛋白激酶R、2'～5'寡腺苷酸合成酶等，这些蛋白能够抑制病毒核酸的合成、转录以及病毒蛋白的翻译，抑制病毒复制，从而发挥抗病毒作用。另一方面，干扰素能增强机体的免疫功能，激活自然杀伤细胞（NK细胞），使其杀伤活性显著提高，快速识别并清除被病毒感染的细胞，阻断病毒传播。它还可促进巨噬细胞的活化，增强其吞噬能力，更有效地清除病原体及异物，同时上调抗原提呈细胞（如树突状细胞）表面共刺激分子（如CD80/CD86）的表达，提高抗原提呈效率，激活T淋巴细胞，引发特异性免疫应答，增强机体对病毒感染的抵抗力。

在抗肿瘤方面，干扰素通过调节机体免疫，增强免疫细胞对肿瘤细胞的识别与杀伤。它可抑制肿瘤细胞的增生，诱导肿瘤细胞凋亡，同时抑制肿瘤血管生成相关因子（如VEGF）的表达，阻断肿瘤的营养供应和转移途径。干扰素还能调节肿瘤微环境中的免疫细胞，抑制肿瘤细胞免疫逃逸相关分子（如PD-L1）的表达，激活抗肿瘤免疫反应。

在临床应用中，干扰素α常用于治疗慢性乙型肝炎、慢性丙型肝炎，可有效抑制病毒复制，改善肝功能，降低肝硬化、肝癌的发生风险。在肿瘤治疗领域，干扰素α对毛细胞白血病、慢性粒细胞白血病、肾癌、黑色素瘤等多种肿瘤有一定疗效，作为辅助治疗手段，与手术、化疗、放疗等联合应用，延长患者无病生存期或短生存期。对于一些病毒感染性疾病，如尖锐湿疣、疱疹性角膜炎等，干扰素可通过局部或全身应用，发挥抗病毒、促进创面修复的作用。

使用干扰素时，常见的不良反应包括发热、乏力、头痛、肌肉酸痛等流感样症状（如发热、肌痛）通常在用药1周内出现，随着用药时间延长，部分患者症状可逐渐减轻。多数患者可耐受，必要时可予解热镇痛药对症处理。干扰素还可能导致血液学毒性（如白细胞、血小板减少），定期监测血常规十分必要，严重时需调整剂量或停药。消化系统不良反应如恶心、呕吐、食欲缺乏等也较为常见，影响患者的营养摄入。部分患者会出现脱发、皮疹等皮肤黏膜反应，以及精神症状如抑郁、焦虑、失眠等，用药期间需关注患者的心理状态，必要时进行心理干预。此外，长期使用干扰素还可能引发自身免疫性疾病，如甲状腺炎、系统性红斑狼疮等，用药过程中需密切监测相关指标，及时发现并处理可能出现的并发症。

综上所述，本章系统阐述了免疫系统药物应用的核心要点。免疫抑制剂通过各自独特的分子作用机制，精准调节免疫反应强度，在器官移植与自身免疫病治疗中发挥关键作用，虽存在不良反应，但可通过严密监测和剂量调整来平衡风险与收益。免疫增强剂（如干扰素）需严格遵循个体化治疗原则结合患者免疫状态及疾病特征制定方案。总之，免疫系统药物的应用要求临床医生深入理解药物特性，综合权衡疗效与不良反应，未来还需更多研究来完善其应用细节，以提升免疫相关疾病的整体治疗水平，促进医学进步与患者康复。

第三篇　中药临床应用篇

第十六章　中药学理论与临床应用

中药学作为我国传统医学的重要组成部分，有着深厚的理论基础与丰富的临床应用经验。其理论体系涵盖药性理论、配伍理论等诸多方面，这些理论为中药在临床的合理应用提供了关键依据，指导着医者依据患者具体病情、体质等因素精准选药用药。同时，中药依据功效分类众多，每种类型都有其独特的主治范围与应用要点，在应对各类疾病中发挥着不可替代的作用。随着现代科学的不断发展，中药的现代研究也日益深入，新剂型不断涌现，进一步拓展了中药的应用空间，更好地服务于临床诊疗，以下将对中药学理论与临床应用展开详细阐述。

第一节　中药基础理论

一、药性理论

药性理论是中药理论的核心，它主要包括四气、五味、升降浮沉、归经、有毒无毒等方面，这些理论为临床用药提供了精准的指导，确保用药的安全与有效。

四气，又称四性，即寒、热、温、凉四种不同的药性。其确定依据主要源于药物作用于人体后所产生的寒热效应。寒凉药通常能减轻或消除热证，如石膏性大寒，味辛甘，归肺、胃经，具有清热泻火、除烦止渴之效，常用于高热烦渴、肺热喘咳等实热病症；而温热药则可缓解或消除寒证，像附子性大热，味辛、甘，有毒，归心、肾、脾经，具有回阳救逆、补火助阳、散寒止痛之功，常用于亡阳证、阳虚证及寒湿痹痛等寒性病证。

五味，指药物具有酸、苦、甘、辛、咸五种不同的药味，其确定主要依据药物的真实滋味以及药物作用于人体后的效应。辛味药有发散、行气、活血等作用，如麻黄，味辛、微苦，性温，归肺、膀胱经，具有发汗解表、宣肺平喘、利水消肿之效，常用于风寒感冒、咳嗽气喘等病症；甘味药有补益、和中、缓急等功效，例如甘草，味甘，性平，归心、肺、脾、胃经，具有补脾益气、润肺止咳、清热解毒、调和诸药之效，广泛用于脾胃虚弱、倦怠乏力、心悸气短等多种病症；酸味药具收敛、固涩之性，像乌梅，味酸、涩，性平，归肝、脾、肺、大肠经，具有敛肺止咳、涩肠止泻、安蛔止痛之效，常用于肺虚久咳、久泻久痢等；苦味药能泄、能燥，如黄连，味苦，性寒，归心、脾、胃、肝、胆、大肠经，具有清热燥湿、泻火解毒之效，用于湿热痞满、呕吐吞酸、高热神昏等；咸味药有软坚散结、泻下通便之效，如芒硝，味咸、苦，性寒，归胃、大肠经，具有泻下攻积、润燥软坚、清热消肿之效，用于实热积滞、大便燥结等。

升降浮沉反映药物在人体内的作用趋向。升是上升、升提，浮是浮散、外行；降是下降、降逆，沉是沉潜、下行。药物的升降浮沉与药物的质地、性味、功效等因素相关。一般而言，花、叶、皮、枝等质轻的药物多升浮，如薄荷，味辛，性凉，归肺、肝经，其质地清轻，具有疏散风热、清利头目、利咽透疹、疏肝行气之效，作用趋向多上行向外；而种子、果实、矿物、贝壳等质重的药物多沉降，如代赭石，味苦、甘，性寒，归肝、心、肺、胃经，质地沉重，具有平肝潜阳、重镇降逆、凉血止血之效，作用趋向多下行向内。此外，药物的升降浮沉在临床应用中可根据病情需要进行调整，如桔梗，味苦、辛，性平，归肺经，本为升浮之品，具有开宣肺气、祛痰排脓之效，但若与枳壳等沉降药物配伍，则可调节气机升降，用于肺气不宣又兼气滞之证。

归经是指药物对机体某部分的选择性作用，即某药对某些脏腑经络有特殊的亲和作用。归经理论以脏腑经络学说为基础，通过药物的疗效观察总结而来。例如，柴胡归肝、胆经，能和解表里、疏肝解郁、升阳举陷，常用于肝郁气滞、胸胁胀痛、月经不调等与肝胆相关的病症；又如，杏仁归肺、大肠经，能止咳平喘、润肠通便，对肺经病症咳嗽气喘及大肠传导失司之便秘有良效。掌握药物的归经，有助于临床精准选药，提高治疗效果。

有毒无毒是药物的基本特性之一。有毒药物使用得当可疗沉疴痼疾，但使用不当易毒害人体。确定药物有毒无毒需综合多方面因素，包括药物的品种、产地、采集、炮制、制剂、用量、用法及患者的体质等。以砒石为例，其有大毒，外用可攻毒杀虫、蚀疮去腐，内服能祛痰平喘、截疟，但因其毒性剧烈，内服必须严格控制剂量，且多入丸、散剂，临床应用极为谨慎。而无毒药物相对安全，但在超大剂量或不合理使用时，也可能产生不良反应，如大黄，若长期或过量服用，可能导致脾胃虚寒、泄泻不止。

药性理论各要素相互关联，共同指导临床用药。医生依据患者的病情、体质，结合药物的药性特点，精准选药组方，以达到最佳治疗效果，同时确保用药安全。

二、中药配伍理论

中药配伍是指根据病情需要、治法要求以及药物性能，有目的地将两味或多味药物配合使用。其目的在于增强疗效、降低毒副作用、适应复杂病情、扩大治疗范围等。通过合理配伍，药物间相互协同，发挥最大效能，同时减少不良反应，保障患者用药安全。

“七情配伍”是中药配伍的基本理论，源自《神农本草经》，涵盖单行、相须、相使、相畏、相杀、相恶、相反七种关系。单行指单用一味药治疗病情单一的疾病，如独参汤，单用一味人参大补元气、救逆固脱，用于治疗元气虚脱之危重症；清金散单用黄芩一味，清泄肺热，治疗轻度肺热咳嗽。相须是指两种功效相似的药物配伍，能增强原有药物的功效，如麻黄与桂枝配伍，二者均能发汗解表，相须为用则发汗之力大增，可有效治疗外感风寒表实证；金银花与连翘相伍，二者皆具清热解毒、疏散风热之功，协同使用，对风热感冒的发热、咽痛等症疗效显著。相使是以一种药物为主，另一种药物为辅，辅药增强主药的功效，如黄芪配茯苓，黄芪补气升阳为主药，茯苓健脾利湿为辅药，茯苓助黄芪增强健脾益气、温阳利水之效，用于治疗脾虚水肿等症；枸杞子配菊花，枸杞子滋补肝肾为主，菊花清肝明目为辅，二者配伍，对肝肾阴亏、目暗不明等症效果更佳。相畏是一种药物的毒副作用被另一种药物所抑制，如半夏畏生姜，生姜能抑制半夏的毒性，半夏有毒，生用可致呕吐等不良反应，配伍生姜后，其毒性减轻，二者常配伍用于痰湿阻滞之证；甘遂、大戟性寒且峻烈，配伍大枣，大枣可抑制二者寒性及峻烈药性，使全方药性平和。相杀是指一种药物能消除另一种药物的毒副作用，如绿豆可解巴豆毒，防风能解砒霜毒，这为药物中毒的解救提供了思路。相恶是指一种药物能破坏或减弱另一种药物的功效，如人参恶莱菔子，莱菔子行气破气，与人参补气之效相悖，若二者同用，人参的补气作用会被削弱；生姜恶黄芩，黄芩苦寒，能降低生姜温胃止呕的效果。相反是指两种药物配伍能产生或增强毒性反应，如“十八反”歌诀所提及的药物配伍禁忌，半夏、瓜蒌、贝母、白蔹、白及与乌头（川乌、草乌、附子）相反，海藻、大戟、甘遂、芫花与甘草相反，诸参（人参、南沙参、丹参、玄参、苦参）、细辛、芍药（白芍、赤芍）与藜芦相反，临床用药必须严格避开这些配伍。

在临床实践中，准确运用“七情配伍”理论至关重要。医生需深入了解每味药物的特性，根据患者的病情、体质，巧妙配伍，充分发挥药物的协同增效作用，降低毒副作用，为患者提供精准、安全、有效的治疗方案。例如，对于实热便秘，大黄与芒硝相须为用，大黄苦寒，泻下攻积，芒硝咸寒，软坚润燥，二者合用，泻下之力更强；对于脾虚湿盛之泄泻，白术与茯苓相使配伍，白术健脾燥湿为主，茯苓利水渗湿为辅，共奏健脾祛湿止泻之功。总之，中药配伍理论是中医遣药组方的精髓，为中医药治疗疾病奠定了坚实基础。

第二节　中药的临床应用

一、辨证论治与中药应用

辨证论治是中医认识疾病和治疗疾病的基本原则，在中药应用中占据核心地位。它强调根据患者的症状、体征、病史等综合信息，辨别疾病的证候类型，进而依据证候确定治法，选用相应的中药进行精准治疗。这一过程犹如量体裁衣，充分体现了中医个性化治疗的特色，能够最大限度地提高治疗效果，促进患者康复。

以感冒为例，感冒在临床上常见的症型有风寒感冒、风热感冒和暑湿感冒。风寒感冒多因外感风寒之邪所致，患者表现为恶寒重、发热轻、无汗、头痛、身痛、鼻塞流清涕、咳嗽、吐稀白痰、舌苔薄白、脉浮紧等症状。辨证为风寒束表证，治法当以辛温解表为主，常选用麻黄、桂枝、紫苏等辛温解表药。麻黄性温，味辛、微苦，归肺、膀胱经，能发汗解表、宣肺平喘，为治疗风寒感冒的要药，常与桂枝配伍，增强发汗之力，如麻黄汤；桂枝性温，味辛、甘，归心、肺、膀胱经，可解肌发表、温通经脉、助阳化气，二者相伍，能有效驱散风寒之邪，缓解感冒症状。

风热感冒则是外感风热之邪引发，患者发热重、微恶风寒、有汗、头痛、咽痛、鼻塞流黄涕、咳嗽、痰黄黏稠、舌苔薄黄、脉浮数。此为风热犯表证，治宜辛凉解表，常用金银花、连翘、薄荷等药物。金银花性寒，味甘，归肺、心、胃经，有清热解毒、疏散风热之效，为治一切痈肿疔疮阳证的要药，且对风热感冒疗效显著；连翘味苦，性微寒，归肺、心、胆经，能清热解毒、消痈散结、疏散风热，与金银花相须为用，可增强疏散风热、清热解毒之力，如银翘散；薄荷性凉，味辛，归肺、肝经，可疏散风热、清利头目、利咽透疹、疏肝行气，用于风热感冒的发热、头痛、咽痛等症，能使风热之邪从外而解。

暑湿感冒常见于夏季，因暑湿之邪侵袭人体，患者身热、微恶风、汗少、肢体酸重或疼痛、头昏重胀痛、咳嗽痰黏、鼻流浊涕、心烦口渴、胸闷脘痞、泛恶、腹胀、大便或溏、小便短赤、舌苔薄黄而腻、脉濡数。辨证为暑湿伤表证，治疗应以清暑祛湿解表为法，藿香、佩兰、荷叶等药较为常用。藿香性微温，味辛，归肺、脾、胃经，既能芳香化湿，又可解表散寒和中止呕，为治疗暑湿感冒的佳品，如藿香正气散；佩兰性平，味辛，归脾、胃、肺经，有芳香化湿、醒脾开胃、发表解暑之功，与藿香配伍，可增强化湿解暑之力；荷叶性平，味苦、涩，归肝、脾、胃经，能清暑化湿、升发清阳，对暑湿内蕴、头目眩晕等症有良效。

再看咳嗽，中医辨治咳嗽同样依据不同证型选药。若为风寒袭肺型咳嗽，患者咳嗽声重、气急、咽痒、咳痰稀薄色白，常伴鼻塞、流清涕、头痛、肢体酸楚、恶寒发热、无汗等表证，舌苔薄白，脉浮或浮紧。治以疏风散寒、宣肺止咳，常用杏仁、紫菀、款冬花等药物。杏仁味苦，性微温，有小毒，归肺、大肠经，能止咳平喘、润肠通便，可助肺气宣降，止咳平喘；紫菀性温，味甘、苦，归肺经，可润肺下气、化痰止咳，对咳嗽有痰、咳痰不爽等症疗效较好；款冬花性温，味辛，归肺经，能润肺下气、止咳化痰，与紫菀相须为用，增强止咳之力，如止嗽散。

风热犯肺型咳嗽表现为咳嗽频剧、气粗或咳声嘶哑、喉燥咽痛、咳痰不爽、痰黏稠或黄，常伴流黄涕、口渴、头痛、身热等症，舌苔薄黄，脉浮数或浮滑。治法为疏风清热、宣肺止咳，常用桑叶、菊花、桔梗等药。桑叶性寒，味甘、苦，归肺、肝经，能疏散风热、清肺润燥、平抑肝阳、清肝明目，对风热犯肺之咳嗽、燥热咳嗽均有良效；菊花性微寒，味甘、苦，归肺、肝经，可疏散风热、平抑肝阳、清肝明目、清热解毒，与桑叶配伍，疏散风热之力更强，且能清利头目；桔梗性平，味苦、辛，归肺经，能宣肺、祛痰、利咽、排脓，可助肺气宣发，使咳嗽得止，痰液排出。

若患者胃脘疼痛，中医辨治同样精细入微。如寒邪客胃型胃脘痛，多因受寒或过食生冷，寒凝胃脘，气机阻滞所致。患者胃脘疼痛暴作，恶寒喜暖，得温痛减，遇寒加重，口淡不渴，或喜热饮，舌淡苔薄白，脉弦紧。治以温胃散寒、行气止痛，常用高良姜、香附等药物。高良姜性热，味辛，归脾、胃经，能温胃止呕、散寒止痛，为治胃寒脘腹冷痛之要药；香附性平，味辛、微苦、微甘，归肝、脾、三焦经，可疏肝解郁、理气宽中、调经止痛，与高良姜配伍，即良附丸，能有效驱散寒邪，缓解胃脘疼痛。

饮食伤胃型胃脘痛常因饮食不节，暴饮暴食，损伤脾胃，食积胃脘，胃气阻滞引起。患者胃脘疼痛胀满拒按，嗳腐吞酸，或呕吐不消化食物，其味腐臭，吐后痛减，不思饮食，大便不爽，舌苔厚腻，脉滑。治以消食导滞和胃止痛，山楂、神曲、麦芽等药为常用之品。山楂性微温，味酸、甘，归脾、胃、肝经，能消食健胃、行气散瘀，对肉食积滞所致胃脘胀满、疼痛有特效；神曲性温，味甘、辛，归脾、胃经，可消食化积、健脾和胃，对饮食积滞、消化不良有良效；麦芽性平，味甘，归脾、胃经，能行气消食、健脾开胃、回乳消胀，常用于米面薯蓣食积，与山楂、神曲配伍，可增强消食导滞之力，如保和丸。

通过这些常见病症的辨证论治实例可以看出，中医依据辨证结果精准选用中药，充分考虑了患者的个体差异，从整体出发调整机体阴阳平衡，使药物与机体状态高度契合，从而达到良好的治疗效果。这种个性化的治疗模式不仅在临床实践中历经数千年检验，更为现代医学的精准治疗提供了宝贵借鉴。

二、不同功效中药的临床应用

（一）解表药

解表药主要用于治疗表证，即外感邪气侵袭肌表所出现的恶寒、发热、头痛、身痛、无汗或有汗、脉浮等症状。依据药性及适应证差异，解表药可细分为辛温解表药与辛凉解表药。

辛温解表药适用于风寒表证，此类药物性味多辛温，发汗作用较强，能使肌表之寒邪随汗而解，部分药物还兼具宣肺平喘、利水等功效，可兼治喘咳、水肿等病症。麻黄作为辛温解表的典型代表，性温，味辛、微苦，归肺、膀胱经，其发汗之力峻猛，为发汗解表第一药，常用于风寒表实证，症见恶寒发热、无汗、头身疼痛等，如麻黄汤；同时，麻黄宣肺平喘之功显著，对风寒外束、肺气失宣之喘咳，如小青龙汤证，亦有良效；此外，麻黄还能利水消肿，可用于风水水肿，通过发汗与利水双重作用，使水湿之邪从小便而去。

辛凉解表药适用于风热表证，性味多辛凉，发汗作用相对缓和，以疏散风热为主，部分药物兼具清头目、利咽喉、透疹等功效，可用于风热上攻之头目眩晕、咽喉肿痛及麻疹不透等症。常用薄荷、柴胡、葛根。

使用解表药时，需注意中病即止，不可发汗太过，以免损伤正气。对于自汗、盗汗、阴虚发热等虚证患者，以及疮疡日久、淋证、失血患者，虽有表证，亦当慎用，以防发汗加重病情。此外，部分解表药如麻黄、细辛等有一定毒性，用量不宜过大，且需遵循医嘱。

（二）清热药

清热药主要用于治疗里热证，依据其功效与主治差异，可分为清热泻火药、清热燥湿药、清热解毒药、清热凉血药及清虚热药五类。

清热泻火药多入气分，能清气分热，主治温热病邪入气分，高热、口渴、汗出、脉洪大等实热证，部分药物还可兼治肺热、胃火、心火等脏腑火热证及消渴等证。石膏辛、甘，大寒，归肺、胃经，为清热泻火之要药，善清气分大热，除烦止渴，常用于高热烦渴、肺热喘咳、胃火牙痛等实热证，如白虎汤，以石膏清泄肺胃实火，除烦止渴；煅石膏外用，还能清热收湿、敛疮生肌，用于疮疡不敛、湿疹瘙痒等。

知母苦、甘，寒，归肺、胃、肾经，既能清热泻火，又可滋阴润燥，与石膏相须为用，治热病烦渴、肺热燥咳、内热消渴等症，石膏清解肺胃实火，知母滋阴润燥，二者相得益彰；知母还能泻肾火，退骨蒸，用于阴虚火旺、骨蒸潮热等。

清热燥湿药性味苦寒，能清热燥湿、泻火解毒，主治湿热证，如湿温、暑湿、湿热中阻、湿热泻痢、黄疸、带下、淋证、疮疹等，部分药物还可用于热证出血、高热神昏、心烦不寐等。黄芩苦寒，归肺、胃、胆、大肠经，清热燥湿，泻火解毒，善清上焦肺火，常用于肺热咳嗽、高热烦渴等，如双黄连口服液，以黄芩为主药，清泄肺热；又因能止血、安胎，可用于血热妄行之吐血、衄血及胎动不安等症。常用黄连、黄柏等。

清热解毒药主要用于治疗热毒证，如痈肿疮疡、丹毒、痄腮、咽喉肿痛、热毒血痢、虫蛇咬伤等。金银花甘，寒，归肺、心、胃经，为清热解毒之佳品，广泛用于各种热毒证，既能疏散风热，又可凉血止痢，如银翘解毒丸，用于外感风热、温病初起；其炒炭后，还可用于热毒血痢，止痢而不伤正。常用连翘等。

清热凉血药主入营血分，能清营凉血，主治温热病热入营血，身热夜甚、神昏谵语、斑疹吐衄、舌绛等症，部分药物还可用于阴虚发热、骨蒸劳热等。生地黄甘、苦，寒，归心、肝、肾经，清热凉血、养阴生津之效显著，常用于热入营血、口干舌绛、斑疹吐衄等，如清营汤，以生地清热凉血，滋养阴液；又可用于津伤口渴、内热消渴、肠燥便秘等，滋阴润燥。常用玄参等。

清虚热药主要用于治疗阴虚发热、骨蒸潮热、低热不退、盗汗等虚热证。青蒿性味苦、辛，寒，归肝、胆经，有清虚热、除骨蒸之效，常用于温邪伤阴、夜热早凉、阴虚发热、骨蒸劳热等，如青蒿鳖甲汤，以青蒿清透阴分伏热；又可解暑热、截疟，用于暑热外感、疟疾寒热。常用地骨皮等。

使用清热药时，需辨清热证虚实、部位及兼证，合理选用药物；中病即止，避免苦寒伤脾胃；脾胃虚寒、食少便溏者慎用；阴虚患者，当配伍滋阴之品，以防苦寒化燥伤阴。

（三）泻下药

泻下药主要用于治疗里实证，促使大便通畅或积水从大小便排出，依据其作用强弱及适应证不同，可分为攻下药、润下药及峻下逐水药三类。

攻下药多苦寒，泻下力较强，既能通便，又能泻火，主治实热积滞、大便秘结、燥湿坚结等胃肠实热积滞证，部分药物还可用于血热妄行之吐血、衄血、目赤肿痛、咽痛、疮疡肿毒及瘀血经闭等。大黄苦寒，归脾、胃、大肠、肝、心包经，泻下攻积、清热泻火、凉血解毒、逐瘀通经、利湿退黄之功俱全，为治积滞便秘之要药，无论热结、寒结、燥结、瘀血内结之便秘，均可配伍应用，如大承气汤，以大黄荡涤胃肠实热积滞，推陈致新；其清热泻火、凉血解毒之力，可用于血热妄行之吐血、衄血，目赤肿痛、咽喉肿痛等；逐瘀通经之效，用于瘀血经闭、产后瘀阻等；利湿退黄之功，可治湿热黄疸。常用芒硝、番泻叶等。

润下药多为植物种子或种仁，富含油脂，能润滑肠道，使大便软化易于排出，药力缓和，适用于年老体弱、久病、产后血虚、热病伤津等所致津枯肠燥便秘。常用火麻仁、松子仁、郁李仁等。

（四）祛风湿药的临床应用

祛风湿药是以祛除风湿之邪为主，常用于治疗风湿痹证的药物。依据其药性及功效特点，可分为祛风寒湿药、祛风湿热药、祛风湿强筋骨药三类。祛风湿药主要适用于风湿痹证，症见肢体关节疼痛、肿胀、麻木、重着、屈伸不利，以及筋脉拘挛、腰膝酸软、下肢痿弱等。临床应用时，需依据痹证的类型、病程新久、邪犯部位，合理选药、配伍，并严格把控剂量与疗程，以防损伤正气。

祛风寒湿药性味多辛苦温，入肝、脾、肾经，辛能行散祛风，苦能燥湿，温通祛寒，具有祛风、除湿、散寒、止痛、通经络等作用，尤以止痛为其特点，主要适用于风寒湿痹，症见肢体关节疼痛，痛有定处，遇寒加重等。经配伍亦可用于风湿热痹。常用独活、威灵仙等。

祛风湿热药本类药物性味多辛苦寒，入肝、脾、肾经，辛能行散祛风，苦能燥湿，寒能清热，具有祛风除湿、清热通络、止痛等作用，主要适用于风湿热痹，症见关节红肿热痛等。经配伍亦可用于风寒湿痹、湿热黄疸等。常用防己、秦艽等。

（五）化湿药的临床应用

化湿药多气味芳香，性偏温燥，以化湿运脾为主要功效，主治湿阻中焦证，症见脘腹痞满、呕吐泛酸、大便溏薄、食少体倦、舌苔白腻等。此外，部分药物还可用于湿温、暑湿等证。使用化湿药时，应依据湿邪的性质、程度及兼证，合理选药、配伍，并注意药物的煎煮方法，以确保疗效。常用藿香、佩兰、苍术、厚朴、豆蔻、砂仁、草果、草豆蔻等。

（六）利水渗湿药的临床应用

利水渗湿药是以通利水道，渗泄水湿，治疗水湿内停病症为主要作用的药物。本类药物味多甘淡或苦，主归膀胱、小肠、肾、脾经，作用趋向偏于下行，淡能渗利，苦能降泄。其具有利水消肿、利尿通淋、利湿退黄等作用，主要用于治疗水肿、小便不利、泄泻、痰饮、淋证、黄疸、湿疮、带下、湿温等水湿所致的各种病症。使用时，须依据不同病证，选用相应药物并合理配伍，还应注意易耗伤津液，对阴亏津少、肾虚遗精遗尿者，宜慎用或忌用，部分通利作用强的药物，孕妇应慎用。

利水消肿药性味多甘、淡、平或微寒，淡能渗泄水湿，服药后能使小便畅利，水肿消退，用于水湿内停之水肿、小便不利，以及泄泻、痰饮眩悸等证。应用时需根据不同病症的病因病机，选择药物并适当配伍。常用茯苓、薏苡仁等。

利尿通淋药性味多苦寒，或甘寒，主入膀胱、肾经，能清利下焦湿热，使小便通畅，尿量增多，以治疗湿热淋证为主，症见小便频数、灼热刺痛、尿血或有结石等。部分药物还兼有清热泻火、凉血止血、利湿退黄等功效，可用于水肿、暑湿、黄疸、湿温、痢疾、目赤等证。临床应用时，应根据淋证的类型、病程新久、邪犯部位，合理选药、配伍，并严格把控剂量与疗程，以防损伤正气。常用车前子、滑石等。

木通、通草、瞿麦、萹蓄、石韦、海金沙、冬葵子、灯芯草等均为利尿通淋药，常用于湿热淋证。其中木通、滑石利尿通淋作用较强；木通长于清心泻火，治热淋、水肿最捷；滑石善于清暑利湿，对暑湿、暑温、石淋、血淋效佳；滑石利湿退黄、通淋，又可祛风杀虫；车前子善治热淋，亦可清肝明目；瞿麦长于导热活血，善治热淋和经闭；石韦能凉血清热，以治血淋效佳；海金沙清泻利湿，对湿热淋症皆可用之；冬葵子滑利流通、利尿开窍，善治石淋、水肿、便闭，并能通乳下胎；萆薢长于分清别浊，善治膏淋、白浊。临床应用时，应根据淋证的具体情况，合理选用。

（七）温胃药的临床应用

温里药是以温里祛寒，治疗里寒证为主要功效的药物，又称祛寒药。其性多温热，具有温中祛寒、益火助阳等作用，适用于里寒之症，涵盖寒邪内侵、阳气受困所致的脏寒证，以及心肾阳虚、阴寒内生引发的亡阳证。临床使用时，需依据具体证情理配伍，且此类药物多辛热燥烈，易耗阴动火，素体火旺、天气炎热时用量宜小，阴虚火旺、津伤、失血及真热假寒者当禁用。常用附子、干姜、肉桂、吴茱萸等。

（八）理气药的临床应用

理气药是以疏通气机、消除气滞或气逆为主要功效，常用于治疗气滞或气逆证的药物。依据其作用特点及主治病症，可分为行气药与降气药两类。理气药主要适用于脾胃气滞、肝气郁滞、肺气壅滞等所致的病症，症见脘腹胀痛、嗳气吞酸、恶心呕吐、腹泻或便秘、胁肋胀痛、胸闷不畅、咳嗽气喘等。临床应用时，需依据气滞或气逆的部位、性质，以及兼证，合理选药、配伍，并严格把控剂量，以防耗气伤阴。

行气药性味多辛苦温，主归脾、胃、肝、肺经，善于行散气滞，具有理气健脾、疏肝解郁、理气宽胸、行气止痛、破气散结等作用，主要适用于脾胃气滞、肝气瘀滞、肺气壅滞等所致的病症。常用陈皮、青皮、木香、香附、枳实、厚朴等。

（九）消食药的临床应用

消食药主要用于治疗食积不消所致的脘腹胀满、嗳气吞酸、恶心呕吐、大便失常，以及脾虚胃弱、消化不良等证。此类药物多性味甘平或甘温，归脾、胃经，具有消食化积的功效，部分药物还有健脾开胃作用，能够消除宿食积滞及其引发的各种症候，促使脾胃功能恢复。临床应用时，常需根据不同病情配伍其他药物。如脾胃虚弱者，配健胃补脾药；脾胃有寒者，配温中暖胃药；湿浊内阻者，配芳香化湿药；气滞者，配理气药；便秘者，配通便药；若积滞化热，则配合苦寒清热药同用。

临床应用时，消食药常相互配伍以增强疗效。如山楂、神曲配伍同用，能消食化积，治疗多种食积不化的病症。饮食不节、暴饮暴食所致的脘腹胀满、嗳腐吞酸、恶食、呕吐泄泻、脉实有力者，山楂、神曲配伍莱菔子、半夏、茯苓、陈皮、连翘同用，即保和丸；或与麦芽同用，如大山楂丸。饱食后感受风寒、腹胀、不思饮食、兼恶寒发热者，山楂、神曲配伍紫苏、生姜同用，可解表散寒、行气消食。脾虚食积、脘腹痞胀、食少不化、大便溏薄或不畅、苔腻微黄、脉象濡弱者，山楂、神曲配伍人参、白术、陈皮、甘草、茯苓、木香、麦芽同用，如健脾丸；或配伍茯苓、陈皮、白术、白芍同用，如小保和丸。食积兼湿阻、脘腹胀满、舌苔白腻者，山楂、神曲配伍苍术、陈皮、厚朴、甘草、生姜、大枣同用，可消食化积、燥湿和胃；食积兼痰阻、腹胀、胸闷咳嗽者，山楂、神曲配伍陈皮、半夏、茯苓、甘草、黄连、瓜蒌、枳实同用，能理气化痰。对于食积腹泻，如饮食过饱、腹胀腹泻、大便臭秽，山楂、神曲配伍白术、茯苓、山药同用，可健脾消食止泻；腹泻、腹胀腹痛、不思饮食、嗳腐吞酸者，配伍木香、槟榔同用，能行气消积止泻。

使用消食药时，还需注意与其他药物的配伍禁忌。部分消食药（如麦芽、谷芽、神曲等）含消化酶、有机酸等化学成分，与部分西药合用可能产生配伍禁忌。麦芽、谷芽、神曲不宜与活性炭、鞣酸等药物同服，因其含酶类，可被活性炭及鞣酸吸附而降低疗效；与抗菌药物同服时，不仅会降低酶的活性，使其助消化功能减弱，抗菌药物的作用也会减弱，故不宜合用；含淀粉酶的，不宜与水杨酸钠、阿司匹林、烟酸同服，以免淀粉酶的活性降低，如必须联用，中西药物至少间隔数小时服用。山楂含有机酸，不宜与碱性西药同服，以免发生中和反应；其含有的脂肪分解酶在碱性介质中促消化作用降低；含鞣质，与四环素类、磺胺类、大环内酯类等抗菌药物及碘化物、溴化物等合用时可产生沉淀，使疗效降低；含槲皮素类与含钙、镁、铁、铝等金属离子的西药同服，可形成络合物，降低药物疗效。山楂可酸化尿液，不宜与酸性西药合用，以免增加酸性西药在肾的重吸收，加重肾脏毒性；与磺胺类、大环内酯类、氨基糖苷类抗生素合用时，可使磺胺溶解度下降，在肾小管中析出，引起结晶尿、血尿，乃至尿闭、肾衰竭；大环内酯类及氨基糖苷类抗菌药物在碱性环境中抗菌作用强，酸性环境中抗菌活性降低，故都不宜合用。

（十）驱虫药的临床应用

驱虫药主要用于治疗肠道寄生虫病，如蛔虫病、蛲虫病、绦虫病、钩虫病、姜片虫病等。此类药物能麻痹或毒杀肠道寄生虫，促使其排出体外。人体感染肠道寄生虫后，多表现出绕脐腹痛、不思饮食或善饥多食、形体消瘦、面色萎黄等症状，部分患者症状较轻，需通过大便检查才能发现。常用使君子、槟榔、苦楝皮、雷丸、鹤草芽、榧子等。

驱虫药的临床应用，需依据准确的辨证论治，合理选择药物、确定剂量、把握用法，并注意配伍禁忌与患者个体差异，以确保驱虫效果与用药安全。如使君子、槟榔常配伍使用，增强对多种肠道寄生虫的驱杀作用；治疗小儿疳积时，使君子、槟榔与神曲、麦芽等消食健脾药同用，标本兼治。与西药合用时，也需谨慎，避免不良相互作用。总之，驱虫药在肠道寄生虫病治疗中起着关键作用，合理应用能有效保障患者健康。

（十一）止血药的临床应用

止血药主要用于治疗咯血、咳血、吐血、衄血、便血、尿血、崩漏、紫癜及外伤出血等体内外各种出血病症。人体正常的生理性止血过程，涉及血管收缩、血栓形成及血液凝固三个相互关联、相继发生且部分重叠的过程，这依赖于血管壁、血小板、凝血系统、抗凝系统、纤维蛋白溶解系统以及血液流变学等结构与功能的完整性，还有它们之间的生理性调节与平衡。出血原因多样，包括血热妄行、阴虚火旺、瘀血内阻、气不摄血、虚寒出血等。依据止血药的药性和功效差异，可分为凉血止血药、化瘀止血药、收敛止血药、温经止血药四类。临床运用时，需依据出血证的病因病机、出血部位，合理选择止血药，并进行必要配伍，遵循“止血不留瘀”原则，注意药物炮制、用法用量及禁忌。

凉血止血药性属寒凉，味多甘苦，入血分，能止血兼清血热，适用于血热妄行所致的各种出血证。其虽有凉血之功，但清热作用并不强，治疗血热出血病证时常需与清热凉血药同用；治血热夹瘀之出血，当配化瘀止血药或少量活血化瘀药。此类药物均为寒凉之品，原则上不宜用于虚寒性出血，且因其寒凉易于凉遏留瘀，故不宜过量久服。常用大蓟、小蓟、地榆、槐花、侧柏叶、白茅根等。

化瘀止血药既能止血，又能活血化瘀，适用于瘀血内阻、血不循经之出血证，尤多用于吐血、衄血、崩漏、经行不止等，具有止血而不留瘀的特点。常用三七、茜草、蒲黄、花蕊石、降香等。使用止血药时，需准确辨证，依据出血原因、部位、病情等合理选药，并进行恰当配伍，同时注意用药禁忌与患者个体差异，以确保止血效果与用药安全。如大蓟、小蓟常相须为用，增强凉血止血之力，治血热出血证；三七、蒲黄配伍，化瘀止血，治瘀血内阻之出血；地榆、槐花配用，善治下焦血热便血、痔血。与西药合用时，也应谨慎，防止相互作用。总之，止血药在出血性疾病治疗中起着关键作用，合理应用能有效控制出血，促进患者康复。

（十二）活血化瘀药的临床应用

活血化瘀药主要用于治疗瘀血阻滞所引起的各种病症，如瘀血内阻之经闭、痛经、产后瘀阻、症瘕积聚、胸痹心痛、脘腹疼痛、跌打损伤、瘀血肿痛、关节痹痛、痈肿疮疡、瘀血阻滞经脉所致的出血等。其依据作用特点与主治差异，可分为活血止痛药、活血调经药、活血疗伤药、破血消症药四类。人体气血运行不畅，瘀滞于内，或血行脉外，不能及时消散，均可形成瘀血。瘀血形成原因多样，包括气滞、气虚、寒凝、热灼、外伤等。活血化瘀药能促进血行，消散瘀血，改善瘀血阻滞引起的各种病理变化，但易耗血动血，月经过多及其他出血无瘀者忌用，孕妇慎用或忌用。

活血止痛药多具辛味，能行散气滞，活血化瘀，又善止痛，常用于治疗气滞血瘀所致的各种疼痛症，如头痛、胸胁痛、胃脘痛、痛经、产后腹痛、痹痛、跌打损伤疼痛等。其止痛作用机制与改善血液循环、抑制血小板聚集、调节神经递质等有关。临床运用时，需依据疼痛性质、部位、病因等合理配伍，如寒凝血瘀者配温里散寒药，气滞血瘀证配行气药，风湿痹痛者配祛风湿药等。常用川芎、延胡索、郁金等。

活血调经药多辛散苦泄，主归肝经血分，具有活血散瘀、通经止痛之功，尤善通畅血脉而调经水，常用于治疗血行不畅所致的月经不调、痛经、闭经、产后瘀滞腹痛等妇产科疾患，也可用于瘀血阻滞引起的其他病症。临床运用时，常依据病因、病情配伍其他药物，如寒凝血瘀者配温经散寒药，肝郁气滞者配疏肝理气药，气血虚弱者配益气养血药等。常用丹参、益母草、红花、桃仁、牛膝。使用活血化瘀药时，需依据准确的辨证论治，合理选择药物、确定剂量、把握用法，并注意配伍禁忌与患者个体差异，以确保疗效与用药安全。如川芎、延胡索常配伍使用，增强活血止痛之力，治各种瘀血疼痛证；丹参、益母草配伍，善治妇科瘀血诸疾；红花、桃仁相须为用，活血祛瘀力强。与西药合用时，也应谨慎，避免不良相互作用。总之，活血化瘀药在瘀血阻滞相关疾病治疗中起着关键作用，合理应用能有效改善病情，促进患者康复。

（十三）化痰止咳平喘药的临床应用

化痰止咳平喘药主要用于治疗痰饮喘咳等证。痰的形成与多种因素相关，外感六淫、饮食不节、情志失调、劳欲久病等均可致肺、脾、肾及三焦功能失常，水液代谢障碍，凝聚而成痰。痰饮可随气升降，无处不到，引发多种病症，如咳嗽、气喘、胸闷、眩晕、呕吐、癫狂、痫证、瘰疬、痰核等。此类药物依据功效不同，分为温化寒痰药、清化热痰药、止咳平喘药三类。临床运用时，需依据病因、病情、体质等因素，合理选药配伍，遵循“治病求本”原则，注意药物炮制、用法用量及禁忌。

温化寒痰药多属温性，适用于寒痰、湿痰的证候，如咳嗽气喘、痰多稀薄，以及肢节酸痛，阴疽流注等病症。常见的有半夏、天南星、白附子、皂荚、苏子、白芥子等。久嗽肺虚，阴虚火旺者忌用此类药物。

清化热痰药物多属寒性，适用于痰热郁肺，咳嗽痰多而黏稠，以及由于痰热导致的癫痫惊厥、瘰疬等症。常见的药物有贝母、前胡、瓜蒌、竹茹、海浮石、葶苈子等。注意阴虚者慎用此类药物。

使用化痰止咳平喘药时，需依据准确的辨证论治，合理选择药物、确定剂量、把握用法，并注意配伍禁忌与患者个体差异，以确保疗效与用药安全。如半夏、天南星常配伍使用，增强燥湿化痰之力，治寒痰、湿痰证；川贝母、浙贝母相须为用，清热化痰、散结消肿，治热痰、瘰疬等；桔梗、甘草配伍，宣肺利咽、祛痰止咳，治咳嗽痰多、咽痛音哑。与西药合用时，也应谨慎，避免不良相互作用。总之，化痰止咳平喘药在痰饮喘咳等疾病治疗中起着关键作用，合理应用能有效缓解症状，促进患者康复。

（十四）安神药的临床应用

安神药主要用于治疗心神不宁的病症。心藏神，肝藏魂，人体精神、意识、思维活动与心、肝两脏功能密切相关，安神药主要归心经、肝经。依据药物质地、功效特点，可分为重镇安神药与养心安神药两类。临床运用时，需依据病因、病情、体质等因素，合理选药配伍，注意药物炮制、用法用量及禁忌。

重镇安神药多为矿石、贝壳类，质重沉降，具重镇安神、平惊定志、平肝潜阳等功效，适用于心火炽盛、痰火扰心、肝郁化火等引起的心神不宁、惊悸失眠、烦躁易怒、惊痫癫狂等实证。使用时，常配伍清热泻火、化痰、疏肝等药物，以标本兼治；因矿石、贝壳类药物质重碍胃，多配伍健脾和胃之品，以防伤胃。常用朱砂、龙骨、琥珀。

养心安神药多为植物种子、种仁类，甘润滋养，具养心安神之效，适用于阴血不足、心脾两虚、心肾不交等所致的虚烦不眠、心悸怔忡、健忘多梦等虚证。使用时，常配伍滋阴补血、健脾益气、交通心肾等药物，以增强疗效。常用酸枣仁、柏子仁、远志、合欢皮。

安神药的临床应用，需依据准确的辨证论治，合理选择药物、确定剂量、把握用法，并注意配伍禁忌与患者个体差异，以确保疗效与用药安全。如朱砂、磁石常配伍使用，增强重镇安神之力，治实证心神不宁；酸枣仁、柏子仁相须为用，养心安神，治虚证失眠多梦。与西药合用时，也应谨慎，避免不良相互作用。总之，安神药在心神不宁等疾病治疗中起着关键作用，合理应用能有效改善睡眠，促进患者身心健康。

（十五）平肝熄风药的临床应用

平肝息风药主要用于治疗肝阳上亢、肝风内动之证。肝阳上亢多因肝肾阴虚，阴不制阳，导致肝阳偏亢，常见头晕目眩、头痛、耳鸣、面红目赤、急躁易怒等症状；肝风内动包括热极生风、肝阳化风、阴虚动风、血虚生风等，表现为眩晕欲仆、抽搐、震颤等。此类药物依据功效和主治差异，分为平抑肝阳药与熄风止痉药两类。临床运用时，需依据病因、病情、体质等因素，合理选药配伍，注意药物炮制、用法用量及禁忌。

平抑肝阳药多为质重之介类或矿石类，具有平肝潜阳之功，能抑制肝阳上亢，适用于肝阳上亢之头晕目眩、头痛、耳鸣、急躁易怒等。常配伍滋养肝肾之药，以标本兼治；若肝阳化风，出现痉挛抽搐，需配伍息风止痉药；肝火上炎者，配伍清泻肝火之品。常用石决明、珍珠母、牡蛎、代赭石、刺蒺藜、罗布麻。

息风止痉药主要归肝经，以息肝风、止痉搐为主要功效，适用于温热病热极生风、肝阳化风、血虚生风等所致的眩晕欲仆、项强肢颤、痉挛抽搐，以及风阳夹痰、痰热上扰之癫痫、惊风等。常配伍清热泻火、平肝潜阳、滋阴养血等药物，以增强疗效；若为痰热惊风，还需配伍化痰药物。常用羚羊角、牛黄、钩藤、天麻、地龙、全蝎、蜈蚣、僵蚕等。

三、中药应用的注意事项

（一）配伍禁忌

中药配伍禁忌是临床用药必须严格遵循的原则，关乎患者用药安全与疗效。其中，最为著名的当数“十八反”与“十九畏”。

“十八反”歌诀云：“本草明言十八反，藻戟芫遂俱战草，半蒌贝蔹芨攻乌，诸参辛芍叛藜芦。”明确指出了三组相反的药物配伍：甘草反甘遂、大戟、芫花、海藻；乌头（包括川乌、草乌、附子）反贝母（川贝母、浙贝母等）、瓜蒌（全瓜蒌、瓜蒌皮、瓜蒌仁、天花粉）、半夏、白蔹、白及；藜芦反人参、南沙参、丹参、玄参、苦参、细辛、芍药（白芍、赤芍）。这些药物相互配伍，可能引发毒性反应或严重降低药效。例如，实验研究表明，甘草与甘遂同用，可致小鼠出现毒性反应，表现为精神萎靡、腹泻，甚至死亡；临床报道中，有患者误服含乌头与半夏的方剂后，出现口舌麻木、心慌、呼吸困难等中毒症状。其原理在于，这些相反药物的化学成分相互作用，可能产生新的有毒物质，或干扰机体正常的生理生化过程，破坏内环境稳定。

“十九畏”歌诀为：“硫黄本是火中精，朴硝一见便相争；水银莫与砒霜见；狼毒最怕密陀僧；巴豆性烈最为上，偏与牵牛不顺情；丁香莫与郁金见；牙硝难合京三棱；川乌、草乌不顺犀；人参最怕五灵脂；官桂善能调冷气，若逢石脂便相欺。”它涵盖了十九种药物的配伍禁忌，如硫黄畏朴硝（芒硝）、水银畏砒霜、狼毒畏密陀僧、巴豆畏牵牛子、丁香畏郁金、川乌及草乌畏犀角、牙硝畏三棱、肉桂畏赤石脂、人参畏五灵脂等。从药理角度看，这些药物配伍可能改变药物的溶解性、稳定性，致使有效成分难以发挥作用，甚至产生有害物质。像硫黄与朴硝同用，会发生化学反应，生成有毒的硫化物，对人体造成损害。

尽管历代医家对“十八反”“十九畏”存在部分争议，且古方中偶有反药同用的案例，但鉴于其潜在风险，临床用药时若无充分依据和丰富经验，务必避免盲目配伍应用，以防引发严重不良反应，切实保障患者用药安全。

（二）妊娠用药禁忌

妊娠期女性用药需格外谨慎，因药物可能透过胎盘屏障，影响胎儿生长发育，甚至导致流产、畸形等严重后果。依据药物对胎元损害程度，妊娠用药禁忌分为禁用药与慎用药两类。

妊娠禁用药多为毒性强劲或药性峻猛之品，如斑蝥，有大毒，能破血逐瘀、散结消症、攻毒蚀疮，其所含斑蝥素毒性剧烈，可致孕妇流产、胎儿畸形；巴豆辛热峻下，有大毒，能峻下冷积、逐水退肿、祛痰利咽、外用蚀疮，可刺激肠道，引发强烈宫缩，导致流产；牵牛子苦寒有毒，能泻下逐水、去积杀虫，其毒性成分可影响胎儿神经系统发育；大戟、芫花、甘遂均为峻下逐水药，有毒，能泻水逐饮，药力峻猛，可引起孕妇剧烈腹泻，诱发流产；水蛭、虻虫为破血逐瘀药，水蛭咸苦平，有小毒，虻虫苦微寒，有毒，二者可破血通经、逐瘀消症，易致子宫收缩，增加流产风险；三棱、莪术破血行气、消积止痛，药性峻烈，能干扰胚胎着床与发育；麝香辛香走窜，有开窍醒神、活血通经、消肿止痛之功，其活血之力可促使子宫收缩，引发流产；此外，还有水银、砒霜等毒性剧烈药物，孕妇禁用，否则极易危及母婴生命。

妊娠慎用药主要包含通经祛瘀、行气破滞、辛热滑利等药物。像桃仁，味苦、甘，性平，有小毒，能活血祛瘀、润肠通便、止咳平喘，因其活血作用，孕期过量使用可能致胎动不安；红花辛温，能活血通经、散瘀止痛，常用于瘀血阻滞诸症，同样因活血功效，孕妇慎用；牛膝有逐瘀通经、补肝肾、强筋骨、利水通淋、引火（血）下行之能，其活血通经之力在孕期可能引发危险；蒲黄化瘀止血、通淋，大黄泻下攻积、清热泻火、凉血解毒、逐瘀通经，二者活血、泻下之性，孕期使用不当易伤胎气；附子、干姜、肉桂为温里药，性温热，附子有毒，能回阳救逆、补火助阳、散寒止痛，干姜温中散寒、回阳通脉、温肺化饮，肉桂补火助阳、引火归原、散寒止痛、温通经脉，孕妇过量服用温热药物，可能致血热妄行，影响胎儿；枳实破气消积、化痰散痞，行气之力较强，可扰动胎气；冬葵子、瞿麦能清热利尿通淋，滑利之性在孕期可能诱发流产。

临床实践中，对于妊娠期用药，医生需权衡利弊，若孕妇罹患疾病，不用此类药物病难痊愈时，应遵循“有故无殒”原则，酌情谨慎用药，同时密切监测母婴状况，确保安全。如孕妇孕期出现瘀血阻滞之证，病情较重，经权衡后可在严密监护下少量使用活血化瘀之品，并随时调整用药方案。

（三）服药禁忌

服药禁忌，又称忌口，是中药应用中的重要环节，对保障药效、促进康复意义重大。其涉及服药期间的饮食禁忌以及特殊剂型药物的服用注意事项。

在饮食禁忌方面，服用中药时，生冷食物多属阴寒之性，易伤脾胃阳气，影响脾胃运化功能，进而阻碍药物吸收。如脾胃虚寒患者服用温中健脾药物时，食用生冷瓜果、冷饮等，会使脾胃虚寒加重，药物难以发挥温煦作用，不利于病情改善；油腻食物富含油脂，不易消化，易生痰湿，阻碍脾胃气机，影响药物运化输布。对于患有湿热病症、脾胃虚弱需健脾祛湿或消食导滞的患者，进食油腻食物，如油炸食品、肥肉等，会加重脾胃负担，使湿热难清、食积难消，降低药效；辛辣食物性温热，易耗气伤津、动火生痰，服用清热泻火、滋阴凉血等药物时食用辛辣食物，会抵消药物清热滋阴之效，加重热证，如火热上炎所致咽喉肿痛、牙痛等患者，食用辣椒、花椒等辛辣食物，会使肿痛加剧，病程延长；海鲜类食物多为发物，易诱发过敏反应，对于患有风疹、湿疹、哮喘等过敏性疾病或皮肤疮疡患者，食用鱼虾蟹等海鲜，可能引发或加重病情，干扰药物治疗效果；此外，根据古代文献记载及临床经验，部分药物与食物存在特殊配伍禁忌，如常山忌葱，二者同食可能引发呕吐；地黄、何首乌忌葱、蒜、萝卜，葱蒜辛辣，萝卜行气，可能削弱地黄、何首乌滋阴补血功效；薄荷忌鳖肉，茯苓忌醋，鳖甲忌苋菜，蜜反生葱等，均需在用药期间注意避免。

特殊剂型药物服用时同样有诸多注意事项。汤剂作为中药最常用剂型，一般应根据病情和药性决定服药时间。病情危急时，不拘泥时间，即刻顿服，以求速效，如高热惊厥、中风昏迷等急重症，需尽快让药物起效；慢性疾病则定时服药，维持体内稳定血药浓度，以达持续治疗效果。服药温度亦有讲究，解表药宜温服，助药力发散，使邪从表解；寒证用药宜热服，以增强温中散寒之力；热证用药宜凉服，利于清热泻火。丸剂有蜜丸、水丸、浓缩丸等多种类型，一般以温水送服，大蜜丸因质地较硬，可掰碎或嚼碎后服用，便于吞咽与消化；糊丸黏性大，服用时需格外注意，防止黏附于咽喉；蜡丸多为有毒或刺激性强药物，为延缓药物释放、保护胃肠黏膜，应整粒吞服，不可嚼破。散剂质地疏松，易分散，服用时可直接吞服，或用温水、米汤等调服，如小儿惊风用的牛黄抱龙散，多以温水调服，便于小儿服用；部分外用散剂，如冰硼散，专供外用，不可内服。膏剂分内服与外用，内服膏剂多滋补，宜空腹或饭前服用，利于药物吸收，如八珍膏，空腹服用可使药效充分发挥；外用膏剂则按医嘱涂抹于患处，注意清洁皮肤，确保药物与皮肤充分接触，发挥疗效。

科学遵循服药禁忌，可避免食物与药物相互干扰，确保药物疗效最大化，助力患者早日康复，是中药临床应用中不可或缺的环节，需医患双方共同重视。

综上所述，本章对中药学理论与临床应用进行了系统论述。从基础的药性、配伍理论出发，明晰了中药应用的根基；探讨了不同功效类别中药在临床针对各类病症的具体应用，强调了辨证论治下合理选药的重要性。同时，还指出了中药应用时诸如配伍禁忌、妊娠禁忌等需要注意的关键事项。此外，中药现代研究与剂型发展为其临床应用注入新活力，临床中药学也在不断进步，从而保障用药安全。

参考文献

[1]陈新谦，金有豫，汤光．新编药物学[M]．北京：人民卫生出版社，2018．

[2]杨宝峰，陈建国．药理学[M]．北京：人民卫生出版社，2018．

[3]尤启冬．药物化学[M]．北京：化学工业出版社，2019．

[4]张志荣，张凌．药剂学[M]．北京：高等教育出版社，2019．

[5]李端．药理毒理学[M]．北京：人民卫生出版社，2018．

[6]李家泰．临床药理学[M]．北京：人民卫生出版社，2017．

[7]徐叔云，卞如濂，陈修．药理实验方法学[M]．北京：人民卫生出版社，2015．

[8]梅全喜，毕焕新．现代中药药理与临床应用手册[M]．北京：中国中医药出版社，2016．

[9]张石革，崔嵘．药学综合知识与技能[M]．北京：中国医药科技出版社，2018．

[10]王本祥．现代中药药理学[M]．天津：天津科学技术出版社，2017．

[11]刘皋林，陈蓉．临床药物治疗学[M]．北京：人民卫生出版社，2016．

[12]姜远英，文爱东．临床药物治疗学[M]．北京：人民卫生出版社，2015．

[13]朱依谆，殷明．药理学[M]．北京：人民卫生出版社，2016．

[14]叶敏，黄民．临床药理学[M]．北京：人民卫生出版社，2017．

[15]高申．实用临床药物治疗学[M]．上海：上海科学技术出版社，2018．

[16]张毕奎，李焕德．临床药学[M]．北京：人民卫生出版社，2017．

[17]孙忠实，朱珠．临床药学理论与实践[M]．北京：人民卫生出版社，2016．

[18]汪复，张婴元．实用抗感染治疗学[M]．北京：人民卫生出版社，2017．

[19]王睿，蔡芸．临床抗感染药物治疗学[M]．北京：人民卫生出版社，2017．

[20]肖永红．临床抗感染药物合理应用[M]．北京：人民卫生出版社，2015．

[21]吴安华，李光辉．临床感染病学[M]．北京：人民卫生出版社，2017．

[22]刘又宁，王睿，吕晓菊，等．抗菌药物临床应用指导原则（2015年版）解读[M]．北京：人民卫生出版社，2016．

[23]朱宪彝．临床内分泌学[M]．天津：天津科学技术出版社，2018．

[24]张巧，杨刚毅，李启富，等．内分泌疾病药物治疗学[M]．北京：人民卫生出版社，2016．

[25]葛均波，徐永健，王辰．内科学（第9版）[M]．北京：人民卫生出版社，2018．

[26]黄峻．慢性心力衰竭诊断和治疗指南（2014）解读[J]．中华心血管病杂志，2014，42（11）：880－886．

[27]霍勇，孙宁玲，王继光，等．中国高血压防治指南（2018年修订版）解读[J]．中华心血管病杂志，2019，47（03）：182－186．

[28]朱珠，梅丹．临床药学学科与学科的可持续发展[J]．中国药学杂志，2019，54（01）：1－6．

[29]刘皋林，柴栋，蔡卫民，等．我国临床药学发展现状及展望[J]．中国新药与临床杂志，2018，37（03）：129－133．

[30]杨宝峰．离子通道药理学研究进展[J]．中国药理学通报，2018，34（01）：1－4．

[31]王广基．药代动力学研究的新方向与新领域[J]．中国临床药理学杂志，2019，35（10）：1117－1119．

[32]钟大放．以药代动力学原理指导药物设计[J]．药学学报，2016，51（08）：1173－1182．

[33]刘昌孝．药物代谢酶与转运体研究对创新药物研发的作用[J]．中国新药杂志，2017，26（15）：1733－1740．

[34]李燕，吕扬，杜冠华．晶型药物研究现状与展望[J]．药学学报，2015，50（07）：787－796．

[35]杨劲，王广基．中药药代动力学研究的难点与思考[J]．药学学报，2017，52（09）：1340－1348．

[36]肖永红，沈萍，魏泽庆，等．2018年CHINET中国细菌耐药性监测[J]．中国感染与化疗杂志，2019，19（05）：481－491．

[37]张婴元．抗生素临床应用管理策略[J]．中国感染与化疗杂志，2017，17（05）：481－485．

[38]胡晋红，蔡溱，孙华君．临床药学服务模式及技术规范探讨[J]．药学服务与研究，2017，17（01）：1－4．

[39]黄民，曾英彤，毕惠嫦，等．药物基因组学在临床药学中的应用现状与展望[J].

中国临床药理学杂志，2018，34(24)：3021-3024.
[40]周新，宋元林. 支气管哮喘防治指南的更新及意义[J]. 中华结核和呼吸杂志，2014，37(08)：577-580.
[41]王辰，文富强. 我国呼吸疾病的流行现状与防治策略[J]. 中国医学前沿杂志(电子版)，2016，8(01)：1-4.
[42]林江涛. 我国哮喘管理取得的进步与面临的挑战[J]. 中华结核和呼吸杂志，2015，38(01)：3-5.
[43]黄芪，孟自力，殷凯生. 支气管扩张症的诊治进展[J]. 中华结核和呼吸杂志，2012，35(07)：494-497.
[44]瞿介明，曹彬. 肺部真菌病的诊治现状与展望[J]. 中华结核和呼吸杂志，2017，40(01)：3-6.
[45]郭代红，陈超，赵粟裕，等. 临床药物重整服务模式及工作规范探讨[J]. 中国药学杂志，2018，53(01)：74-78.
[46]杨婉花，蔡卫民，陈文，等. 临床药学学科建设与人才培养模式的探讨与实践[J]. 中国临床药学杂志，2016，25(06)：382-385.
[47]陈孝，张毕奎，赵绪元，等. 临床药学服务质量评价体系的构建与实践[J]. 中国药房，2017，28(31)：4337-4340.
[48]董迪，宋洪涛. 临床药学在抗菌药物合理应用中的作用[J]. 中国临床药理学杂志，2018，34(18)：2248-2250.
[49]孙忠实，朱珠. 临床药学的核心价值与发展方向[J]. 中国药房，2016，27(25)：3457-3460.
[50]华小黎，吴玥，陈东生，等. 临床药学干预对促进合理用药的效果分析[J]. 中国医院药学杂志，2017，37(09)：890-893.
[51]刘皈阳，郭代红，陈超，等. 临床药学服务在药品不良反应监测中的作用[J]. 中国药物警戒，2017，14(03)：131-134.
[52]张石革，崔嵘. 临床药学服务在药学综合知识与技能中的体现与应用[J]. 中国药房，2018，29(16)：2161-2164.